中德合作双元制老年护理专业人才培养精品教材

护理技能综合实训

主　编　王秀琴　肖靖琼　王　芃

副主编　姚月荣　李思思　李　波

编　委　（按姓氏笔画排序）

王　丹　盘锦职业技术学院

王　芃　天津医学高等专科学校

王秀琴　盘锦职业技术学院

白　柳　盘锦职业技术学院

关　凌　盘锦职业技术学院

苏翠翠　盘锦市中心医院

李　波　大连市友谊医院

李思思　盘锦职业技术学院

肖靖琼　盘锦职业技术学院

姚月荣　盘锦职业技术学院

華中科技大學出版社

http://www.hustp.com

中国·武汉

内 容 提 要

本书是中德合作双元制老年护理专业人才培养精品教材。

本书以护理程序为主线，包括任务情景、目的、评估、计划、实施、注意事项、评价等项目。临床真实案例创设任务情景，引导学生学习临床护理技能操作；操作规范及评分标准便于教师和学生进行技能考核和成绩评定。

本书适合护理专业使用。

图书在版编目(CIP)数据

护理技能综合实训/王秀琴，肖靖琼，王芃主编. —武汉：华中科技大学出版社，2021.1(2023.3 重印)
ISBN 978-7-5680-0472-5

Ⅰ. ①护… Ⅱ. ①王… ②肖… ③王… Ⅲ. ①护理学-教材 Ⅳ. ①R47

中国版本图书馆 CIP 数据核字(2020)第 260162 号

护理技能综合实训 王秀琴 肖靖琼 王 芃 主编
Huli Jineng Zonghe Shixun

策划编辑：居 颖
责任编辑：孙基寿
封面设计：廖亚萍
责任校对：阮 敏
责任监印：徐 露
出版发行：华中科技大学出版社(中国·武汉) 电话：(027)81321913
武汉市东湖新技术开发区华工科技园 邮编：430223
录 排：华中科技大学惠友文印中心
印 刷：武汉邮科印务有限公司
开 本：889mm×1194mm 1/16
印 张：15
字 数：471 千字
版 次：2023 年 3 月第 1 版第 3 次印刷
定 价：56.00 元

华中出版

本书若有印装质量问题，请向出版社营销中心调换
全国免费服务热线：400-6679-118 竭诚为您服务

前言

Preface

护理技能是高职护理专业人才培养的关键环节，也是衡量护理人员能力素养的依据。实践环节不规范、标准不统一、教育教学内容滞后于临床技术技能的更新等，一直是目前职业教育教学所面临的现实问题。鉴于此，我们进行临床调研，组织院校护理教师共同编写了本书。

本书立足于职教发展改革大背景，充分吸收国内外同类教材先进的部分，使教材内容力求体现科学性、思想性、先进性、启发性和实用性。本书在编写过程中将临床护理工作中必须掌握的实践技能作为教材重点，贴近临床护理岗位需要，紧跟学科发展前沿，充分与临床护理工作标准接轨。本书参考《临床护理实践指南》(2018 版)、全国职业院校护理技能竞赛操作规程和评分标准，融知识、能力、素质于一体，注重培养学生德才兼备、知行合一的职业精神，重视锻炼学生思维能力和整体分析能力。

本书以护理程序为主线，包括任务情景、目的、评估、计划、实施、注意事项、评价等项目。临床真实案例创设任务情景，引导学生学习临床护理技能操作；操作规范及评分标准便于教师和学生进行技能考核和成绩评定。通过护理综合实训，使学生在理论联系实际的基础上更加熟练地掌握各项常用护理技术，培养良好的职业素质和职业能力。

本书在编写过程中，参考并借鉴了有关教材和文献资料，并得到了编者单位院校领导及同仁的热忱鼓励和大力支持，在此一并致以最衷心的感谢！限于编者能力和水平，书中难免存在疏漏之处，恳请广大读者提出宝贵意见和建议，以便修订完善。

王秀琴

目 录

MULU

模块一 基础护理技能

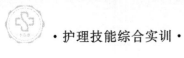

模块五　中医护理技能

模块一　基础护理技能

任务一　床单位的准备

一、备用床

【任务情景】

李奶奶，65 岁，急性左心衰竭收入心内科。入院后强心、利尿、扩血管等治疗，精神状况良好，医嘱出院。患者出院后，病室及床单位消毒处理后，铺备用床。

【目的】

1. 保持病室整洁、舒适和美观。
2. 准备迎接新患者。

【评估】

1. 病室内环境整洁、通风，其他患者是否进行治疗或进餐。
2. 床单位设备、设施齐全，有无损坏，是否符合要求。

【计划】

1. 护士准备　着装整洁，洗手，戴口罩。
2. 用物准备　护理车、枕芯、枕套、棉胎或毛毯、被套、大单、床褥、床旁桌、床旁椅。
3. 环境准备　病室清洁、通风，无患者治疗或进餐。

【实施】

操作步骤	技术要求
评估准备	• 评估病室环境是否适宜铺床 • 评估床单位：检查床、床垫的功能是否完好，有脚轮的床应先固定，调整床至合适高度 • 六步洗手，戴口罩
备物检查	• 备齐用物，按取用顺序放于治疗车上（自下而上放置枕芯、枕套、棉胎或毛毯、被套、大单、床褥），推车至床旁 • 移开床旁桌，距床约 20 cm，移床旁椅至床尾正中，距床约 15 cm 处 • 将用物放于床旁椅上 • 用纵翻法或横翻法翻转床垫，铺床褥于床垫上，齐床头

Note

续表

操作步骤	技术要求
铺大单（斜角法）	• 取已折叠好的大单放于床的正中处，大单纵、横中线与床纵、横中线对齐，分别向床头、床尾、近侧、对侧展开 • 先铺近侧床头，面向床角，两脚前后分开，成弓步，右手将床头床垫托起，左手伸过床头中线，将大单包塞于床垫下。在距床头约 30 cm 处，向上提起大单边缘，使其同床边垂直，呈一等边三角形，以床沿为界，将三角形分为两半 • 将上半三角覆盖于床上，下半三角平整地塞于床垫下，再将上半三角翻下塞于床垫下，使之成一斜角 • 至床尾拉紧大单，同法铺好床尾床角，两手沿床边同时拉平、拉紧大单中部边缘，然后双手掌心向上，呈扇形将大单平整塞于床垫下。从床尾转至对侧，先铺床头，再铺床尾，在铺第四个角时，先用力绷紧大单，使床面平整、紧扎，然后铺好床尾
铺被套（"S"形）	• 取已折叠好的被套，被套头端齐床头放置，被套纵中线与床纵中线对齐，分别向床尾、近侧、对侧展开（被套正面向外，开口端朝床尾）将被套开口端的上层约 1/3 部分打开 • 将折好的"S"形棉胎置于被套开口处，底边与被套开口边平齐，将棉胎上缘中部拉至被套封口处，棉胎上端与被套封口紧贴，将竖折的棉胎向两边展开，与被套边平齐，对好两上角，盖被的上缘平齐床头 • 至床尾，逐层拉平盖被，系带。将盖被的两侧向内折与床沿平齐，折成被筒，将盖被尾端向内折叠齐床尾
套枕套	• 于床尾处或护理车上套枕套，四角要充实，系带 • 整理枕头，平放于床头，枕套开口处背门
桌椅归位	• 移回床旁桌椅，保持床单位整洁
整理用物	• 整理用物，洗手

附：卷筒式套被套法

1. 被套正面向内折叠。

2. 将棉胎平铺于被套上，上缘与被套封口边齐。

3. 将棉胎与被套上层一并自床尾卷至床头。

4. 将棉胎上端与被套封口紧贴，将棉胎与被套一起翻转，自床头向床尾展开，拉平，系带，折成被筒。

【注意事项】

1. 床铺应符合实用、耐用、舒适、安全、美观的原则。大单、被套、枕套均应做到平、整、紧、实、美。

2. 动作轻稳，避免抖动、拍打等动作，以免微生物传播。

3. 应用省时、节力原则。

(1) 铺床时身体应靠近床，两脚前后或左右分开，扩大支撑面，降低重心，增加身体的稳定性。

(2) 应用臂部肌肉力量，手臂动作平稳协调，有节律地连续进行。

(3) 翻转床垫时应借助自身的重量以节省体力，减少扭伤。

(4) 先铺床头，后铺床尾，再铺中部，铺好近侧，再铺远侧，避免多余无效动作，减少走动次数。

(5) 操作前用物折叠方法和摆放顺序正确，方便取用，提高工作效率。

Note

【评价】

项目名称	操作流程	技术要求	分值	扣分及说明	备注
操作过程（80分）	评估准备（7分）	• 评估病室环境是否适宜铺床 • 评估床单位：检查床、床垫的功能是否完好，有脚轮的床应先固定，调整床至合适高度 • 六步洗手，戴口罩	2 2 3		
	备物检查（10分）	• 按顺序备齐用物推至床旁 • 移开床旁桌，距床约 20 cm，移床旁椅至床尾正中，距床约 15 cm 处 • 将用物放于床旁椅上 • 翻转床褥、床垫	2 3 2 3		
	铺大单（32分）	• 取大单放于床垫上，大单的中线与床中线对齐，分别向床头、床尾打开，正面向上 • 先铺近侧床头大单：一手托起床垫一角，另一手伸过床头中线将大单折入床垫下，在距床头约 30 cm 处，向上提起大单下垂边缘使其与床垫垂直，成为等腰三角形的底边然后再将该三角形两底角分别塞于床垫下 • 至床尾拉紧大单，同法铺好床角 • 两手将大单中部边缘拉紧，双手掌心向上将大单平塞于床下 • 转至对侧，同法铺好另一侧大单	4 6 6 2 14		
	套被套（23分）	• 取被套，齐床头放置，开口端向床尾，中线与床中线对齐，正面向外平铺于床上，将被套尾部开口端的上层打开至中下 1/3 处 • 将折好的"S"形棉胎或毛毯置于被套内，底边同被套开口边平齐，拉棉胎上缘至被套封口处，对好两上角，先对侧后近侧展开棉胎，平铺于被套内 • 至床尾逐层拉平被套和棉胎，并拉被头距床头约 10 cm，被尾系带 • 将盖被边缘向内折叠与床沿平齐，尾端向下折叠与床垫齐 • 转至对侧，同法折叠另一侧盖被	5 6 4 4 4		
	套枕套（5分）	• 套枕套，使四角充实，平放于床头，开口端背门	5		
	桌椅归位（3分）	• 还原床旁桌、椅	3		
操作后（5分）	整理用物（5分）	• 整理用物 • 洗手，取口罩	2 3		
综合评价（15分）	关键环节（15分）	• 用物一次备齐，放置顺序正确 • 铺床顺序正确，手法正确，操作熟练，无多余动作 • 动作轻稳、节力 • 床平整、紧扎，被头、枕头充实 • 病室及病床单位整洁美观	3 3 3 3 3		
操作时间		______ min			
总分			100		
得分					

（王秀琴）

二、备用床

【任务情景】

康先生，入院第二天需要去影像科拍片，他的床单位应怎么处理呢？

【目的】

1. 供新入院和暂离床活动的患者使用。
2. 保持病室的整洁、美观。

【评估】

1. 新入院患者的病情、诊断及自理程度。住院患者的病情是否允许暂时离床。
2. 床单位设备、设施齐全，有无损坏，是否符合要求。
3. 病室内环境整洁、通风，无患者治疗或进餐。

【计划】

1. 护士准备　着装整洁，洗手，戴口罩。
2. 用物准备　同备用床。必要时另备橡胶中单、中单。
3. 环境准备　病室清洁、通风，病室内无患者进餐或治疗。

【实施】

操作步骤	技术要求
评估准备	• 评估病室环境是否适宜铺床 • 评估床单位：检查床、床垫的功能是否完好，有脚轮的床应先固定，调整床至合适高度 • 六步洗手，戴口罩
备物检查	• 按顺序备齐用物推至床旁 • 移开床旁桌，距床头约 20 cm，移床旁椅至床尾正中，距床约 15 cm 处 • 将用物放于床旁椅上 • 必要时翻转床褥、床垫
铺大单	• 取大单放于床垫上，大单中线与床中线对齐，分别向床头、床尾打开，正面向上 • 先铺近侧床头大单：一手托起床垫一角，另一手伸过床头中线将大单折于床垫下，在距床头约 30 cm 处，向上提起大单下垂边缘使其与床垫垂直，成为等腰三角形的底边，然后再将该三角形两底角分别塞于床垫下 • 至床尾拉紧大单，同法铺好床角 • 两手将大单中部边缘拉紧，双手掌心向上将大单塞于床垫下 • 转至对侧，同法铺好另一侧大单
套被套	• 取被套，齐床头放置，开口端向床尾，中线与床中线对齐，正面向外平铺于床上，将被套尾部开口端的上层打开至中下 1/3 处 • 将折好的“S”形棉胎或毛毯置于被套内，底边同被套开口边平齐，拉棉胎上缘至被套封口处，对好两上角，先对侧后近侧展开棉胎，平铺于被套内 • 至床尾逐层拉平被套和棉胎，并拉被头距床头约 10 cm，被尾系带 • 将盖被边缘向内折叠与床沿平齐 • 转至对侧，同法折叠另一侧盖被 • 尾端向下折叠与床垫齐
折叠盖被	• 将盖被头端向内折 1/4 • 再扇形三折于床尾，并使各层平齐

Note

续表

操作步骤	技术要求
酌情铺橡胶中单	• 根据病情需要铺橡胶中单和中单:取橡胶中单放于床上,上缘距床头 45～50 cm,中线与床中线齐,展开;取中单以同法铺在橡胶中单上,两单边缘下垂部分一起拉紧平整地塞入床垫下;转至对侧,同法拉紧橡胶中单和中单,铺平
套枕套	• 套枕套,使四角充实,平放于床头,开口端背门
桌椅归位	• 还原床旁桌、椅
整理用物	• 整理用物 • 洗手,取口罩

【注意事项】

1. 同铺备用床法各项注意事项。
2. 橡胶中单及中单按患者需要放置。
3. 床铺应便于患者离床活动。

【评价】

项目名称	操作流程	技术要求	分值	扣分及说明	备注
操作过程(80分)	评估准备(7分)	• 评估病室环境是否适宜铺床	2		
		• 评估床单位:检查床、床垫的功能是否完好,有脚轮的床应先固定,调整床至合适高度	2		
		• 六步洗手,戴口罩	3		
	备物检查(10分)	• 按顺序备齐用物推至床旁	2		
		• 移开床旁桌,距床约 20 cm,移床旁椅至床尾正中,距床约 15 cm 处	3		
		• 将用物放于床旁椅上	2		
		• 必要时翻转床褥、床垫	3		
	铺大单(32分)	• 取大单放于床垫上,大单中线与床中线对齐,分别向床头、床尾打开,正面向上	4		
		• 先铺近侧床头大单:一手托起床垫一角,另一手伸过床头中线将大单折于床垫下,在距床头约 30 cm 处,向上提起大单下垂边缘使其与床垫垂直,成为等腰三角形的底边,然后再将该三角形两底角分别塞于床垫下	6		
		• 至床尾拉紧大单,同法铺好床角	6		
		• 两手将大单中部边缘拉紧,双手掌心向上将大单塞于床垫下	2		
		• 转至对侧,同法铺好另一侧大单	14		
	套被套(18分)	• 取被套,齐床头放置,开口端向床尾,中线与床中线对齐,正面向外平铺于床上,将被套尾部开口端的上层打开至中下 1/3 处	5		
		• 将折好的"S"形棉胎或毛毯置于被套内,底边同被套开口边平齐,拉棉胎上缘至被套封口处,对好两上角,先对侧后近侧展开棉胎,平铺于被套内	5		
		• 至床尾逐层拉平被套和棉胎,并拉被头距床头约 10 cm,被尾系带	3		
		• 将盖被边缘向内折叠与床沿平齐	3		
		• 转至对侧,同法折叠另一侧盖被	3		
		• 尾端向下折叠与床垫齐	3		

Note

续表

项目名称	操作流程	技术要求	分值	扣分及说明	备注
操作过程（80分）	折叠盖被（4分）	• 将盖被头端向内折 1/4 • 再扇形三折于床尾，并使各层平齐	2 2		
	酌情铺橡胶中单（4分）	• 根据病情需要铺橡胶中单和中单：取橡胶中单放于床上，上缘距床头 45～50 cm（相当于肘至指端），中线与床中线齐，展开；取中单以同法铺在橡胶中单上，两单边缘下垂部分一起拉紧平整地塞入床垫下；转至对侧，同法拉紧橡胶中单和中单，铺平	4		
	套枕套（3分）	• 套枕套，使四角充实，平放于床头，开口端背门	3		
	桌椅归位（2分）	• 还原床旁桌、椅	2		
操作后（5分）	整理用物（5分）	• 整理用物 • 洗手，取口罩	2 3		
综合评价（15分）	关键环节（15分）	• 用物一次备齐，放置顺序正确 • 铺床顺序正确、手法正确，操作熟练，无多余动作 • 动作轻稳、节力 • 床平整、紧扎，被头、枕头充实 • 病室及病床单位整洁美观	3 3 3 3 3		
操作时间		________ min			
总分			100		
得分					

（王秀琴）

三、麻醉床

【任务情景】

孙先生，55 岁，胃癌收入普通外科。入院后行胃大部切除术，手术顺利，安排入重症监护病房，请护士为其铺好麻醉床。

【目的】

1. 便于接受和护理麻醉手术后患者。
2. 使患者安全、舒适，预防并发症。
3. 保护被褥不被血液、呕吐物、排泄物等污染，便于更换。

【评估】

1. 评估患者病情、手术方式、麻醉方式、有无引流管等。
2. 床单位设备、设施齐全，能是否完好，是否符合要求。
3. 病室内环境整洁、通风，无患者治疗或进餐。

【计划】

1. 护士准备　着装整洁，洗手，戴口罩。
2. 用物准备

(1) 护理车：枕芯、枕套、棉胎或毛毯、被套、中单、橡胶中单、大单、床褥。

(2) 麻醉护理盘：无菌治疗巾内置张口器、压舌板、舌钳、牙垫、口咽通气管、治疗碗、镊子、输氧导管、吸痰导管和纱布数块。无菌巾外放血压计、听诊器、弯盘、棉签、胶布、手电筒、护理记录单和笔。

(3) 其他用物：输液架，必要时备负压吸引器、氧气筒、胃肠减压器，冬天按需备热水袋及布套、毛毯。

3. 环境准备　病室清洁、通风，无患者治疗或进餐。

【实施】

操作步骤	技术要求
评估准备	• 评估患者情况 • 评估床单位设施、设备，有脚轮的床应先固定，调整床至合适高度 • 评估病室环境 • 六步洗手，戴口罩
备物检查	• 按使用顺序备齐用物，放于治疗车上(自下而上放置枕芯、枕套、棉胎或毛毯、被套、中单、橡胶中单、大单、床褥)，推车至床旁，将护理车推至患者床尾
移开桌椅	• 有脚轮的床应先固定，调整床至合适高度。 • 移开床旁桌，距床约 20 cm，移床旁椅至床尾正中，距床约 15 cm • 将用物放在椅子上
翻转褥垫	• 用纵翻法或横翻法翻转床垫，铺床褥于床垫上，齐床头
铺大单	• 取大单放于床垫上，大单中线与床中线对齐，分别向床头、床尾打开，正面向上 • 先铺近侧床头大单：一手托起床垫一角，另一手伸过床头中线将大单折入床垫下，在距床头约 30 cm 处，向上提起大单下垂边缘使其与床垫垂直，成为等腰三角形的底边，然后再将该三角形两底角分别塞于床垫下 • 至床尾拉紧大单，同法铺好床角 • 两手将大单中部边缘拉紧，双手掌心向上将大单平塞于床垫下
铺橡胶中单 1	• 取橡胶中单放于床上，上缘距床头 45～50 cm，中线与床中线齐，展开 • 取中单以同法铺在橡胶中单上，两单边缘下垂部分一起拉紧平整地塞入床垫下
铺橡胶中单 2	• 根据病情和手术部位的需要，可将另一中单对好中线，铺在床头或床尾。铺在床头时，上端与床头平齐，下端压在中部的中单上，边缘塞于床垫下；铺在床尾时，下端齐床尾，边缘塞于床垫下
铺对侧各单	• 转至对侧，同法逐层铺好大单、中部橡胶中单和中单、床头橡胶中单和中单
套被套	• 套被套同备用床法 • 折被套按备用床法将盖被折成被筒，向里或向外横向折叠与床尾齐 • 将盖被纵向三折叠于一侧床边，开口处向门
套枕套	• 套枕套，使四角充实，将枕横立于床头，开口背门
移桌置椅	• 移回床旁桌，椅子置于盖被折叠侧
置盘整理	• 将麻醉护理盘置于床旁桌上，其他用物按需妥善放置 • 整理用物 • 洗手，脱口罩

【注意事项】

1. 同备用床法各项注意事项。
2. 铺麻醉床应换上清洁被单，保证术后患者舒适并预防感染。
3. 铺橡胶中单及中单时根据病情和手术部位的不同而铺。颈、胸部手术或全身麻醉后铺于床头；下肢手术时铺于床尾；非全麻时只铺手术部位即可。

Note

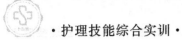

4. 护理术后患者所需用物应齐全，以便于实施抢救和护理。

【评价】

项目名称	操作流程	技术要求	分值	扣分及说明	备注
操作过程（75分）	评估准备（8分）	• 评估患者情况	2		
		• 评估床单位设施、设备	2		
		• 评估病室环境	2		
		• 六步洗手，戴口罩	2		
	备物检查（2分）	• 按使用顺序备齐用物，放于治疗车上（自下而上放置枕芯、枕套、棉胎或毛毯、被套、中单、橡胶中单、大单、床褥），推车至床旁，将护理车推至患者床尾	2		
	移开桌椅（6分）	• 有脚轮的床应先固定，调整床至合适高度	2		
		• 移开床旁桌，距床约 20 cm，移床旁椅至床尾正中，距床约 15 cm	2		
		• 将用物放在椅子上	2		
	翻转褥垫（2分）	• 用纵翻法或横翻法翻转床垫，铺床褥于床垫上，齐床头	2		
	铺大单（14分）	• 取大单放于床垫上，大单中线与床中线对齐，分别向床头、床尾打开，正面向上	2		
		• 先铺近侧床头大单：一手托起床垫一角，另一手伸过床头中线将大单折入床垫下，在距床头约 30 cm 处，向上提起大单下垂边缘使其与床垫垂直，成为等腰三角形的底边，然后再将该三角形两底角分别塞于床垫下	4		
		• 至床尾拉紧大单，同法铺好床角	4		
		• 两手将大单中部边缘拉紧，双手掌心向上将大单平塞于床垫下	4		
	铺橡胶中单1（4分）	• 取橡胶中单放于床上，上缘距床头 45～50 cm，中线与床中线齐，展开	2		
		• 取中单以同法铺在橡胶中单上，两单边缘下垂部分一起拉紧平整地塞入床垫下	2		
	铺橡胶中单2（4分）	• 根据病情和手术部位的需要，可将另一中单对好中线，铺在床头或床尾。铺在床头时，上端与床头平齐，下端压在中部的中单上，边缘塞于床垫下；铺在床尾时，下端齐床尾，边缘塞于床垫下	4		
	铺对侧各单（13分）	• 转至对侧，同法逐层铺好大单、中部橡胶中单和中单、床头橡胶中单和中单	13		
	套被套（12分）	• 套被套同备用床法	4		
		• 折被套按备用床法将盖被折成被筒，向里或向外横向折叠与床尾齐	4		
		• 将盖被纵向三折叠于一侧床边，开口处向门	4		
	套枕套（5分）	• 套枕套，使四角充实，将枕横立于床头，开口背门	5		
	移桌置椅（3分）	• 移回床旁桌，床旁椅置于盖被折叠侧	3		
	置麻醉盘（2分）	• 将麻醉护理盘置于床旁桌上，其他用物按需妥善放置	2		

Note

续表

项目名称	操作流程	技术要求	分值	扣分及说明	备注
操作后（5分）	整理用物（5分）	• 整理用物	2		
		• 洗手，取口罩	3		
综合评价（20分）	关键环节（20分）	• 用物一次备齐，放置顺序正确	3		
		• 铺床顺序正确、手法正确，操作熟练，无多余动作	3		
		• 动作轻稳、节力	3		
		• 床平整、紧扎，被头、枕头充实	3		
		• 病室及病床单位整洁美观	3		
		• 麻醉盘物品齐全，确保患者得到及时抢救和护理	5		
操作时间		________ min			
总分			100		
得分					

（王秀琴）

任务二　卧床患者更换床单

【任务情景】

张大爷，68岁，大便次数增加、形状改变半年多，以“乙状结肠癌”收入院。入院后全麻下行“回肠造瘘术”。术后第五天，伤口渗液污染床单位，患者出汗较多，请为张大爷更换床单。

【目的】

1. 保持床铺清洁，使患者感到舒适。
2. 预防压疮及坠积性肺炎等并发症的发生。
3. 保持病室整洁、美观。

【评估】

1. 评估患者

(1) 病情、意识、身心状态，自理能力及合作程度。

(2) 治疗情况、手术部位及有无各种引流管。

(3) 局部皮肤情况及躯体活动能力。

2. 病室环境　温度是否适宜、有无患者治疗或进食。

3. 床单位　清洁程度。

【计划】

1. 护士　着装整洁、修剪指甲、洗手、戴口罩。

2. 患者　了解更换床单的目的、方法及配合要点，按需给便器。

3. 用物　护理车上放置大单、中单、被套、枕套、免洗手消毒液、床刷及床刷套、必要时备清洁衣裤及便盆。

4. 环境　无患者治疗或进餐，按季节调节室温，酌情关闭门窗，必要时屏风遮挡。

【实施】

操作步骤	技术要求
评估解释	• 二人核对患者信息(床号、姓名、住院号),向患者及家属解释并取得合作 • 评估患者意识、身心状态;有无输液等治疗情况;有无引流管、尿管等,局部有无伤口、皮肤受压情况 • 评估床单、被套清洁情况 • 评估病室内无患者进餐或治疗 • 调节室温,关闭门窗、用屏风或隔帘遮挡
备物检查	• 将用物按顺序放于护理车上 • 六步洗手,戴口罩
核对准备	• 携用物至患者床尾处,核对患者信息(床号、姓名、性别、年龄、住院号) • 移开床旁桌约 20 cm,移床旁椅至床尾一侧 • 调整床的高度,酌情放平床头和床尾支架 • 拉起对侧床栏
更换床单	• 松开床尾被,移枕至对侧。协助患者移向对侧并侧卧,背向护士,观察背部皮肤受压情况 • 从床头至床尾松开近侧各层床单,将中单污染面向内翻卷塞于患者身下。扫净橡胶中单,搭于患者身上。再将大单向上卷塞于患者身下,从床头至床尾湿法扫净床褥上渣屑 • 铺清洁大单,对齐中线,将对侧大单清洁面向内翻卷于患者身下 • 近侧大单按铺备用床法铺好 • 放平橡胶中单,中单铺于橡胶中单上,同法卷中单塞于患者身下,将近侧橡胶中单和中单一起拉平塞入床垫下 • 移枕至近侧,协助患者翻身并侧卧于近侧 • 转至对侧,依上法松开各层床单,撤去污染中单,置污衣袋内 • 扫净橡胶中单,搭于患者身上,撤污染大单,置污衣袋内 • 扫净床褥上渣屑,取下床刷套 • 按铺备用床法铺好大单,逐层拉平橡胶中单、中单并塞于床垫下 • 协助患者平卧
更换被套	• 将清洁被套正面朝上平铺于盖被上,被套开口端上层打开 1/3,解开污被套系带,手持棉胎在污被套内竖折三折,"S"形取出 • 将取出的棉胎放于清洁被套内,同备用床套好被套;从床头至床尾撤出污被套放入污衣袋内;整理被尾,系带 • 折好被筒,尾端向内折叠齐床尾或塞于床垫下
更换枕套	• 一手托起患者头部,另一手取出枕头,撤下污枕套,更换清洁枕套后拍松,置于患者头下,开口背门
妥善安置	• 还原床旁桌、床旁椅;酌情支起床头、床尾支架 • 协助患者取舒适体位,询问需要,酌情开窗
整理用物	• 推护理车回治疗室,处理用物 • 六步洗手,取口罩

【注意事项】

1. 操作时,注意观察患者病情变化,不宜过多翻动和暴露患者,避免着凉,保护隐私。
2. 操作中各管道安置妥当,防止折叠、脱出及管内引流液逆行。
3. 翻身时注意安全,对躁动、易发生坠床患者,应做好安全防护措施。
4. 患者的衣服、床单、被套应按需更换,若被血液、便液污染时,应及时更换。

Note

5. 病床应用湿式清扫，一床一巾，床旁桌应一桌一抹布，用后均需消毒。

6. 护士动作应轻稳、注意节力。

【评价】

项目名称	操作流程	技术要求	分值	扣分及说明	备注
操作过程（75分）	评估解释（8分）	• 二人核对患者信息（床号、姓名、住院号），向患者及家属解释并取得合作	2		
		• 评估患者意识、身心状态；有无输液等治疗情况；有无引流管、尿管等，局部有无伤口、皮肤受压情况	2		
		• 评估床单、被套清洁情况	1		
		• 评估病室内无患者进餐或治疗	2		
		• 调节室温，关闭门窗、用屏风或隔帘遮挡	1		
	备物检查（4分）	• 将用物按顺序放于护理车上	2		
		• 六步洗手，戴口罩	2		
	核对准备（7分）	• 携用物至患者床尾处，核对患者信息（床号、姓名、住院号）	2		
		• 移开床旁桌约 20 cm，移床旁椅至床尾一侧	2		
		• 调整床的高度，酌情放平床头和床尾支架	1		
		• 拉起对侧床栏	2		
	更换床单（30分）	• 松开床尾被，移枕至对侧。协助患者移向对侧并侧卧，背向护士，观察背部皮肤受压情况	4		
		• 从床头至床尾松开近侧各层床单，将中单污染面向内翻卷塞于患者身下。扫净橡胶中单，搭于患者身上。再将大单向上卷塞于患者身下，从床头至床尾湿法扫净床褥上渣屑	4		
		• 铺清洁大单，对齐中线，将对侧大单清洁面向内翻卷于患者身下	4		
		• 近侧大单按铺备用床法铺好	4		
		• 放平橡胶中单，中单铺于橡胶中单上，同法卷中单塞于患者身下，将近侧橡胶中单和中单一起拉平塞入床垫下	3		
		• 移枕至近侧，协助患者翻身并侧卧于近侧	2		
		• 转至对侧，依上法松开各层床单，撤去污染中单，置污衣袋内	2		
		• 扫净橡胶中单，搭于患者身上，撤污染大单，置污衣袋内	2		
		• 扫净床褥上渣屑，取下床刷套	1		
		• 按铺备用床法铺好大单，逐层拉平橡胶中单、中单并塞于床垫下	2		
		• 协助患者平卧	2		
	更换被套（18分）	• 将清洁被套正面朝上平铺于盖被上，被套开口端上层打开 1/3，解开污被套系带，手持棉胎在污被套内竖折三折，"S"形取出	6		
		• 将取出的棉胎放于清洁被套内，同备用床套好被套；从床头至床尾撤出污被套放入污衣袋内；整理被尾，系带	6		
		• 折好被筒，尾端向内折叠齐床尾或塞于床垫下	6		
	更换枕套（4分）	• 一手托起患者头部，另一手取出枕头，撤下污枕套，更换清洁枕套后拍松，置于患者头下，开口背门	4		
	妥善安置（4分）	• 还原床旁桌、床旁椅；酌情支起床头、床尾支架	2		
		• 协助患者取舒适体位，询问需要，酌情开窗	2		

续表

项目名称	操作流程	技术要求	分值	扣分及说明	备注
操作后（5分）	整理用物（5分）	• 整理用物	2		
		• 洗手，取口罩	3		
综合评价（20分）	关键环节（12分）	• 用物一次备齐，放置顺序正确	4		
		• 铺床顺序正确、手法正确，操作熟练，无多余动作	4		
		• 动作轻稳、节力，患者无不良反应	4		
		• 病室及病床单位整洁美观	4		
	护患沟通（4分）	• 有效沟通，充分体现人文关怀	4		
操作时间		________ min			
总分			100		
得分					

（王秀琴）

任务三　无菌技术

一、无菌持物钳的使用

【任务情景】

黄奶奶，62岁。三天前由于跌倒，导致右侧上肢皮肤出现划伤，今到医院进行换药，请正确使用无菌持物钳为患者准备换药物品。

【目的】

取用或传递无菌物品。

【评估】

1. 操作环境是否整洁、宽敞。
2. 操作台清洁、干燥、平坦。
3. 根据夹取物品的种类选择合适的持物钳。

【计划】

1. 护士准备　护士应着装整洁，剪指甲，洗手，戴口罩。
2. 用物准备　无菌持物钳、无菌浸泡容器。
3. 环境准备　光线适宜，整洁、宽敞。

【实施】

操作步骤	技术说明
评估准备	• 评估环境是否适宜无菌操作 • 评估操作台是否清洁 • 用物准备齐全，放置合理 • 六步洗手，戴口罩

续表

操作步骤	技术说明
核对检查	• 检查无菌持物钳的有效期
取钳	• 打开容器盖 • 手心向下持无菌持物钳上 1/3，将钳移至容器中央 • 钳端闭合 • 垂直取出
用钳	• 使用时保持钳端向下，在肩以下腰部以上视线范围内活动
放回钳	• 使用后闭合钳端，垂直放回容器中(若为湿式保存应打开钳端) • 盖好容器盖，尽量减少在空气中的暴露
整理洗手	• 分类处理用物 • 洗手，脱口罩

【注意事项】

1. 无菌持物钳只能用于夹取无菌物品，不可夹取未经灭菌的物品，也不能夹取油纱布，以免沾上油，影响消毒效果。

2. 如需到远处夹取无菌物品，应连同容器一起搬移，就地取出使用，防止持物钳在空气中暴露过久而污染。

3. 湿式保存法消毒液应每周更换两次，特殊科室如手术室、门诊注射室、换药室等使用较多的部门则每天更换。容器及持物钳每周更换消毒灭菌。干燥法保存则 4～8 h 更换一次。

【评价】

项目名称	操作流程	技术要求	分值	扣分及说明	备注
操作过程(70 分)	评估准备(18 分)	• 评估环境是否适宜无菌操作	4		
		• 评估操作台及治疗盘是否清洁	4		
		• 用物准备齐全，放置合理	5		
		• 六步洗手，戴口罩	5		
	核对检查(5 分)	• 检查无菌持物钳的有效期	5		
	取钳(23 分)	• 打开容器盖	5		
		• 手心向下持无菌持物钳上 1/3，移钳至容器中央	6		
		• 钳端闭合	6		
		• 垂直取出	6		
	用钳(12 分)	• 使用时保持钳端向下，在肩以下腰部以上视线范围内活动	12		
	放回钳(12 分)	• 使用后闭合钳端，垂直放回容器中(若为湿式保存应打开钳端)	6		
		• 盖好容器盖，尽量减少在空气中的暴露	6		
操作后(10 分)	整理洗手(10 分)	• 分类处理用物	5		
		• 洗手，脱口罩	5		

续表

项目名称	操作流程	技术要求	分值	扣分及说明	备注
综合评价（20分）	关键环节（20分）	• 用物齐全，放置合理 • 工作人员着装符合无菌原则 • 操作符合无菌原则	4 8 8		
操作时间		________ min			
总分			100		
得分					

（王秀琴）

二、无菌容器的使用

【任务情景】

黄奶奶，62岁。三天前由于跌倒，导致右侧上肢皮肤出现划伤，今到医院进行换药，请正确使用无菌容器为患者准备换药物品。

【目的】

无菌容器用于盛放无菌物品并保持其无菌状态。

【评估】

1. 操作环境是否整洁、宽敞。
2. 操作台清洁、干燥、平坦。
3. 无菌容器的种类及有效期。

【计划】

1. 护士准备　护士应着装整洁，剪指甲，洗手，戴口罩。
2. 用物准备　包括有盖的无菌容器，如无菌盒、无菌储液瓶；无盖的无菌容器，如无菌弯盘、无菌治疗碗。
3. 环境准备　光线适宜，整洁、宽敞。

【实施】

操作步骤	技术说明
评估准备	• 评估环境是否适宜无菌操作 • 评估操作台是否清洁 • 用物准备齐全，放置合理 • 六步洗手，戴口罩
核对检查	• 检查无菌容器的名称及有效期
开容器盖	• 打开容器盖，将盖的内面向上置于稳妥处或将盖的内面向下拿在手中
取出物品	• 用无菌持物钳从无菌容器内垂直夹取无菌物品 • 无菌物品放合适位置 • 手持无菌容器时（如无菌治疗碗）应托住容器底部
盖严容器	• 取物后立即将盖内面向下，由近向远或从一侧向另一侧盖严
整理洗手	• 分类处理用物 • 洗手，脱口罩

Note

【注意事项】

1. 夹取无菌容器内的物品时，无菌持物钳及无菌物品不可触及容器边缘。
2. 移动无菌容器时，应托住底部，手指不可触及无菌容器边缘及内面。
3. 无菌物品一经取出，即使未被使用，也不可再放回无菌容器内。
4. 无菌容器应定期消毒灭菌。一般每周一次。

【评价】

项目名称	操作流程	技术要求	分值	扣分及说明	备注
操作过程（70分）	评估准备（20分）	• 评估环境是否适宜无菌操作	5		
		• 评估操作台是否清洁	5		
		• 用物准备齐全，放置合理	5		
		• 六步洗手，戴口罩	5		
	核对检查（5分）	• 检查无菌容器的名称及有效期	5		
	开容器盖（5分）	• 打开容器盖，将盖的内面向上置于稳妥处或将盖的内面向下拿在手中	5		
	取出物品（30分）	• 用无菌持物钳从无菌容器内垂直夹取无菌物品	10		
		• 无菌物品放合适位置	10		
		• 手持无菌容器时（如无菌治疗碗）应托住容器底部	10		
	盖严容器（10分）	• 取物后立即将盖内面向下，由近向远或从一侧向另一侧盖严	10		
操作后（10分）	整理洗手（10分）	• 分类处理用物	5		
		• 洗手，脱口罩	5		
综合评价（20分）	关键环节（20分）	• 用物齐全，放置合理	4		
		• 工作人员着装符合无菌原则	8		
		• 操作符合无菌原则	8		
操作时间		________ min			
总分			100		
得分					

（王秀琴）

三、取无菌溶液

【任务情景】

黄奶奶，62岁。三天前由于跌倒，导致右侧上肢皮肤出现划伤，今到医院进行换药，请为这位患者准备好换药所需的无菌溶液。

【目的】

保持无菌溶液的无菌状态，供无菌操作使用。

【评估】

1. 操作环境整洁、宽敞、安全。
2. 操作台清洁、干燥、平坦。

Note

【计划】

1. 护士准备　着装整洁，洗手，戴口罩。

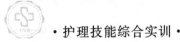

2. 用物准备　治疗盘、无菌持物钳、无菌纱布、无菌治疗碗、无菌棉签、5%碘伏、签字笔、弯盘2个、医嘱卡、无菌溶液、开瓶器、清洁抹布2块。

3. 环境准备　无菌操作前半小时应停止清扫工作、减少走动、避免尘土飞扬。

【实施】

操作步骤	技术要求
评估准备	• 评估环境是否适宜无菌操作 • 评估操作台及治疗盘是否清洁 • 用物准备齐全 • 六步洗手，戴口罩
核对检查	• 抹去瓶上灰尘 • 核对瓶签药名、浓度、剂量、有效期 • 检查瓶口铝盖有无松动，瓶体有无裂隙，对光检查无菌溶液有无沉淀、混浊、变色及絮状物等。
开瓶塞	• 开启铝盖 • 取出无菌治疗碗，放于治疗台适宜处 • 用5%碘伏消毒瓶塞、拇指、示指、中指，用拇指、示指及中指捏住瓶塞边缘，轻轻松动瓶塞
操作中核对	• 再次核对药名、浓度、剂量、有效期
取液体	• 一手拇指、示指和中指捏住瓶塞边缘将其拔出 • 另一手拿溶液瓶，瓶签朝向掌心，高度15 cm左右，倒出少许溶液冲洗瓶口 • 再由原处倒出所需溶液至无菌治疗碗中 • 将瓶塞塞好
消毒瓶塞	• 消毒瓶塞
操作后核对	• 核对药名、浓度、剂量、有效期
记录	• 记录开瓶日期、时间、用途（如换药）并签名
放置余液	• 将开瓶后的无菌溶液放于治疗室固定处
整理洗手	• 分类处理用物 • 洗手，脱口罩

【注意事项】

1. 严格遵循无菌操作原则。
2. 不可将物品伸入无菌溶液瓶内蘸取溶液。
3. 倾倒溶液时，不可直接接触无菌溶液瓶口。
4. 已取出的溶液不可再倒回瓶内。
5. 已开启的瓶内溶液24 h内有效。
6. 取出的溶液4 h内有效。

【评价】

项目名称	操作流程	技术要求	分值	扣分及说明	备注
操作过程（70分）	评估准备（8分）	• 评估环境是否适宜无菌操作	2		
		• 评估操作台及治疗盘是否清洁	2		
		• 用物准备齐全	2		
		• 六步洗手，戴口罩	2		
	核对检查（12分）	• 抹去瓶上灰尘	2		
		• 核对瓶签药名、浓度、剂量、有效期	4		
		• 检查瓶口铝盖有无松动，瓶体有无裂隙，对光检查无菌溶液有无沉淀、混浊、变色及絮状物等	6		
	开瓶塞（12分）	• 开启铝盖	2		
		• 取出无菌治疗碗，放于治疗台适宜处	4		
		• 用5%碘伏消毒瓶塞，拇指、示指、中指，用拇指、示指及中指捏住瓶塞边缘，轻轻松动瓶塞	6		
	操作中核对（4分）	• 再次核对药名、浓度、剂量、有效期	4		
	取液体（16分）	• 一手拇指、示指和中指捏住瓶塞边缘将其拔出	4		
		• 另一手拿溶液瓶，瓶签朝向掌心，高度15 cm左右，倒出少许溶液冲洗瓶口	4		
		• 再由原处倒出所需溶液至无菌治疗碗中	4		
		• 将瓶塞塞好	4		
	消毒瓶塞（5分）	• 消毒瓶塞	5		
	操作后核对（4分）	• 核对药名、浓度、剂量、有效期	4		
	记录（4分）	• 记录开瓶日期、时间、用途（如换药）并签名	4		
	放置余液（5分）	• 将开瓶后的无菌溶液放于治疗室固定处	5		
操作后（10分）	整理洗手（10分）	• 分类处理用物	5		
		• 洗手，脱口罩	5		
综合评价（20分）	关键环节（20分）	• 用物齐全，放置合理	4		
		• 工作人员着装符合无菌原则	8		
		• 操作符合无菌原则	8		
操作时间		________ min			
总分			100		
得分					

（肖靖琼）

Note

四、戴无菌手套

【任务情景】

黄奶奶,62岁。三天前由于跌倒,导致右侧上肢皮肤出现划伤,今到医院进行换药,在为患者换药前,戴好无菌手套。

【目的】

1. 在医疗护理操作中保持无菌效果。
2. 保护患者和护理人员免受感染。

【评估】

1. 操作环境整洁、宽敞、安全。
2. 操作台清洁、干燥、平坦。

【计划】

1. 护士准备　着装整洁,洗手,戴口罩。
2. 用物准备　一次性无菌手套、指甲剪、弯盘、洗手设备、清洁抹布、治疗盘。
3. 环境准备　无菌操作前半小时应停止清扫工作、减少走动、避免尘土飞扬。

【实施】

操作步骤	技术要求
评估准备	• 评估环境是否适宜无菌操作:无菌操作前半小时应停止清扫工作、减少走动、避免尘土飞扬(口述) • 评估操作台及治疗盘是否清洁 • 用物准备齐全 • 检查并酌情修剪指甲,取下手表 • 六步洗手,戴口罩
备物检查	• 检查手套大小是否合适 • 无菌手套外包装有无潮湿、破损,是否在有效期内
开手套包	• 沿开口指示方向撕开无菌手套外包装,摊开内层 • 将手套袋平放在操作台上
戴手套	• 用一手自手套袋内拿住两只手套套口的翻折部(手套内面)向前朝上一并取出。一手捏住手套翻折部分,另一手对准手套五指戴上 • 用已戴无菌手套的手指插入另一手套的翻折部,拇指翘起同法将手套戴好 • 将手套的翻折部分扎在工作服衣袖的外面 • 双手整理手套,检查是否漏气,并调整手套位置,使其服贴
脱手套	• 操作完毕,冲净手套上的污迹 • 一手捏住另一手套腕部外面,翻转将其拇指脱下 • 再以脱下手套的拇指插入另一手套内,将其往下翻转,直至拇指脱出 • 两手相对,将剩余部分手套缓慢脱出
整理洗手	• 分类处理用物 • 六步洗手,脱口罩

【注意事项】

1. 严格遵循无菌操作原则。
2. 戴了手套的手只能接触手套的外面,未戴手套的手只能接触手套的里面。
3. 戴手套后双手应始终保持在腰部以上或操作台面以上的范围内。
4. 如发现手套破损或污染,应立即更换。

Note

5. 脱手套时应翻转脱下，避免强拉，以免损坏。

【评价】

项目名称	操作流程	技术要求	分值	扣分及说明	备注
操作过程（70分）	评估准备（16分）	• 评估环境是否适宜无菌操作：无菌操作前半小时应停止清扫工作、减少走动、避免尘土飞扬（口述）	4		
		• 评估操作台及治疗盘是否清洁	4		
		• 用物准备齐全	4		
		• 检查并酌情修剪指甲，取下手表	2		
		• 六步洗手，戴口罩	2		
	备物检查（8分）	• 检查手套大小是否合适	3		
		• 无菌手套外包装有无潮湿、破损，是否在有效期内	5		
	开手套包（5分）	• 沿开口指示方向撕开无菌手套外包装，摊开内层	3		
		• 将手套袋平放在操作台上	2		
	戴手套（26分）	• 用一手自手套袋内拿住两只手套套口的翻折部（手套内面）向前朝上一并取出。一手捏住手套翻折部分，另一手对准手套五指戴上	8		
		• 用已戴无菌手套的手指插入另一手套的翻折部，拇指翘起同法将手套戴好	8		
		• 将手套的翻折部分扎在工作服衣袖的外面	7		
		• 双手整理手套，检查是否漏气，并调整手套位置，使其服贴	3		
	脱手套（15分）	• 操作完毕，冲净手套上的污迹	3		
		• 一手捏住另一手套腕部外面，翻转将其拇指脱下	4		
		• 再以脱下手套的拇指插入另一手套内，将其往下翻转，直至拇指脱出	4		
		• 两手相对，将剩余部分手套缓慢脱出	4		
操作后（10分）	整理洗手（10分）	• 分类处理用物	5		
		• 六步洗手，脱口罩	5		
综合评价（20分）	关键环节（20分）	• 工作人员着装符合无菌原则	8		
		• 操作符合无菌原则	12		
操作时间		________ min			
总分			100		
得分					

（肖靖琼）

五、无菌包的使用

【任务情景】

黄奶奶，62岁。三天前由于跌倒，导致右侧上肢皮肤出现划伤，今到医院进行换药，请正确使用无菌包为患者准备换药物品。

Note

【目的】

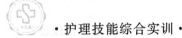

使无菌包内无菌物品在规定时间内保持无菌状态。

【评估】

1. 操作环境整洁、宽敞、安全。

2. 操作台清洁、干燥、平坦。

3. 无菌包的名称及有效期。

【计划】

1. 护士准备　着装整洁，剪指甲，洗手，戴口罩。

2. 用物准备　无菌持物钳、无菌包、包布(由质厚、致密、未脱脂的双层棉布制成)、治疗巾、标签、化学指示胶带、签字笔。

3. 环境准备　光线适宜，整洁、宽敞、干燥。

【实施】

操作步骤	技术说明
评估准备	• 评估环境是否适宜无菌操作 • 评估操作台是否清洁 • 用物准备齐全，放置合理 • 六步洗手，戴口罩
打包放物	• 将物品放在包布中央，玻璃物品先用棉垫包裹，灭菌包内放置化学指示卡
包扎	• 将包布的一角盖住物品，然后折盖左右两角(角尖端向外翻折)，最后一角折盖后，用系带扎好
标记	• 贴上标签，注明物品名称、灭菌日期，粘贴化学指示胶带，送灭菌处理
开包核对	• 核对无菌包的名称及有效期 • 将无菌包放在清洁、干燥处 • 解开系带，系好卷好放在包布下
开包	• 用拇指和示指揭开包布外角，再揭开左右两角
取物	• 用无菌持物钳取出所需物品，放在事先备好的无菌区域内
还原记录	• 如无菌包内物品未用完，按原折痕包起，系带"一"字形缠绕 • 记录打开日期、时间，并签名
整理洗手	• 分类处理用物 • 洗手，脱口罩

附：

1. 手上开包法　需将无菌包内物品全部取出使用，可将无菌包托在手上打开。一手托住无菌包，另一手将包布四角抓住，稳妥地将包内物品放入无菌区域内。

2. 一次性物品取用法　先查看无菌物品的名称、灭菌有效期，封包有无破损，核对无误后方可打开。

(1) 打开一次性无菌注射器或输液器　在封包上特制标记处用手撕开(或用剪刀剪开)，暴露物品后，可用洁净干燥的手取用。

(2) 打开一次性无菌敷料或导管　用拇指和示指揭开双面粘合封包上下两层(或消毒封包边口后，再用无菌剪刀剪开)，暴露物品后，用无菌持物钳夹取。也可根据不同物品的不同要求开启。

【注意事项】

1. 严格遵循无菌操作原则。

2. 开包布时手只能接触包布的外面，不可触及包布内面，不可跨越无菌区。

3. 无菌包内物品未用完，应按原折痕包好，系带"一"字形扎好、注明开包时间，24 h 内有效。

Note

4. 如无菌包内物品超过有效期、被污染或包布破损，均应立即更换。

【评价】

项目名称	操作流程	技术要求	分值	扣分及说明	备注
操作过程（70分）	评估准备（12分）	• 评估环境是否适宜无菌操作	3		
		• 评估操作台及治疗盘是否清洁	3		
		• 用物准备齐全	3		
		• 六步洗手，戴口罩	3		
	打包放物（10分）	• 将物品放在包布中央，玻璃物品先用棉垫包裹	5		
		• 灭菌包内放置化学指示卡	5		
	包扎（8分）	• 将包布的一角盖住物品，然后折盖左右两角（角尖端向外翻折），最后一角折盖后，用系带扎好	8		
	标记（5分）	• 贴上标签，注明物品名称、灭菌日期，粘贴化学指示胶带，送灭菌处理	5		
	开包核对（15分）	• 核对无菌包的名称及有效期	5		
		• 将无菌包放在清洁、干燥处	5		
		• 解开系带，系好卷好放在包布下	5		
	开包（5分）	• 用拇指和示指揭开包布外角，再揭开左右两角	5		
	取物（5分）	• 用无菌持物钳取出所需物品，放在事先备好的无菌区域内	5		
	还原记录（10分）	• 如无菌包内物品未用完，按原折痕包起，系带“一”字形缠绕	5		
		• 记录打开日期、时间，并签名	5		
操作后（10分）	整理洗手（10分）	• 分类处理用物	5		
		• 洗手，脱口罩	5		
综合评价（20分）	关键环节（20分）	• 用物齐全，放置合理	4		
		• 工作人员着装符合无菌原则	8		
		• 操作符合无菌原则	8		
操作时间		________ min			
总分			100		
得分					

（王秀琴）

六、铺无菌盘（半铺半盖）

【任务情景】

黄奶奶，62岁。三天前由于跌倒，导致右侧上肢皮肤出现划伤，在为其进行换药前，请铺好无菌盘。

【目的】

将无菌治疗巾铺在清洁、干燥的治疗盘内，形成无菌区，放置无菌物品，供治疗、护理操作使用。

【评估】

1. 操作环境整洁、宽敞、安全。

Note

2. 操作台清洁、干燥、平坦。

【计划】

1. 护士准备　着装整洁，洗手，戴口罩。

2. 用物准备　治疗盘，无菌持物钳，其他无菌物品，记录卡，签字笔；无菌包（内有无菌治疗巾数块），灭菌指示卡，包外贴化学指示胶带；弯盘，清洁抹布。

3. 环境准备　无菌操作前半小时应停止清扫工作、减少走动、避免尘土飞扬。

【实施】

操作步骤	技术要求
评估准备	• 评估环境是否适宜无菌操作：无菌操作前半小时应停止清扫工作、减少走动、避免尘土飞扬（口述） • 评估操作台及治疗盘是否清洁 • 用物准备齐全 • 六步洗手，戴口罩
备物核对	• 检查无菌包外化学指示胶带有无变色 • 核对无菌包名称、灭菌日期，检查无菌包有无松散、潮湿、破损等
打开无菌包	• 解开无菌包系带，挽活结，放于包布下 • 用手依次打开无菌包外层包布的外角及左、右角 • 取无菌持物钳，用手打开外层包布内角，取无菌治疗巾一块放于治疗盘内 • 检查灭菌指示卡
还原无菌包	• 还原外层包布的内角，将无菌持物钳放回无菌容器内 • 用手还原无菌包外层包布的右、左角及外角 • 按"一"字形包好无菌包
铺无菌盘	• 双手捏住无菌治疗巾中线两端，轻轻散开无菌治疗巾 • 将无菌治疗巾双折铺于治疗盘内
放无菌物品	• 将无菌治疗巾上半层呈扇形折叠打开，开口边向外，无菌面向上 • 将无菌物品放于盘内
整理无菌盘	• 双手捏住无菌治疗巾上半层两角外面，边缘对齐盖好 • 折叠无菌治疗巾边缘（将开口处向上翻折两次，左、右两侧向下翻折一次）
记录	• 记录铺盘时间、内容物，并签名
整理洗手	• 将无菌包放于同类物品的最前面，以便优先使用，有效期为 24 h • 分类处理用物 • 六步洗手，取口罩

【注意事项】

1. 严格遵循无菌操作原则。

2. 开包布时手只能接触包布的外面，不可触及包布内面，不可跨越无菌区。

3. 无菌包内物品未用完，应按原折痕包好，系带"一"字形扎好、注明开包时间，24 h 内有效。

4. 如无菌包内物品超过有效期、被污染或包布破损，均应立即更换。

5. 铺好的无菌盘应尽早使用，有效期不得超过 4 h。

Note

【评价】

项目名称	操作流程	技术要求	分值	扣分及说明	备注
操作过程（70分）	评估准备（12分）	• 评估环境是否适宜无菌操作：无菌操作前半小时应停止清扫工作、减少走动、避免尘土飞扬（口述）	4		
		• 评估操作台及治疗盘是否清洁	2		
		• 用物准备齐全	4		
		• 六步洗手，戴口罩	2		
	检查核对（8分）	• 检查无菌包外化学指示胶带有无变色	3		
		• 核对无菌包名称、灭菌日期，检查无菌包有无松散、潮湿、破损等	5		
	打开无菌包（12分）	• 解开无菌包系带，挽活结，放于包布下	3		
		• 用手依次打开无菌包外层包布的外角及左、右角	3		
		• 取无菌持物钳，用手打开外层包布内角，取无菌治疗巾一块放于治疗盘内	3		
		• 检查灭菌指示卡	3		
	还原无菌包（9分）	• 还原外层包布的内角，将无菌持物钳放回无菌容器内	3		
		• 用手还原无菌包外层包布的右、左角及外角	3		
		• 按“一”字形包好无菌包	3		
	铺无菌盘（8分）	• 双手捏住无菌治疗巾中线两端，轻轻散开无菌治疗巾	4		
		• 将无菌治疗巾双折铺于治疗盘内	4		
	放无菌物品（8分）	• 将无菌治疗巾上半层呈扇形折叠打开，开口边向外，无菌面向上	4		
		• 将无菌物品放于盘内	4		
	整理无菌盘（8分）	• 双手捏住无菌治疗巾上半层两角外面，边缘对齐盖好	4		
		• 折叠无菌治疗巾边缘（将开口处向上翻折两次，左、右两侧向下翻折一次）	4		
	记录（5分）	• 记录铺盘时间、内容物，并签名	5		
操作后（10分）	整理洗手（10分）	• 将无菌包放于同类物品的最前面，以便优先使用，有效期为24 h	5		
		• 分类处理用物	3		
		• 六步洗手，取口罩	2		
综合评价（20分）	关键环节（20分）	• 工作人员着装符合无菌原则	8		
		• 操作符合无菌原则	12		
操作时间		________ min			
总分			100		
得分					

（肖靖琼）

七、伤口换药

【任务情景】

患者，男，54岁。在车间工作时，不小心发生了机器扎伤，入院后手术治疗，定时进行伤口换药。为

Note

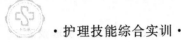

此患者伤口换药要注意什么?

【目的】

1. 清洁伤口换药　更换伤口敷料,保持伤口无菌。

2. 污染伤口换药　去除伤口污染物,预防与控制伤口可能继发的感染。

3. 感染伤口换药　清创、控制伤口感染,促进伤口愈合。

【评估】

1. 患者病情　年龄、意识、身心状态、治疗情况、自理能力及对治疗的配合、接受情况。

2. 患者伤口　类型、部位、大小、渗出液等,有无引流管,伤口周围情况。

【计划】

1. 护士准备　着装整洁,洗手,戴口罩。

2. 用物准备

(1) 治疗盘、换药包(无菌治疗碗 2 个、弯盘 1 个、镊子 2 把);75%酒精棉球;碘伏、生理盐水棉球若干;纱布块及干棉球若干;胶布与剪刀(必要时备无菌剪刀);一次性治疗巾(必要时备纱条);手套。

(2) 治疗车、免洗洗手液、锐器盒、医疗垃圾桶、生活垃圾桶。

3. 环境准备　环境干净整洁适宜操作。

4. 患者　卧位舒适,便于操作。

【实施】

操作步骤	技术要求
评估准备	• 两人核对医嘱(伤口部位、大小、性质、换药要求) • 核对患者床号、姓名、年龄、性别、换药部位;向患者讲解换药的目的,了解患者的需求,取得患者配合 • 洗手,戴口罩(必要时戴圆筒帽)
核对检查	• 携用物至床旁,再次核对解释,拉床帘 • 暴露创面,根据操作需要安置体位及肢体,暴露伤口所在的部位。遮挡其他部位 • 打开换药包,准备药液 • 戴无菌手套,铺一次性治疗巾
去除敷料	• 用手揭开外层敷料(胶布应由伤口外侧向伤口方向揭去) • 再用镊子轻夹内层敷料,若粘连较紧,应先用生理盐水浸湿后再揭 • 揭去内层敷料时应和伤口纵向保持一致,以免伤口裂开
伤口周围皮肤消毒	• 用 75%酒精对伤口周围皮肤进行消毒。左手持一把无菌镊子将无菌治疗碗内的 75%酒精棉球传递给右手的另一把镊子操作,用以擦洗创口周围皮肤 • 清洁伤口先由创缘向外擦洗(污染伤口应由外至内的擦洗),勿使酒精流入创口引起疼痛和损伤组织(口述)
伤口处理	• 伤口直接用左手的无菌镊子取无菌治疗碗内的生理盐水棉球,传递给右手的镊子,轻轻清洗创面,后用干棉球擦洗创面周围多余生理盐水。肉芽组织创口禁用干棉球擦洗,以防损伤肉芽组织(口述) • 若为手术伤口可用碘伏进行伤口及周围皮肤消毒(口述)
包扎固定	• 将无菌纱布覆盖伤口,用胶布固定,必要时可用绷带固定 • 覆盖无菌干纱布,其面积、厚度视创面大小、渗液情况及不同部位而定。一般覆盖 8 层,面积要超过伤口四周 3～5 cm,以达隔离作用。胶布固定时,其方向应与肢体或躯干长轴垂直。胶布不宜固定时,可用绷带包扎(口述)

Note

续表

操作步骤	技术要求
撤去用物	• 撤去换药用物，将更换下来的敷料集中放于弯盘内，倒入污桶；冲洗换药碗、镊子后放入浸泡桶 • 脱手套
整理记录	• 安置患者于舒适体位，放呼叫器于易取处 • 整理床单位及用物 • 六步洗手，取口罩 • 再次核对并记录（换药时间，伤口情况，患者感受）

【注意事项】

1. 整个换药过程中，按清洁—污染—感染—隔离伤口依次进行，严格执行无菌技术操作和手卫生规范。

2. 给不同的患者之间换药要进行手卫生，给感染伤口换药后，应认真洗手，方可给另一患者换药。

3. 换药时应查看各种敷料、消毒液是否在有效期内，包装是否完整，污染的敷料应立即放在医疗垃圾桶内或有菌的弯盘中，不得随便乱丢。

4. 体位原则上应能充分显露创面，取坐位、仰卧位、侧卧位等舒适体位。

5. 清洁伤口皮肤周围消毒应由内向外，污染伤口消毒应由外向内。

【评价】

项目名称	操作流程	技术要求	分值	扣分及说明	备注
操作过程（70分）	评估准备（7分）	• 操作人员着装规范	2		
		• 评估用物准备齐全，放置合理	3		
		• 评估环境：原则上在换药室进行。因病情也可在病房换药	2		
	核对检查（9分）	• 两人核对医嘱	2		
		• 核对患者床号、姓名、年龄、性别、换药部位，向患者讲解换药的目的，了解患者的需求，取得患者配合	5		
		• 洗手，戴口罩（必要时戴圆筒帽）	2		
	摆体位（9分）	• 携用物至床旁，再次核对解释，拉床帘	2		
		• 暴露创面，根据操作需要安置体位及肢体，暴露伤口所在的部位。遮挡其他部位	3		
		• 打开换药包，准备药液	2		
		• 戴无菌手套，铺一次性治疗巾	2		
	揭开敷料（8分）	• 用手揭开外层敷料，（胶布应从伤口外侧向伤口方向揭去）。再用镊子轻夹内层敷料，若粘连较紧，应先用生理盐水浸湿后再揭。揭去内层敷料时应和伤口纵向保持一致，以免伤口裂开	8		
	伤口周围皮肤处理（14分）	• 用75%酒精对伤口周围皮肤进行消毒。左手持一把无菌镊子将无菌治疗碗内的75%酒精棉球传递给右手的另一把镊子操作，用以擦洗创口周围皮肤	8		
		• 清洁伤口先由创缘向外擦洗（污染伤口应由外至内的擦洗），勿使酒精流入创口引起疼痛和损伤组织（口述）	6		

续表

项目名称	操作流程	技术要求	分值	扣分及说明	备注
操作过程（70分）	创面处理（11分）	• 伤口直接用左手的无菌镊子取无菌治疗碗内的生理盐水棉球，传递给右手的镊子，轻轻清洗创面，后用干棉球擦创伤面周围多余生理盐水。肉芽组织创口禁用干棉球擦洗，以防损伤肉芽组织（口述）	8		
		• 若为手术伤口可用碘伏进行伤口及周围皮肤消毒（口述）	3		
	包扎固定（8分）	• 将无菌纱布覆盖伤口，用胶布固定，必要时可用绷带固定	3		
		• 覆盖无菌干纱布，其面积、厚度视创面大小、渗液情况及不同部位而定。一般覆盖8层，面积要超过伤口四周3～5 cm，以达隔离作用。胶布固定时，其方向应与肢体或躯干长轴垂直。胶布不宜固定时，可用绷带包扎（口述）	5		
	撤去用物（4分）	• 撤出换药用物，将更换下来的敷料集中放于弯盘内，倒入污桶；冲洗换药碗、镊子后放入浸泡桶	2		
		• 脱手套	2		
操作后（10分）	整理记录（10分）	• 安置患者于舒适体位，放呼叫器于易取处	2		
		• 整理床单位及用物	2		
		• 六步洗手，脱口罩	3		
		• 再次核对并记录（换药时间，伤口情况，患者感受）报告操作完成（计时结束）	3		
综合评价（20分）	关键环节（15分）	• 操作遵循无菌原则	3		
		• 伤口周围皮肤消毒顺序正确	3		
		• 去掉胶布的方法正确	2		
		• 查对到位	2		
		• 注意保护患者安全、隐私和职业防护	3		
		• 按时完成	2		
	护患沟通（5分）	• 沟通有效，充分体现人文关怀	5		
操作时间		________ min			
总分			100		
得分					

（肖靖琼）

八、穿无菌手术衣

【任务情景】

患者，女，78岁。因“宫颈癌”入院治疗，现即将手术。参与手术人员已经刷手完毕，进入手术间。

【目的】

1. 防止身体脱落的尘埃及细菌污染手术野，保护患者，减少术中污染。
2. 防止手术人员直接接触污染伤口，保护工作人员不受感染。

【评估】

1. 患者意识、心理状态，对手术的认知、合作程度。

2. 评估手术时间、手术部位、手术方式。

【计划】

1. 护士准备 着装整洁，刷手，巡回护士 1 名。

2. 用物准备 无菌手术包、无菌手套、无菌持物钳。

3. 环境准备 手术室洁净、安全、温湿度适宜。

【实施】

操作步骤	技术要求
评估准备	• 评估无菌手术衣包、无菌手套、无菌持物钳是否在有效期内、大小是否合适、是否潮湿、破损等 • 评估手术室环境是否洁净、安全、温湿度是否适宜 • 工作人员着装符合要求，已完成外科手消毒，保持拱手姿势
取衣	• 从已打开的无菌衣包内取出无菌手术衣 • 看清衣服的上下和正面
抖开	• 双手提起衣领的两角，在较空旷处，充分抖开手术衣，露出衣袖，使手术衣的内面朝向操作者
穿袖	• 将手术衣向上轻轻抛起的同时，顺势将双手及前臂平行向前伸入衣袖内，两臂前伸，不可高举过肩，也不可向左右张开，以免污染，双手不出袖口
系带	• 巡回护士在穿衣者背后抓住衣领内面，协助将袖口后拉，并系好领口系带和背部内侧系带
戴无菌手套	• 隔衣袖取无菌手套放于另一只手的袖口处，翻折边朝外，手套拇指对手的拇指 • 放有手套的手隔衣袖将手套的翻折边抓住，另一手隔衣袖将另一侧翻折边提起，将面翻过袖口，手迅速伸入套内 • 同法戴另一侧
系腰带	• 将无菌衣侧前方的腰带松结、提起 • 由巡回护士用无菌持物钳接持腰带，将腰带由穿衣者身后绕到腰前 • 穿衣者系腰带于腰部前方

【注意事项】

1. 取衣时认清衣服的上下和正反面，注意勿碰触其他物品。

2. 穿无菌手术衣必须在手术间内比较空旷的地方进行，避免两臂过度伸展或过高上举。穿遮盖式手术衣时，必须先戴好无菌手套，方可接取腰带。

3. 穿好手术衣后，肩以上、背部、腰以下均视为污染区不可接触。如手术不能立即开始，应将双手插入胸前特制的衣袋中，并选择手术间比较空旷处站立等待。若发现手术衣有破损、潮湿，必须更换。

4. 戴好手套后，无粉手套可不用生理盐水冲洗，若是有粉手套，应用生理盐水冲净手套上的滑石粉。

【评价】

项目名称	操作流程	技术要求	分值	扣分及说明	备注
操作过程（80 分）	评估准备（12 分）	• 环境洁净、宽敞、安全，温湿度适宜	3		
		• 手术人员穿洗手衣裤、鞋，戴专用手术帽、口罩，着装符合要求	3		
		• 按外科手消毒法洗消手臂	3		
		• 拱手于胸前	3		

续表

项目名称	操作流程	技术要求	分值	扣分及说明	备注
操作过程（80分）	取衣（10分）	• 从已打开的无菌衣包内取出无菌手术衣	5		
		• 看清衣服的上下和正面	5		
	抖开（8分）	• 双手提起衣领的两角，在较空旷处，充分抖开手术衣，露出衣袖，使手术衣的内面朝向操作者	8		
	穿袖（6分）	• 将手术衣向上轻轻抛起的同时，顺势将双手及前臂平行向前伸入衣袖内，两臂前伸，不可高举过肩，也不可向左右张开，以免受到污染，双手不出袖口	6		
	系带（6分）	• 巡回护士在穿衣者背后抓住衣领内面，协助将袖口后拉	3		
		• 系好领口系带和背部内侧系带	3		
	戴无菌手套（15分）	• 隔衣袖取无菌手套放于另一只手的袖口处，翻折边朝外，手套拇指对手的拇指	5		
		• 放有手套的手隔衣袖将手套的翻折边抓住，另一手隔衣袖将另一侧翻折边提起，将翻折面翻过袖口，手迅速伸入套内	5		
		• 同法戴另一侧	5		
	系腰带（12分）	• 将无菌衣侧前方的腰带松结、提起	4		
		• 由巡回护士用无菌持物钳接持腰带，将腰带由穿衣者身后绕到腰前	4		
		• 穿衣者系腰带于腰部前方	4		
	穿戴后（11分）	• 双手保持在前胸、腰以上部位	3		
		• 保持手臂无污染	5		
		• 巡回护士整理用物正确	3		
综合评价（20分）	关键环节（20分）	• 动作轻巧、稳重、准确、安全、无污染	10		
		• 操作过程中始终遵守无菌原则，有较强的无菌观念	10		
操作时间		________ min			
总分			100		
得分					

（肖靖琼）

任务四　隔离技术

一、手卫生

【任务情景】

2019年，某新型冠状病毒感染者收治医院，收治确诊病例68例。在为患者进行护理操作前，请先进行卫生洗手。

【目的】

去除手上污垢和大部分暂居菌，以减少或清除手部致病性微生物，防止交叉感染。

【评估】

1. 评估手部污染程度。

2. 评估操作范围、操作目的。

3. 评估手部皮肤及指甲情况。

【计划】

1. 护士准备　着装整洁，修剪指甲，取下手表及饰物，卷袖过肘。

2. 用物准备　流动水洗手设施、洗手液、手消毒液、一次性纸巾（或烘干机）。

3. 环境准备　清洁、宽敞、明亮。

【实施】

操作步骤	技术要求
评估准备	• 护士：衣帽整齐，修剪指甲，无手表及其他饰物，卷袖过腕，戴口罩 • 评估环境是否清洁，洗手设施是否齐全，物品放置是否符合要求、是否方便取用
用物检查	• 检查用物是否齐全、是否在有效期内、是否可以正常使用
湿润双手	• 打开水龙头，指尖朝下湿润双手
取洗手液	• 取肥皂液或洗手液于掌心
洗手掌	• 双手掌心对掌心相互揉搓
洗背侧指缝	• 手指交错。掌心对手背揉搓并交换
洗掌侧指缝	• 掌心相对，双手交叉，沿指缝相互揉搓
洗指背	• 两手互握，指背放在另一手掌心旋转揉搓，双手交换
洗拇指	• 一手握另一手大拇指旋转揉搓，然后交换
洗指尖	• 指尖合拢放于另一手掌心中旋转揉搓，然后交换
洗手腕	• 一手手指掌面及手掌包绕另一手腕部旋转揉搓，然后交换
擦干双手	• 关闭水龙头，用毛巾或纸巾擦干双手，或用干手机烘干双手
用物处理	• 擦手毛巾放入容器中待清洗或消毒，一次性纸巾置入生活垃圾袋

【注意事项】

1. 清洗

(1) 认真、彻底，特别注意指甲、指尖、指缝和指关节等易污染部位的清洗；手部不佩戴戒指等饰物。

(2) 揉搓时稍用力，双手揉搓时间不少于 15 s；如双手有明显污染，应延长洗手时间，最好达 30 s。

(3) 使用清洁活水冲洗双手，冲洗时腕部低于肘部，污水流向指尖。

(4) 保持擦手巾清洁，一用一消毒，防止手部再次污染。

(5) 随时注意保持水龙头清洁。

2. 手卫生操作指征

(1) 直接接触每一个患者前后，从同一患者身体的污染部位移动到清洁部位时。

(2) 接触患者黏膜、破损皮肤或伤口前后，接触患者的血液、体液、分泌物、排泄物、伤口敷料之后。

(3) 穿脱隔离衣前后，摘手套后。

(4) 进行无菌操作、接触清洁、无菌物品前。

(5) 接触患者周围环境及物品后。

(6) 处理药物或配餐前。

(7) 进入和离开隔离病房、NICU、母婴室、新生儿科等重点科室。

【评价】

项目名称	操作流程	技术要求	分值	扣分及说明	备注
操作过程（70分）	评估准备（8分）	• 护士：衣帽整齐，修剪指甲，无手表及其他饰物，卷袖过腕，戴口罩 • 评估环境是否清洁，洗手设施是否齐全，物品放置是否符合要求、方便取用	4 4		
	用物检查（6分）	• 检查用物是否齐全（肥皂液或洗手液、毛巾或纸巾、暖风吹手设备、流动自来水及水池设备、污物桶）、是否在有效期内、是否可以正常使用	6		
	湿润双手（5分）	• 打开水龙头，指尖朝下湿润双手	5		
	取洗手液（5分）	• 取肥皂液或洗手液于掌心	5		
	洗手掌（5分）	• 双手掌心对掌心相互揉搓	5		
	洗背侧指缝（6分）	• 手指交错，掌心对手背揉搓并交换	6		
	洗掌侧指缝（6分）	• 掌心相对，双手交叉，沿指缝相互揉搓	6		
	洗指背（6分）	• 两手互握，指背放在另一手掌心旋转揉搓 • 双手交换	4 2		
	洗拇指（6分）	• 一手握另一手大拇指旋转揉搓 • 然后交换	4 2		
	洗指尖（6分）	• 指尖合拢放于另一手掌心中旋转揉搓 • 然后交换	4 2		
	洗手腕（6分）	• 一手手指掌面及手掌包绕另一手腕部旋转揉搓 • 然后交换	4 2		
	擦干双手（5分）	• 关闭水龙头，用毛巾或纸巾擦干双手，或用干手机烘干双手	5		
操作后（10分）	用物处理（10分）	• 擦手毛巾放入容器中待清洗或消毒，一次性纸巾置入生活垃圾袋	10		
综合评价（20分）	关键环节（20分）	• 工作人员着装符合无菌原则 • 整个操作符合无菌原则	8 12		
操作时间		________ min			
总分			100		
得分					

（肖靖琼）

Note

二、手消毒

【任务情景】

患者，女，63 岁。因"宫颈癌"入院治疗，今日手术。在为患者进行操作前，请先进行手消毒。

【目的】

1. 清除手、指甲、前臂的污物和暂居菌。
2. 将常居菌减少到最低程度。
3. 抑制微生物的快速再生。
4. 预防交叉感染。

【评估】

1. 评估外科手消毒指征。
2. 评估环境与设施是否符合医院手术室刷手间的要求。

【计划】

1. 护士准备　着装整洁，修剪指甲，取下手表及饰物，卷袖过肘。

2. 用物准备　①外科洗手设备：非接触式自来水龙头、齐腰高度水槽、自动出液器、计时装置；②洗手衣裤、隔离鞋、指甲剪（必要时用）；③洗手液或肥皂、消毒肥皂液或消毒洗手液、无菌手刷、无菌手巾及毛巾收纳筐、外科高效手消毒液或免刷洗外科手消毒液。

3. 环境准备　清洁、宽敞、明亮。

【实施】

操作步骤	技术要求
核对	• 核对手术通知单 • 核对手术部位
检查	• 检查手部皮肤有无破损，修剪指甲 • 检查未佩戴戒指、手镯等饰物，洗手，卷袖至上臂上 1/3 处，戴口罩 • 打开盛放无菌擦手巾的包装，检查灭菌是否合格
洗手	• 湿润双手及前臂，取适量洗手液涂抹双手、前臂及上臂下 1/3 处，按"六步洗手法"揉搓双手，旋转揉搓前臂及上臂下 1/3 处（揉搓时间至少 15 s） • 流水冲净
刷手	• 用无菌手刷蘸取适量消毒肥皂液或压取 3～5 mL 消毒洗手液于无菌手刷毛面上 • 双手交替刷手，顺序：指尖→指间→手掌→手背→腕部（环形）→前臂（螺旋形）→肘部→上臂下 1/3（肘上 10 cm）。时间 3 min
冲洗	• 指尖向上冲洗双手、腕部、前臂、肘部、上臂下 1/3 处，冲洗时应始终保持手朝上肘朝下的姿势，防止水倒流 • 换无菌手刷，同法进行第 2 遍和第 3 遍刷洗。共约 10 min
擦手	• 抓取无菌巾中心部位，擦干双手 • 将无菌巾对折呈三角形，底边置于腕部，角部向下，用另一手拉对角向上顺势移动至上臂下 1/3，擦去水迹，不得回擦 • 擦对侧手时，将毛巾翻转，方法相同
消毒	• 取适量外科手消毒液，同刷手顺序，揉搓双手至上臂下 1/3，待干 • 按上法重复一遍 • 再取适量外科手消毒液，同刷手顺序，按"六步洗手法"揉搓手部，待药液自行挥发至干燥。保持拱手姿势，进入手术间

Note

【注意事项】

1. 先洗手、后消毒。洗手之前应先摘掉手部饰物，并修剪指甲，长度不应超过指尖。

2. 洗手和消毒时均应从指尖至肘上 10 cm 的顺序，同一遍刷洗中不可上下来回刷，特别注意洗净甲缘、甲沟和指蹼等皱褶处。

3. 冲洗时，保持肘关节于最低位，避免臂部的手流向手部，不能使水倒流，并且避免碰到洗手衣。

4. 用无菌干手巾依次擦干双手、前臂和上臂前 1/3，严禁来回擦手。使用后的手巾、刷子等，应放在指定容器中，一用一消毒。

5. 涂抹消毒剂时认真揉搓直至消毒剂干燥。消毒后双手朝上举在胸前。禁止双手下垂。

6. 使用免刷式外科手消毒时，双手涂抹消毒剂揉搓时间应为 4～6 min，用力恰当。

7. 消毒完毕，应保持拱手姿势，手臂不可下垂，不可接触未经消毒的物品，防止双手被污染。

【评价】

项目名称	操作流程	技术要求	分值	扣分及说明	备注
操作过程（85分）	评估准备（18分）	• 评估患者意识、心理状态，对手术的认知、合作程度、手术时间、手术部位、手术方式	4		
		• 环境洁净、宽敞、安全，温湿度适宜、洗手设备、消毒液及水温适宜	5		
		• 备物齐全，放置合理	4		
		• 护士戴专用手术帽、口罩（口、鼻不可外露）、剪短指甲（水平观指腹不露指甲为度），去除饰物，双手及前臂无感染及破损	5		
	洗手（6分）	• 湿润双手及前臂，取适量洗手液涂抹双手、前臂及上臂下 1/3 处，按“六步洗手法”揉搓双手，旋转揉搓前臂及上臂下 1/3（揉搓时间至少 15 s）	4		
		• 流水冲净	2		
	刷手（18分）	• 用无菌手刷蘸取适量消毒肥皂液或压取 3～5 mL 消毒洗手液于无菌手刷毛面上	3		
		• 双手交替刷手，顺序：指尖→指间→手掌→手背→腕部（环形）→前臂（螺旋形）→肘部→上臂下 1/3（肘上 10 cm）。时间 3 min	15		
	冲洗（21分）	• 指尖向上冲洗双手、腕部、前臂、肘部、上臂下 1/3 处，冲洗时应始终保持手朝上肘朝下的姿势，防止水倒流	5		
		• 换无菌手刷，同法进行第 2 遍和第 3 遍刷洗。共约 10 min	16		
	擦手（12分）	• 抓取无菌巾中心部位，擦干双手	3		
		• 将无菌巾对折呈三角形，底边置于腕部，角部向下，以另手拉对角向上顺势移动至上臂下 1/3 处，擦去水迹，不得回擦	6		
		• 擦对侧手时，将毛巾翻转，方法相同	3		
	消毒（6分）	• 取适量外科手消毒液，同刷手顺序，揉搓双手至上臂下 1/3 处，待干	2		
		• 按上法重复一遍	2		
		• 再取适量外科手消毒液，同刷手顺序，按“六步洗手法”揉搓手部，待药液自行挥发至干燥	2		
	洗手后（4分）	• 双手保持在前胸、腰以上部位，呈拱手姿势	2		
		• 保持手、臂无污染	2		

Note

续表

项目名称	操作流程	技术要求	分值	扣分及说明	备注
综合评价（15分）	关键环节（10分）	• 动作轻巧、稳重、准确、安全、无污染、无菌观念强	10		
	操作时间（5分）	• 时间 15 min	5		
操作时间		________ min			
总分			100		
得分					

（肖靖琼）

三、穿脱隔离衣

【任务情景】

患者，男，79 岁。因新型冠状病毒感染住入感染科，现在患者需输液治疗。请问针对这种情况，护士该采取哪种防护方法呢？

【目的】

1. 保护工作人员和患者，防止病原微生物播散。
2. 避免交叉感染。

【评估】

1. 评估用物是否齐全。
2. 评估环境是否宽敞、清洁。
3. 隔离衣使用指征。

【计划】

1. 护士准备 着装整洁，修剪指甲，卷袖过肘，洗手，戴口罩。
2. 用物准备 ①消毒液、流水洗手设备、干手设备、避污纸；②隔离衣、一次性防护服、一次性医用橡胶手套；③挂衣架、医疗垃圾袋；④实训室。
3. 环境准备 环境宽敞、清洁。

【实施】

操作步骤	技术要求
评估准备	• 环境符合隔离要求、宽敞 • 备物齐全，放置合理 • 六步洗手，戴口罩、帽子，取下手表等饰物，卷袖过肘
穿隔离衣	• 手持衣领取下隔离衣，清洁面向着自己 • 将衣领两端向外翻折，露出肩袖内口 • 右手持衣领，左手伸入袖内 • 右手将衣领向上拉，使左手露出 • 换手持衣领，依上法穿好另一袖 • 举起双手将衣袖向上抖 • 两手持衣领，由前向后理顺领边，扣上领扣

Note

续表

操作步骤	技术要求
穿隔离衣	• 再扣肩扣、袖扣 • 两手分别从腰部自一侧衣缝向下约 5 cm 处渐向前拉 • 见到衣边后自衣外 2 cm 处捏住边缘,手不可触隔离衣内面 • 两手在背后对齐边缘向后下方拉直,多余部分向一边卷好,以一手按住卷折处,另一手解松腰带活结 • 将带拉至背后交叉,绕至前侧打一活结 • 戴一次性手套,手套包裹隔离衣袖口
脱隔离衣	• 治疗结束,脱一次性手套。离手套边缘 2 cm 处捏起手套污染面,翻转脱下第一只手套 • 清洁手插入第二只手套内面翻转脱下第二只手套,放入医疗垃圾袋内 • 解开腰带,在前面打一活结 • 解开肩扣、袖扣,在肘部将部分衣袖塞入工作服衣袖下 • 消毒清洁双手并擦干 • 解开领扣 • 右手示指、中指伸入左袖内拉下衣袖过手,用遮盖着的左手在外面拉下右侧衣袖 • 两手在衣袖内使衣袖对齐,双臂逐渐退出 • 两手持领,将隔离衣两边对齐,挂在衣钩上(如挂在潜在污染区,清洁面向外;挂在污染区,清洁面向内) • 需更换的隔离衣,脱下后清洁面向外,卷好投入医疗垃圾袋中

【注意事项】

1. 严格执行标准预防:在接触患者的血液、分泌物、体液、排泄物、黏膜与非完整皮肤时必须采取相应的隔离措施。

2. 门外设立隔离衣悬挂架(柜或壁橱),备消毒液、流水洗手设备、干手设备、一次性医用橡胶手套、避污纸。

3. 工作人员进入隔离室应按规定戴口罩、帽子,穿隔离衣或者防护服,只能在规定范围内活动。一切操作要严格遵守隔离规程,接触患者或污染物品后必须消毒双手。

4. 护理人员穿隔离衣或者防护服进隔离室前,必须备齐所需的物品,并集中执行各种护理操作,以减少穿脱隔离衣或者防护服的次数和洗手的频率。

5. 凡患者接触过的物品或落地的物品应视为污染,消毒后方可给他人使用;患者的衣物、手机、钱币等经熏蒸消毒后才能交家人带回;患者的排泄物、分泌物、呕吐物须经消毒处理后方可排放入公共下水道;需送出病区处理的物品,置医疗垃圾袋内,袋外应有明显标记。

6. 穿一次性防护服的原则是从下到上的顺序,脱则相反。

7. 隔离衣应每天更换,如有潮湿或被污染,应立即更换。

【评价】

项目名称	操作流程	技术要求	分值	扣分及说明	备注
操作过程(85 分)	评估准备(9 分)	• 环境符合隔离要求、宽敞	3		
		• 备物齐全,放置合理	3		
		• 六步洗手,戴口罩、帽子,取下手表等饰物,卷袖过肘	3		

续表

项目名称	操作流程	技术要求	分值	扣分及说明	备注
操作过程（85分）	穿隔离衣（38分）	• 手持衣领取下隔离衣，清洁面向着自己	3		
		• 将衣领两端向外翻折，露出肩袖内口	3		
		• 右手持衣领，左手伸入袖内	2		
		• 右手将衣领向上拉，使左手露出	2		
		• 换手持衣领，依上法穿好另一袖	2		
		• 举起双手将衣袖向上抖	2		
		• 两手持衣领，由前向后理顺领边，扣上领扣	5		
		• 再扣肩扣、袖扣	2		
		• 两手分别从腰部自一侧衣缝向下约 5 cm 处渐向前拉	3		
		• 见到衣边后自衣外 2 cm 处捏住边缘，手不可触隔离衣内面	5		
		• 两手在背后对齐边缘向后下方拉直，多余部分向一边卷好，以一手按住卷折处，另一手解松腰带活结	3		
		• 将带拉至背后交叉，绕至前侧打一活结	3		
		• 戴一次性手套，手套包裹隔离衣袖口	3		
	脱隔离衣（38分）	• 治疗结束时，脱一次性手套。离手套边缘 2 cm 处捏起手套污染面，翻转脱下第一只手套	3		
		• 清洁手插入第二只手套内面翻转脱下第二只手套，放入医疗垃圾袋内	3		
		• 解开腰带，在前面打一活结	3		
		• 解开肩扣、袖扣，在肘部将部分衣袖塞入工作服衣袖下	6		
		• 消毒清洁双手并擦干	5		
		• 解开领扣	2		
		• 右手示指、中指伸入左袖内拉下衣袖过手，用遮盖着的左手在外面拉下右侧衣袖	7		
		• 两手在衣袖内使衣袖对齐，双臂逐渐退出	3		
		• 两手持领，将隔离衣两边对齐，挂在衣钩上（如挂在潜在污染区，清洁面向外；挂在污染区，清洁面向内）	3		
		• 需更换的隔离衣，脱下后清洁面向外，卷好投入医疗垃圾袋中	3		
综合评价（15分）	关键环节（11分）	• 一次穿成功	3		
		• 一次脱成功	3		
		• 职业防护观念强	5		
	护患沟通（4分）	• 沟通有效、充分体现人文关怀	4		
操作时间		________ min			5 min
总分			100		
得分					

（肖靖琼）

任务五 搬运患者

一、轴线翻身

【任务情景】

患者，男，35 岁。大面积烧伤，目前患者伤口敷料包扎完好，无渗血，有尿管，正在静脉输液。现在需协助患者轴线翻身。

【目的】

1. 协助颅骨牵引、脊椎损伤、脊椎手术、髋关节术后的患者在床上翻身。
2. 预防脊椎再损伤及关节脱位。
3. 保护皮肤，预防压疮，增加患者舒适感。

【评估】

1. 评估患者病情、意识状态、四肢活动情况及配合能力。
2. 观察患者损伤部位、伤口周围情况和管路情况。

【计划】

1. 护士准备　着装整洁，洗手，戴口罩。
2. 用物准备　软枕数个。
3. 环境准备　整洁、安静、安全、温湿度适宜。
4. 患者准备　了解轴线翻身的意义及配合事项。

【实施】

操作步骤	技术要求
评估准备	• 二人核对患者床号、姓名、住院号 • 评估患者病情、意识形态、四肢活动能力及配合情况 • 观察患者损伤部位、伤口情况和管路情况 • 告知患者轴线翻身的目的和方法，取得患者配合 • 环境整洁、安静、安全，温湿度适宜（口述）
核对解释	• 洗手，戴口罩 • 再次核对床号、姓名、腕带信息 • 帮助患者移去枕头，松开被尾，拉起对侧床栏 • 妥善安置引流管，保持引流通畅
患者移位	• 三位操作者站在患者同侧 • 一人托住患者头颈部、一人托住患者肩部和腰部、一人平托患者臀部和腘窝，三人同时用力将患者平移至操作者同侧床旁
轴线翻身	• 疑有颈椎损伤时，第一操作者固定患者的头部，沿纵轴向上略加牵引，使头颈和躯干一起缓慢移动；第二操作者将双手分别置于肩部、腰部；第三操作者将双手分别置于腰部臀部，使头、颈、肩、腰、髋保持在同一水平线上，翻转至侧卧位。翻身时注意观察患者的病情变化 • 无颈椎损伤时，可由两位操作者完成轴线翻身 • 观察枕后、肩胛、骶尾部、足跟受压皮肤情况 • 将一软枕放于患者背部支撑身体，另一软枕放于两膝之间，肢体保持功能位

Note

续表

操作步骤	技术要求
安置患者	• 妥善固定引流管，保持引流通畅 • 整理床单位，询问患者需要 • 拉起同侧床栏
整理记录	• 整理，洗手 • 记录翻身时间、卧位、皮肤受压情况、患者反应

【注意事项】

1. 翻转患者时，应注意保持脊椎平直，以维持正确的脊柱生理弯度，避免由于躯干扭曲，加重脊柱骨折、脊髓损伤和关节脱位。翻身角度不可超过60°，避免由于脊柱负重增大而引起的关节突骨折。

2. 患者有脊椎损伤时，勿扭曲和旋转患者的头部，以免加重神经损伤引起呼吸肌麻痹而死亡。

3. 翻身时不可放松牵引。

4. 观察病情，准确记录翻身时间、卧位、皮肤受压情况。

【评价】

项目名称	操作流程	技术要求	分值	扣分及说明	备注
操作过程（80分）	评估准备（12分）	• 二人核对患者床号、姓名、住院号	2		
		• 评估患者病情、意识形态、四肢活动能力及配合情况	2		
		• 观察患者损伤部位、伤口情况和管路情况	3		
		• 告知患者轴线翻身的目的和方法，取得患者配合	3		
		• 环境整洁、安静、安全，温湿度适宜（口述）	2		
	核对解释（12分）	• 洗手，戴口罩	2		
		• 再次核对床号、姓名、腕带信息	2		
		• 帮助患者移去枕头，松开被尾，拉起对侧床栏	3		
		• 妥善安置引流管，保持引流通畅	5		
	患者移位（13分）	• 三位操作者站在患者同侧	2		
		• 一人托住患者头颈部、一人托住患者肩部和腰部、一人平托患者臀部和腘窝	6		
		• 三人同时用力将患者平移至操作者同侧床旁	5		
	轴线翻身（35分）	• 疑有颈椎损伤时：第一操作者固定患者的头部，沿纵轴向上略加牵引，使头颈和躯干一起缓慢移动；第二操作者将双手分别置于肩部、腰部；第三操作者将双手分别置于腰部臀部，使头、颈、肩、腰、髋保持在同一水平线上，翻转至侧卧位。翻身时注意观察患者的病情变化	20		
		• 无颈椎损伤时：可由两位操作者完成轴线翻身	5		
		• 观察枕后、肩胛、骶尾部、足跟受压皮肤情况	5		
		• 将一软枕放于患者背部支撑身体，另一软枕放于两膝之间，肢体保持功能位	5		
	安置患者（8分）	• 妥善固定引流管，保持引流通畅	3		
		• 整理床单位，询问患者需要	3		
		• 拉起同侧床栏	2		

续表

项目名称	操作流程	技术要求	分值	扣分及说明	备注
操作后（8分）	整理（8分）	• 整理用物	2		
		• 洗手，脱口罩	3		
		• 记录翻身时间、卧位、皮肤受压情况	3		
综合评价（12分）	操作质量（12分）	• 操作熟练、正确、轻稳	4		
		• 关爱患者，患者无不舒适感	4		
		• 沟通技巧运用得当	4		
操作时间		________ min			
总分			100		
得分					

（王秀琴）

二、轮椅运送法

【任务情景】

赵某，男，62岁，冠心病史5年，3天前胸闷、气促、呼吸困难加重伴发热入院。患者精神状态欠佳、纳差，身体虚弱，送该患者去影像科做检查时应采用什么方式？

【目的】

1. 护送不能行走但能坐起的患者入院、出院、检查、治疗、手术或室外活动。
2. 帮助患者下床活动，促进血液循环和体力的恢复。

【评估】

1. 患者的一般情况　患者的年龄、病情、体重、损伤部位及肢体活动受限情况，有无伤口、骨折等。
2. 患者的认知反应　患者的意识状态、对轮椅运送法的认知程度、心理反应、理解合作程度。
3. 轮椅各部件的性能是否完好。
4. 地面是否干燥、平坦，季节及室内外的温度情况。

【计划】

1. 护士准备　着装整洁，洗手、戴口罩。
2. 用物准备　轮椅、毛毯及外套（根据季节准备）、别针、软枕（按需准备）。
3. 患者准备　了解轮椅运送法的目的、方法和注意事项，能主动配合操作。
4. 环境准备　地面整洁、干燥、平坦；环境宽敞，便于轮椅通行。

【实施】

操作步骤	技术说明
评估准备	• 核对患者姓名、床号、住院号 • 评估患者病情、认知反应 • 评估天气、环境 • 患者心理反应，解释说明轮椅运送法的注意事项
检查核对	• 检查轮椅性能，推轮椅至患者床旁 • 核对患者床号、姓名，告知患者轮椅的使用目的和方法，以取得患者配合，按需给予便器
放置轮椅	• 将轮椅推至患者健侧床旁，使椅背与床尾平齐，椅面朝向床头 • 将闸制动，翻起脚踏板，防止轮椅滑动

Note

续表

操作步骤	技术说明
协助下床	• 扶患者坐于床沿，嘱双手掌在床面上维持坐姿 • 协助穿衣裤、鞋袜 • 护士面对患者，双脚分开站立，嘱患者双手置于护士肩上，护士双手环绕患者腰部 • 协助患者下床站立、移向轮椅
协助上椅	• 让患者扶住轮椅把手，转身坐入轮椅，翻下脚踏板双脚踏于其上 • 天气寒冷时铺毛毯于轮椅上，毛毯上端翻折围于患者颈部，用别针固定；两侧用毛毯围住双臂做成袖筒，各用别针固定在腕部，再用毛毯将身体和下肢包裹好
护送患者	• 嘱患者扶好轮椅扶手，身体置于椅座中部向后靠，系好安全带 • 松闸，推送患者至目的地，下坡应减速，过门槛时翘起前轮，避免振动过大
协助下椅	• 推轮椅至床尾，椅背与床尾平齐，患者面向床头，固定车闸，翻起脚踏板 • 护士立于患者面前，两脚前后分开，屈膝屈髋，两手置于患者腰部，让患者双手放于肩上，协助患者站立、转身、坐回床沿，患者能自行下轮椅时，护士固定轮椅，协助患者坐于床边
整理记录	• 整理用物 • 洗手记录

【注意事项】

1. 使用轮椅前应检查性能是否完好，确保患者安全。
2. 推轮椅时应控制车速，保持平稳，使患者舒适。
3. 注意保暖，防止受凉。
4. 推轮椅时速度要慢，并随时观察病情，以免患者感觉不适合发生意外。

【评价】

项目名称	操作流程	技术要求	分值	扣分及说明	备注
操作过程（80分）	评估准备（10分）	• 核对患者姓名、床号、住院号	2		
		• 评估患者病情	3		
		• 评估天气、环境	2		
		• 评估患者心理反应，解释说明轮椅运送法的注意事项	3		
	检查核对（10分）	• 检查轮椅性能，推轮椅至患者床旁	5		
		• 核对患者床号、姓名，告知患者轮椅的使用目的和方法，以取得患者配合，按需给予便器	5		
	放置轮椅（10分）	• 将轮椅推至患者健侧床旁，使椅背与床尾平齐，椅面朝向床头	5		
		• 将闸制动，翻起脚踏板，防止轮椅滑动	5		
	协助下床（20分）	• 扶患者坐于床沿，嘱双手掌在床面上维持坐姿	5		
		• 协助穿衣裤、鞋袜	5		
		• 护士面对患者，双脚分开站立，嘱患者双手置于护士肩上，护士双手环绕患者腰部	5		
		• 协助患者下床站立、移向轮椅	5		
	协助上椅（10分）	• 让患者扶住轮椅把手，转身坐入轮椅，翻下脚踏板双脚踏于其上	5		
		• 天气寒冷时铺毛毯于轮椅上，毛毯上端翻折围于患者颈部，用别针固定；两侧用毛毯围住双臂做成袖筒，各用别针固定在腕部，再用毛毯将身体和下肢包裹好	5		

续表

项目名称	操作流程	技术要求	分值	扣分及说明	备注
操作过程（80分）	护送患者（10分）	• 嘱患者扶好轮椅扶手，身体置于椅座中部向后靠，系好安全带	5		
		• 松闸，推送患者至目的地，下坡应减速，过门槛时翘起前轮，避免振动过大	5		
	协助下椅（10分）	• 推轮椅至床尾，椅背与床尾平齐，患者面向床头，固定车闸，翻起脚踏板	5		
		• 护士立于患者面前，两脚前后分开，屈膝屈髋，两手置于患者腰部，让患者双手放于肩上，协助患者站立、转身、坐回床沿，患者能自行下轮椅时，护士固定轮椅，协助患者坐于床边	5		
操作后（8分）	整理记录（8分）	• 整理用物	2		
		• 洗手，脱口罩	3		
		• 记录翻身时间、卧位、皮肤受压情况	3		
综合评价（12分）	操作质量（12分）	• 操作熟练、正确、轻稳	4		
		• 关爱患者，患者无不舒适感	4		
		• 沟通技巧运用得当	4		
操作时间		________ min			
总分			100		
得分					

（王秀琴）

三、平车运送法

【目的】

运送不能起床的患者入院，做各种检查、治疗、手术或转运。

【评估】

1. 患者的一般情况、年龄、病情、意识状态、损伤部位等身体状况、有无引流管、治疗情况及伤口周围情况。

2. 患者对平车的认知以及心理状态、合作程度。

3. 平车各部件及性能良好。

【计划】

1. 护士准备　着装整洁，修剪指甲，洗手，戴口罩。

2. 用物准备　平车、垫子、带套的毛毯或棉被、枕头。（如为骨折患者，应有木板垫于平车上，并将骨折部位固定稳妥；如为颈椎、腰椎骨折患者或病情较重的患者，应备有帆布兜或布中单。）

3. 环境准备　移开室内障碍物，病室宽敞，便于操作。

4. 患者准备　与患者沟通，患者了解平车的作用、搬运方法及配合事项。

【实施】

操作流程	步骤说明
评估准备	• 二人核对患者姓名、床号、住院号 • 评估患者病情、治疗情况、局部管路、肢体活动等 • 告知患者平车的使用目的和方法，以取得患者配合 • 如有导管，安置妥当

Note

续表

操作流程	步骤说明
备物检查	• 洗手，戴口罩 • 用物备齐，放置合理 • 检查平车各部件及性能
核对解释	• 再次核对患者姓名、床号、住院号并解释配合事项 • 移开床旁桌、床旁椅，松开被尾，将枕头、棉被放于平车上 • 协助患者穿好衣服
搬运患者（根据患者病情及体重，确定搬运方法）	挪动法 • 将平车推至床旁与床平行，紧靠床边，大轮端靠近床头，扳闸制动，防止平车滑动 • 护士身体抵住平车，嘱患者移至床边（握住患者近侧手），协助患者将上半身、臀部、下肢依次向平车移动到平车中央
	一人搬运法 • 使平车前端与床尾成钝角，大轮端靠近床尾，制动车闸，拉起对侧护栏 • 护士一手臂自患者近侧腋下伸入至对侧肩部外侧，另一手臂伸入患者大腿下 • 患者双臂环绕搬运者颈肩部 • 搬运者抱起患者稳步移动，将患者轻放于平车中央
	二人搬运法 • 使平车前端与床尾成钝角，大轮端靠近床尾，制动车闸，拉起对侧护栏 • 护士二人站于床同侧。护士甲一手臂托住患者头、颈、肩部，另一手臂托住患者腰部；护士乙一手臂托住患者臀部，另一手臂托住患者腘窝部 • 两人同时抬起患者至近侧床沿，再同时抬起患者，使患者的身体向护士倾斜 • 稳步移动，将患者放于平车中央
	三人搬运法 • 使平车前端与床尾成钝角，大轮端靠近床尾，制动车闸，拉起对侧护栏 • 搬运者甲、乙、丙三人站在患者同侧床旁，患者将上肢交叉于胸腹间 • 搬运者甲双手托住患者头、颈、肩及背部；搬运者乙双手托住患者腰背部、臀部；搬运者丙双手托住患者腘窝部及小腿部 • 由一人发出口令，三人同时抬起患者至近侧床沿，再同抬起患者，使患者的身体向护士倾斜 • 稳步移动，将患者轻放于平车中央
	四人搬运法 • 在患者腰、臀下铺帆布兜或布中单 • 将平车推至床旁与床平行，大轮靠近床头，高度与床平，扳闸制动，防止平车滑动 • 搬运者甲、乙分别站于床头和床尾，搬运者丙、丁分别站于病床和平车的一侧 • 搬运者甲双手托住患者的头、颈、肩；搬运者乙双手托住患者的双腿（握住双脚踝）；搬运者丙、丁分别抓住帆布兜或布中单的四角 • 一人发出口令，四人合力同时抬起患者向平车处移动，将患者轻放于平车中央

Note

续表

操作流程	步骤说明
安置患者	• 盖好盖被，拉起护栏 • 如有导管，安置妥当
整理病床	• 整理床单位，铺暂空床
护送患者	• 观察询问患者有无不适，松开平车制动闸，推患者至目的地
搬运上床	• 平车推至床边，固定车闸，移回床上 • 如有导管，安置妥当
整理洗手	• 整理床单位，处理用物 • 洗手，记录

【注意事项】

1. 搬运时注意动作轻稳、协调一致，确保患者安全、舒适。

2. 尽量使患者靠近搬运者。

3. 运送患者时，护士应位于患者头侧，密切观察患者病情变化。

4. 推行中，小轮端转弯灵活，应推行在前，但速度不可过快；上下坡时，患者头部应位于高处，减轻患者不适。

5. 怀疑颈椎损伤者，在搬运时应保持患者头部处于中立位，并沿身体纵轴略加牵引颈部缓慢移至平车中央，防止由于搬运不当引起的高位截瘫，甚至导致患者死亡。

6. 颅脑损伤、颌面部外伤及昏迷患者，保持呼吸道通畅，头偏向一侧，防止舌根后坠堵塞呼吸道或分泌物呕吐物吸入气管引起窒息。

7. 骨折患者，应有木板垫于平车上，并将骨折部位固定稳妥再搬运。

8. 运送抽搐烦躁不安的患者时，与患者和家属沟通给予适当约束，以免发生意外。

9. 搬运及运送过程中，妥善固定输液和引流，保持治疗连续性。

10. 进出门时应先将门打开，不可用车撞门，以免震荡患者或损坏设备。

【评价】

项目名称	操作流程	技术要求	分值	扣分及说明	备注
操作过程（80分）	评估准备（10分）	• 二人核对患者姓名、床号、住院号	2		
		• 评估患者病情、治疗情况、管路、肢体活动等	3		
		• 告知患者平车的配合事项，取得患者配合	2		
		• 如有导管，安置妥当	3		
	备物检查（6分）	• 洗手，戴口罩	2		
		• 用物备齐，放置合理	2		
		• 检查平车各部件及性能	2		
	核对解释（6分）	• 再次核对患者姓名、床号、住院号并解释	2		
		• 移开床旁桌、床旁椅，松开被尾，将枕头、棉被放于平车上	2		
		• 协助患者穿好衣服	2		

续表

项目名称	操作流程	技术要求	分值	扣分及说明	备注
操作过程（80分）	搬运患者（根据患者病情及体重，确定搬运方法（28分）	挪动法			
		• 将平车推至床旁与床平行，紧靠床边，大轮端靠近床头，扳闸制动，防止平车滑动	10		
		• 护士身体抵住平车，嘱患者移至床边（握住患者近侧手），协助患者将上半身、臀部、下肢依次向平车移动到平车中央	18		
		一人搬运法			
		• 使平车前端与床尾成钝角，大轮端靠近床尾，制动车闸，拉起对侧护栏	8		
		• 护士一手臂自患者近侧腋下伸入至对侧肩部外侧，另一手臂伸入患者大腿下	8		
		• 患者双臂环绕搬运者颈肩部	4		
		• 搬运者抱起患者稳步移动将患者轻放于平车中央	8		
		二人搬运法			
		• 使平车前端与床尾成钝角，大轮端靠近床尾，制动车闸，拉起对侧护栏	6		
		• 护士二人站于床同侧。护士甲一手臂托住患者头、颈、肩部，另一手臂托住患者腰部；护士乙一手臂托住患者臀部，另一手臂托住患者腘窝部	8		
		• 两人同时抬起患者至近侧床沿，再同时抬起患者，使患者的身体向护士倾斜	8		
		• 稳步移动，将患者放于平车中央	6		
		三人搬运法			
		• 使平车前端与床尾成钝角，大轮端靠近床尾，制动车闸，拉起对侧护栏	6		
		• 搬运者甲、乙、丙三人站在患者同侧床旁，患者将上肢交叉于胸腹间	6		
		• 搬运者甲双手托住患者头、颈、肩及背部；搬运者乙双手托住患者腰背部、臀部；搬运者丙双手托住患者腘窝部及小腿部	6		
		• 由一人发出口令，三人同时抬起患者至近侧床沿，再同抬起患者，使患者的身体向护士倾斜	6		
		• 稳步移动，将患者轻放于平车中央	4		
		四人搬运法			
		• 在患者腰、臀下铺帆布兜或布中单	2		
		• 将平车推至床旁与床平行，大轮靠近床头，高度与床平，扳闸制动，防止平车滑动	4		
		• 搬运者甲、乙分别站于床头和床尾，搬运者丙、丁分别站于病床和平车的一侧	6		
		• 搬运者甲双手托住患者的头、颈、肩；搬运者乙双手托住患者的双腿（握住双脚踝）；搬运者丙、丁分别抓住帆布兜或布中单的四角	6		
		• 一人发出口令，四人合力同时抬起患者	6		
		• 向平车处移动，将患者轻放于平车中央	4		

Note

续表

项目名称	操作流程	技术要求	分值	扣分及说明	备注
操作过程（80分）	安置患者（5分）	• 盖好盖被，拉起护栏	3		
		• 如有导管，安置妥当	2		
	整理病床（10分）	• 整理床单位，铺暂空床	5		
	护送患者（5分）	• 观察询问患者有无不适，松开平车制动闸，推患者至目的地	5		
	搬运上床（10分）	• 平车推至床边，固定车闸，移回床上	8		
		• 如有导管，安置妥当	2		
操作后（8分）	整理记录（8分）	• 整理床单位，处理用物	2		
		• 洗手，记录	3		
综合评价（12分）	操作质量（12分）	• 操作熟练、正确、轻稳	4		
		• 关爱患者，患者无不舒适感	4		
		• 沟通技巧运用得当	4		
操作时间		________ min			
总分			100		
得分					

（王秀琴）

任务六　生命体征的测量

【任务情景】

患者，女，72岁。今天早晨因患肺炎住院治疗，作为接待护士，请为患者进行生命体征的测量。

【目的】

1. 测量、记录患者体温。
2. 动态监测体温的变化，分析热型及伴随症状。
3. 为预防、治疗和护理提供依据。

【评估】

1. 评估患者的身心状况，向患者解释测量体温的目的，取得患者的配合。
2. 评估患者适宜的测温方法。
3. 评估有无影响体温测量的因素。

【计划】

1. 护士准备　着装整洁，洗手，戴口罩。
2. 用物准备　①治疗盘：血压计、清洁纱布、消毒液棉球、听诊器、记录单、清洁容器（内盛体温计一支）、另备一容器（盛测温后体温计），弯盘；②若测肛温应另备润滑油、棉签、卫生纸；③带秒表的手表或挂表一块。
3. 环境准备　安静、整洁、安全、光线适宜。

4. 患者准备　坐位或卧位，根据病情选择合适测量部位。

【实施】

操作步骤	技术要求
评估准备	• 核对患者信息，向患者解释并取得合作 • 询问患者有无高血压病史等基本情况 • 六步洗手，戴口罩
核对解释	• 备齐用物携至床旁桌上 • 再次核对患者信息（床号、姓名、住院号）
安置体位	• 协助患者移向对侧（或置于舒适体位） • 检查体温计汞柱是否在 35 ℃以下
测量体温	测量腋温 • 酌情协助患者解开衣扣，协助擦干腋下汗液 • 将体温计放于腋窝处，协助患者屈臂过胸夹紧 • 计时，测量 10 min 测量口温 • 将口表水银端斜放于舌下热窝 • 计时，测量 3 min 测量肛温 • 用润滑油润滑肛表前端 • 用手分开臀部，将肛表旋转缓慢插入肛门 3～4 cm，并固定 • 计时，测量 3 min
测量脉搏	• 护士以示指、中指、无名指的指腹按压患者桡动脉搏动处，数脉搏次数（正常脉搏测量 30 s，结果应乘以 2；脉搏异常者，应测 1 min） • 若发现患者脉搏短绌，应由两名护理人员同时测量，一人听心率，另一人测脉率，由听心率者发出“开始”与“停止”的口令，计时 1 min
测量呼吸	• 护士将手放在患者的诊脉部位似诊脉状 • 观察患者胸部或腹部的起伏，数呼吸次数 • 计时，正常测量 30 s，异常测量 1 min • 对呼吸微弱或危重患者，可用棉花置于患者鼻孔前，观察棉花被吹动的次数，计时 1 min • 告知患者脉搏、呼吸测量结果并记录
测量血压	• 卷袖露臂，手掌向上，肘部伸直 • 置血压计与肱动脉、心脏于同一水平处（坐位时肱动脉平第四肋软骨水平，仰卧位时肱动脉平腋中线水平） • 打开血压计，开启水银槽开关 • 驱尽袖带内空气，平整地置于上臂中部，下缘距肘窝 2～3 cm，缠袖带，松紧以能插入一指为宜 • 听诊器置肱动脉搏动最明显处，一手固定，另一手握加压气球，关气门，注气至肱动脉搏动音消失再升高 20～30 mmHg • 缓慢放气，速度以水银柱每秒下降 4 mmHg 为宜，听肱动脉声音的变化。注意观察水银刻度，视线与水银柱的弯月面保持同一水平 • 听诊器中听到第一声搏动，此时水银柱所指的刻度即为收缩压；当搏动声突然变弱或消失，此时水银柱所指的刻度即为舒张压 • 测量完毕，还原听诊器，松袖带，整理患者衣袖 • 排尽血压计袖带内余气，整理后放入盒内，血压计盒盖右倾 45°，使水银全部流回槽内，关闭水银槽开关，盖上盒盖，平稳放置 • 告知患者测量结果并记录

Note

续表

操作步骤	技术要求
记录体温	• 取出体温计,告知患者体温测量结果并记录
整理记录	• 协助患者取舒适体位,询问需要 • 整理床单位及用物 • 六步洗手,取口罩

【注意事项】

1. 剧烈活动、进食、饮水、面颊部冷敷、坐浴或灌肠、沐浴、精神紧张等情况,应间隔 30 min 后再测量,以免影响测量结果。

2. 测量体温注意事项

(1) 婴幼儿、精神异常者、昏迷者、口腔疾病患者、口鼻手术者、张口呼吸患者不宜经口腔测量体温。

(2) 腋下有创伤、手术、炎症及出汗较多者,肩关节受伤或极度消瘦者不宜测腋温;直肠或肛门手术者、腹泻者不宜测肛温;心肌梗死患者慎测肛温,以免刺激肛门引起迷走神经反射而至心动过缓。

(3) 口温测量时,闭口用鼻呼吸,勿用牙咬。若患者不慎咬破体温计,应立即清除玻璃碎屑,以免损伤唇、舌及口腔、食管、胃肠道黏膜,口服蛋清液或牛奶以延缓汞的吸收。若病情允许,可服纤维素丰富的食物,促进汞的排泄。

(4) 发现体温与病情不符时,应重新测量。

3. 测量脉搏注意事项

(1) 不可用拇指诊脉,因拇指小动脉较强,易与患者的脉搏混淆。

(2) 为偏瘫患者测量脉搏及血压时,应选择健侧肢体。

4. 测量呼吸注意事项

呼吸受意识控制,所以测量呼吸时不应使患者察觉。

5. 测量血压注意事项

(1) 对需密切监测血压患者,做到四定,即定时间、定部位、定体位、定血压计。

(2) 排除影响血压的外界因素 ①袖带太窄则测得血压值偏高,袖带过宽则血压值偏低;②袖带过紧,血压值偏低,袖带过松,血压值偏高;③肢体位置高于心脏测得血压值偏低,低于心脏,则血压值偏高。

(3) 如测得血压异常或血压搏动听不清,应重复测量。先将袖带内气体驱尽,使汞柱降至"0"点,稍等片刻再次测量。

(4) 舒张压的变音和消失音之间差异较大时,应记录两个读数,如 140/(90~70) mmHg。

(5) 偏瘫或肢体外伤患者应测健侧肢体。

【评价】

项目名称	操作流程	技术要求	分值	扣分及说明	备注
操作过程(75分)	评估准备(4分)	• 核对患者信息,向患者解释并取得合作	1		
		• 询问患者有无高血压病史等基本情况	2		
		• 六步洗手,戴口罩	1		
	核对解释(2分)	• 备齐用物携至床旁桌上	1		
		• 再次核对患者信息(床号、姓名、住院号)	1		
	安置体位(3分)	• 协助患者移向对侧(或置于舒适体位)	2		
		• 检查体温计汞柱是否在 35 ℃以下	1		

Note

续表

项目名称	操作流程	技术要求	分值	扣分及说明	备注
操作过程（75 分）	测量体温（19 分）	测量腋温			
		• 酌情协助患者解开衣扣，协助擦干对侧腋下汗液	3		
		• 将体温计放于腋窝处，协助患者屈臂过胸夹紧	2		
		• 计时，测量 10 min	3		
		测量口温（口述）			
		• 将口表水银端斜放于舌下热窝	2		
		• 计时，测量 3 min	2		
		测量肛温（口述）			
		• 用润滑油润滑肛表前端	3		
		• 用手分开臀部，将肛表旋转缓慢插入肛门 3～4 cm，并固定	2		
		• 测量 3 min	2		
	测量脉搏（9 分）	• 护士以示指、中指、无名指的指腹按压患者桡动脉搏动处，数脉搏次数	3		
		• 节律整齐者，测量 30 s，结果应乘以 2；脉搏异常者，应测 1 min	2		
		• 若发现患者脉搏短绌，应由两名护理人员同时测量，一人听心率，另一人测脉率，由听心率者发出“开始”与“停止”的口令，计时 1 min（口述）	4		
	测量呼吸（11 分）	• 护士将手放在患者的诊脉部位似诊脉状	2		
		• 观察患者胸部或腹部的起伏，数呼吸次数	2		
		• 计时，正常测量 30 s，异常测量 1 min	2		
		• 对呼吸微弱或危重患者，可用棉花置于患者鼻孔前，观察棉花被吹动的次数，计时 1 min	3		
		• 告知患者脉搏、呼吸测量结果并记录	2		
	测量血压（20 分）	• 卷袖露臂手掌向上，肘部伸直	1		
		• 置血压计与肱动脉、心脏于同一水平处（坐位时肱动脉平第四肋软骨水平，仰卧位时肱动脉平腋中线水平）	2		
		• 打开血压计，开启水银槽开关	1		
		• 驱尽袖带内空气，平整地置于上臂中部，下缘距肘窝 2～3 cm，缠袖带，松紧以能插入一指为宜	3		
		• 听诊器置肱动脉搏动最明显处，一手固定，另一手握加压气球，关气门，注气至肱动脉搏动音消失再升高 20～30 mmHg	3		
		• 缓慢放气，速度以水银柱每秒下降 4 mmHg 为宜，听肱动脉声音的变化。注意观察水银刻度，视线与水银柱的弯月面保持同一水平	3		
		• 听诊器中听到第一声搏动，此时水银柱所指的刻度即为收缩压；当搏动声突然变弱或消失时，水银柱所指的刻度即为舒张压	2		
		• 测量完毕，还原听诊器，松袖带，整理患者衣袖	2		
		• 排尽血压计袖带内余气，整理后放入盒内，血压计盒盖右倾 45°，使水银全部流回槽内，关闭水银槽开关，盖上盒盖，平稳放置	3		
		• 告知患者测量结果并记录	2		
	记录体温（2 分）	• 取出体温计，告知患者体温测量结果并记录	2		

续表

项目名称	操作流程	技术要求	分值	扣分及说明	备注
操作后（10分）	整理记录（10分）	• 协助患者取舒适体位，询问需要	3		
		• 整理床单位及用物	3		
		• 六步洗手，取口罩	4		
综合评价（15分）	关键环节（12分）	• 动作轻柔，注意保暖	4		
		• 查对到位	4		
		• 防止过度暴露患者，注意保护患者隐私	4		
	护患沟通（3分）	• 沟通有效，充分体现人文关怀	3		
操作时间		________ min			
总分			100		
得分					

（王秀琴）

任务七　血糖监测

【任务情景】

患者，女，65岁。因近期体重下降，多饮、多尿、多食，有典型“三多一少”症状4个月，伴视物模糊1个月而入院。医嘱：监测患者空腹血糖及餐后2 h血糖。如果你作为该患者的责任护士，请为患者监测血糖。

【目的】

1. 监测患者的血糖变化。
2. 了解血糖控制效果。
3. 为治疗和护理提供依据。

【评估】

1. 评估患者病情、降糖药用药史、采血部位皮肤情况、进餐情况。
2. 评估患者心理反应和合作程度。

【计划】

1. 护士准备　着装整洁，洗手，戴口罩。
2. 用物准备　①治疗盘、弯盘、皮肤消毒液、棉签、记录单、笔、表；②血糖监测仪：血糖仪、采血笔、采血针头、试纸；③治疗车、免洗洗手液、锐器盒、医疗垃圾桶、生活垃圾桶。
3. 环境准备　整洁、安全、适宜操作。

【实施】

主要步骤	技术要求
核对、解释	• 备齐用药，携至患者床边 • 核对医嘱执行单、腕带信息、床头（尾）卡上的床号、姓名 • 解释血糖监测的目的、方法和注意事项，取得患者配合

Note

续表

主要步骤	技术要求
安置卧位	• 协助患者采取平卧位 • 暴露并揉搓采血部位(无名指指尖两侧)
开机、调校	• 打开血糖仪,查看试纸代码,将血糖试纸插入血糖仪 • 调校血糖仪中的试纸代码,使之与血糖试纸一致
消毒、采血	• 选择采血部位并消毒皮肤,再次查对患者,待干 • 安装采血针头于采血笔上,采血笔端放置于手指指腹侧面,按下开关,轻轻挤压手指 • 将血滴轻触试纸顶端
读取结果	• 5 s 钟后读取结果 • 将结果告知患者并按压采血点
安置患者	• 协助患者取舒适卧位,询问患者感受,给予健康指导 • 整理床单位
整理、记录	• 将用过的采血针丢弃于锐器盒内,试纸及棉签置于医疗垃圾桶 • 洗手,记录血糖测量值

【注意事项】

1. 严格执行查对制度,严格遵守无菌技术与消毒隔离原则。

2. 操作前检查试纸代码和血糖仪的一致性和血糖试纸的有效期。为了保证测定结果准确,不可触摸试纸的测试区与滴血区。

3. 应将瓶盖盖紧,置于阴凉干燥处。

4. 采血量不能少于 0.05 mL,动作轻柔,不可过度用力挤压手指;挤压时需由手指根部挤出,不可出现涂血动作,消毒液待干后方可采血。

5. 遵医嘱严格掌握采血时间,如空腹、餐后 1 h、餐后 2 h、随机血糖等;采血后立即测定。

6. 血糖仪需放置平稳,避免由于倾斜影响读数。

7. 如测定的结果出现异常或有疑问,应报告医生并重复检测一次。

【评价】

项目名称	操作流程	技术要求	分值	扣分及说明	备注
操作过程(75 分)	患者准备(10 分)	• 核对患者,向患者解释	3		
		• 评估患者病情、降糖药用药史、采血部位皮肤情况	4		
		• 评估患者心理、知识水平、合作程度	3		
	环境准备(4 分)	• 整洁、安静、安全	2		
		• 温湿度适宜,光线适中	2		
	护士准备(4 分)	• 着装规范	2		
		• 洗手、戴口罩	2		
	用物准备(7 分)	• 备物齐全、准确	4		
		• 放置合理	3		

Note

续表

项目名称	操作流程	技术要求	分值	扣分及说明	备注
操作过程（75分）	测量中（40分）	• 查对内容和方法正确	4		
		• 患者体位舒适，采血部位选择正确	3		
		• 打开血糖仪、插入试纸方法正确	4		
		• 血糖仪中的试纸代码与试纸一致	4		
		• 消毒规范	5		
		• 采血针安装方法正确	5		
		• 采血方法正确、深度适宜、血量准确	6		
		• 读取示数方法正确	5		
		• 按压手法准确	4		
	测量后（10分）	• 观察患者反应	4		
		• 协助患者取舒适卧位	3		
		• 告知患者注意事项	3		
操作后（10分）	整理记录（10分）	• 整理床单位符合要求	4		
		• 整理用物，污物处理正确（符合医疗废物处理原则）	4		
		• 洗手、记录方法正确	2		
综合评价（15分）	关键环节（15分）	• 操作熟练、正确、轻稳，动作连贯	5		
		• 关爱患者，患者无不舒适感	5		
		• 沟通技巧运用适当	5		
操作时间		________ min			
总分			100		
得分					

（肖靖琼）

任务八　心电监护

【任务情景】

患者，女，82岁，突发急性心肌梗死，现住进急诊重症监护室，需随时观察生命体征变化，护士应该采取何种措施？

【目的】

1. 动态监护患者心率、呼吸、血压及血氧饱和度的变化，协助诊断。
2. 为预防、治疗、康复、护理提供客观依据。

【评估】

1. 评估患者的病情、年龄、治疗情况、心理状态及配合情况。
2. 评估患者胸部、手指、右上臂皮肤情况。
3. 评估有无影响心电监测的因素。

Note

【计划】

1. 护士准备　着装整洁，洗手，戴口罩。

2. 用物准备　①心电监护仪及模块、导联线、配套血压计袖带、SpO_2 传感器、电源转换器、电极片；②75%酒精棉球；③监护记录单；④弯盘。

3. 环境准备　安静、整洁、光线适宜、无电磁波干扰。

4. 患者准备　平卧位。

【实施】

操作步骤	技术要求
评估解释	• 二人核对患者信息，向患者解释并取得合作 • 评估患者病情、意识状态 • 评估患者皮肤情况 • 评估患者周围环境、光照情况及有无电磁波干扰 • 六步洗手，戴口罩
核对检查	• 二人核对医嘱、治疗卡 • 打开电源开关，检查心电监护性能
核对解释	• 备齐用物携至患者床旁，再次核对患者信息（床号、姓名、住院号）
清洁皮肤	• 暴露胸部，做好遮挡防护，保护患者隐私，注意保暖 • 75%酒精擦净皮肤，去除皮肤屑和油脂，若有体毛则剔除干净
准确定位	• 右上电极 RA：右锁骨中线与第 2 肋间之交点 • 左上电极 LA：左锁骨中线与第 2 肋间之交点 • 左下电极 LL：左锁骨中线剑突水平处 • 右下电极 RL：右锁骨中线剑突水平处 • 胸电极 C：胸骨左缘第 4 肋间
连接贴片	• 连接电极片和导联线，按照要求贴于患者胸部正确位置 • 避开伤口，必要时避开除颤部位
相关设备	• 如需要同时监测血压、血氧饱和度，导联线连接到监护仪相应插口。选择合适部位正确放置氧饱和度探头；正确放置血压袖带，松紧适宜，正确放置测量血压的肢体，选择测量模式，调节监测模块
参数设定	• 根据情况，选择适当的导联、振幅和报警上下限 • 观察波形和数值，告知患者注意事项
安置整理	• 协助患者取舒适体位，询问需要 • 整理床单位，处理用物
动态监测	• 调至主屏，监测异常心电图，必要时走纸记录心电图情况
洗手记录	• 六步洗手，取口罩 • 记录开始监测时间及数值
停止监测	• 二人核对医嘱，向患者解释，取得合作 • 关闭监护仪开关，切断电源，除去患者胸前电极片，如有血压饱和度传感器及袖带，取下 • 清洁皮肤
整理记录	• 协助患者穿好衣服，安置患者于舒适体位，询问需要 • 整理床单位 • 处理用物，分类整理 • 洗手，脱口罩，记录停止时间和监测数值

Note

【注意事项】

1. 根据患者病情，协助患者取平卧位或者半卧位。
2. 密切观察心电图波形，及时处理干扰和电极脱落。
3. 每日定时回顾患者 24 h 心电监护情况，必要时记录。
4. 正确设定警报界限，不能关闭警报声音。
5. 定期观察患者粘贴电极片处皮肤，定时更换电极片和电极片位置。
6. 对躁动患者，应当固定好电极和导线，避免电极脱位以及导线打折缠绕。

【评价】

项目名称	操作流程	技术要求	分值	扣分及说明	备注
操作过程（75分）	评估解释（6分）	• 二人核对患者信息，向患者解释并取得合作	1		
		• 评估患者病情、意识状态	1		
		• 评估患者皮肤情况	1		
		• 评估患者周围环境、光照情况及有无电磁波干扰	2		
		• 六步洗手，戴口罩	1		
	核对检查（4分）	• 二人核对医嘱、治疗卡	2		
		• 打开电源开关，检查心电监护性能	2		
	核对解释（2分）	• 备齐用物携至患者床旁，再次核对患者信息（床号、姓名、住院号）	2		
	清洁皮肤（4分）	• 暴露胸部，做好遮挡防护，保护患者隐私，注意保暖	2		
		• 75%酒精擦净皮肤，去除皮肤屑和油脂，若有体毛则剔除干净	2		
	准确定位（20分）	• 右上电极 RA：右锁骨中线与第 2 肋间之交点	4		
		• 左上电极 LA：左锁骨中线与第 2 肋间之交点	4		
		• 左下电极 LL：左锁骨中线剑突水平处	4		
		• 右下电极 RL：右锁骨中线剑突水平处	4		
		• 胸电极 C：胸骨左缘第 4 肋间	4		
	连接贴片（6分）	• 连接电极片和导联线，按照要求贴于患者胸部正确位置	3		
		• 避开伤口，必要时避开除颤部位	3		
	相关设备（8分）	• 如需要同时监测血压、血氧饱和度，导联线连接到监护仪相应插口。选择合适部位正确放置氧饱和度探头；正确放置血压袖带，松紧适宜，正确放置测量血压的肢体，选择测量模式，调节监测模块	8		
	参数设定（8分）	• 根据情况，选择适当的导联、振幅和报警上下限	8		
	安置整理（4分）	• 协助患者取舒适体位，询问需要	2		
		• 整理床单位，处理用物	2		
	动态监测（2分）	• 调至主屏，监测异常心电图，必要时走纸记录心电图情况	2		
	洗手记录（6分）	• 六步洗手，取口罩	2		
		• 记录开始监测时间及数值	2		
		• 15～30 min 巡视病房一次，听到警报及时处理（口述）	2		

Note

续表

项目名称	操作流程	技术要求	分值	扣分及说明	备注
操作过程（75分）	停止监测（5分）	• 二人核对医嘱，向患者解释，取得合作	2		
		• 关闭监护仪开关，切断电源，除去患者胸前电极片，如有血压饱和度传感器及袖带，取下	2		
		• 清洁皮肤	1		
操作后（10分）	整理记录（10分）	• 协助患者穿好衣服，安置患者于舒适体位	2		
		• 询问需要，放呼叫器于易取处	2		
		• 整理床单位及用物	2		
		• 六步洗手，取口罩	2		
		• 记录停止时间和监测数值	2		
综合评价（15分）	关键环节（12分）	• 定位、贴片准确	3		
		• 正确调节参数，发现异常及时报告	3		
		• 查对到位	3		
		• 注意保护患者隐私	3		
	护患沟通（3分）	• 沟通有效、充分体现人文关怀	3		
操作时间		5 min			
总分			100		
得分					

（肖靖琼）

任务九　血氧饱和度监测

【任务情景】

李某，男，85岁，有多年的高血压、心脏病史，最近由于天气突然变冷，出现了上呼吸道感染，三天前呼吸困难、胸闷等症状加重，入院后，遵医嘱为患者进行血氧饱和度监测。

【目的】

1. 判断患者是否缺氧，以及缺氧程度。
2. 为诊断和治疗提供依据。

【评估】

1. 评估患者的病情、年龄、治疗情况、心理状态及配合情况。
2. 评估患者局部皮肤及指(趾)甲情况。
3. 评估有无影响血氧饱和度监测的因素。

【计划】

1. 护士准备　着装整洁，洗手，戴口罩。
2. 用物准备　治疗盘：75%酒精、无菌干棉签（一次性）；血氧饱和度监护仪、治疗单；治疗车、免洗洗手液、医疗垃圾桶、生活垃圾桶。

3. 环境准备　安静、整洁、光线适宜、无电磁波干扰。

4. 患者准备　卧位舒适。

【实施】

操作步骤	技术要求
评估准备	• 二人核对患者信息，向患者解释并取得合作 • 评估患者病情、意识状态、给氧情况 • 局部皮肤及指(趾)甲情况 • 周围光照条件、是否有电磁干扰，监护仪器的性能是否良好 • 六步洗手，戴口罩 • 检查监护仪及导联线等是否完好
核对解释	• 携用物至患者床旁，核对床号、姓名、住院号
安全舒适	• 患者体位舒适，注意保暖
检查仪器	• 连接电源，打开电源开关，检查监护仪是否正常
皮肤准备	• 观察患者指(趾)端血液循环情况 • 清洁患者局部皮肤及指(趾)甲
正确连接	• 将传感器正确安放于患者手指、足趾或耳廓处，使其光源透过局部组织，保证接触良好 • 根据患者病情调整波幅及报警界限
整理记录	• 安置患者于舒适体位，放呼叫器于易取处 • 整理床单位，告知患者注意事项 • 六步洗手，取口罩 • 记录执行单 • 定时观察并记录所测数值 • 按消毒技术规范要求分类处理使用后物品

【注意事项】

1. SpO_2 监测报警低限设置为 96%，发现异常及时通知医生。

2. 注意休克、体温过低、低血压或使用血管收缩药物、贫血、偏瘫、指甲过长。

3. 注意同侧手臂测量血压、周围环境光照太强、电磁干扰及涂抹指甲油等对监测结果的影响。

4. 注意更换传感器的位置，以免皮肤受损或血液循环受阻。

5. 怀疑 CO 中毒的患者不宜选用脉搏血氧检测仪。

【评价】

项目名称	操作流程	技术要求	分值	扣分及说明	备注
操作过程（73 分）	评估准备（23 分）	• 二人核对患者信息，向患者解释并取得合作	4		
		• 评估患者病情、意识状态、给氧情况	5		
		• 局部皮肤及指(趾)甲情况	5		
		• 周围光照条件、是否有电磁干扰，监护仪器的性能是否良好	3		
		• 六步洗手，戴口罩	3		
		• 检查监护仪及导联线等是否完好	3		
	核对解释（5 分）	• 携用物至患者床旁，核对床号、姓名	5		

Note

续表

项目名称	操作流程	技术要求	分值	扣分及说明	备注
操作过程（73分）	安全舒适（5分）	• 患者体位舒适，注意保暖	5		
	检查仪器（10分）	• 连接电源，打开电源开关，检查监护仪是否正常	10		
	皮肤准备（10分）	• 观察患者指（趾）端血液循环情况	5		
		• 清洁患者局部皮肤及指（趾）甲	5		
	正确连接（20分）	• 将传感器正确安放于患者手指、足趾或耳廓处，使其光源透过局部组织，保证接触良好	10		
		• 根据患者病情调整波幅及报警界限	10		
操作后（12分）	整理记录（10分）	• 安置患者于舒适体位，放呼叫器于易取处	2		
		• 整理床单位及用物	2		
		• 告知患者注意事项	2		
		• 六步洗手，取口罩	2		
		• 定时观察并记录所测数值	2		
	用物处置（2分）	• 按消毒技术规范分类处理使用后物品	2		
综合评价（15分）	关键环节（12分）	• 严格执行查对制度	2		
		• 达到心电监护目的，波形清楚	3		
		• 设定报警界限，未关闭报警声音	3		
		• 探头放置合适	2		
		• 导线固定美观，导线未打折缠绕	2		
	护患沟通（3分）	• 沟通有效、充分体现人文关怀	3		
操作时间		________ min			
总分			100		
得分					

（肖靖琼）

任务十　微量输液泵的使用

【任务情景】

患者，女，68岁，因出现腹泻，遵医嘱进行静脉滴注氯化钾，现已完成静脉留置针的操作，为避免出现高血钾等不良反应，护理人员应如何使用输液泵进行护理？

【目的】

配合治疗、促进患者康复。

Note

【评估】

1. 评估患者的年龄、病情、配合情况。
2. 评估穿刺部位皮肤、血管肢体活动情况。
3. 评估患者静脉通路情况。

【计划】

1. 护士准备　着装整洁，洗手，戴口罩。
2. 用物准备　输液泵 1 台、静脉留置针、输液所需物品、输液延长管；必要时备接线板；输液架。
3. 环境准备　病室清洁、安静、光线适宜、空间适合操作。
4. 患者准备　卧位舒适。

【实施】

操作步骤	技术要求
评估解释	• 二人核对患者信息，向患者解释并取得合作 • 评估患者注射部位的皮肤、血管及静脉通路完好情况 • 六步洗手，戴口罩
核对检查	• 二人核对医嘱、输液卡和治疗卡 • 核对药液标签 • 检查药液质量 • 贴瓶贴 • 检查微量输液泵处于完好备用状态
药液配制	• 遵医嘱配制药液，微量输注药液配制好后需贴红色标识 • 注意药物配伍禁忌和避光
核对解释	• 备齐用物携至患者床旁，二人核对患者信息(床号、姓名、性别、年龄、住院号) • 将微量输液泵固定在输液架上，挂“特殊用药”标识，连接电源
开泵操作	• 打开输液泵泵门，自上而下安装输液管，关闭泵门，打开输液器流量夹 • 如果使用微量输注泵，应将配好药液的注射器连接微量泵泵管，注射器正确安装于微量输液泵上(两种任选一种操作)
设置参数	• 打开微量输液泵开关，根据医嘱设置输注量和速度
连接	• 与静脉通路相连，启动微量输液泵开始输注 • 如果使用微量输液泵，连接延长管后，排气，与静脉通路相连，启动微量输液泵(两种任选一种操作)
检测运行	• 观察正常运行的指示灯是否开启，报警面板的报警灯是否闪亮，是否有报警声以明确微量输液泵是否正常运行
输液记录	• 记录输液的时间、速度，签全名 • 15～30 min 巡视病房一次，听到警报及时处理(口述)
安置整理	• 协助患者取舒适体位，询问需要，放呼叫器于易取处 • 清理治疗用物，分类处置
洗手记录	• 六步洗手，取口罩 • 记录输液结束时间及患者反应

【注意事项】

1. 正确设定输液速度及其他必需参数，防止设定错误延误治疗。
2. 护士定时查看输液泵的工作状态，及时排除报警、故障，防止液体输入失控。

Note

3. 注意观察穿刺部位皮肤情况，防止发生液体外渗，出现外渗时给予相应处理。

4. 需避光的药液，应用避光注射器抽取药液，并使用避光泵管。

5. 使用过程中，如需更改输液速度，则先按停止键，重新设置后再按启动键；更换药液时，应暂停输注，更换完毕复查无误后，再按启动键。

6. 持续使用时，每 24 h 更换微量泵管道及注射器。

7. 依据产品使用说明书确定输液泵预防性维护周期。

8. 指导要点：

(1) 告知患者使用输液泵的目的，输入药物的名称、输液速度。

(2) 告知患者输液肢体不要进行剧烈运动。

(3) 告知患者及家属不要随意搬动或者调节输液泵，以保证用药安全。

(4) 告知患者及家属有不适感觉或者机器报警时及时通知医务人员。

【评价】

项目名称	操作流程	技术要求	分值	扣分及说明	备注
操作过程（70分）	评估解释（6分）	• 二人核对患者信息，向患者解释并取得合作	2		
		• 评估患者注射部位的皮肤、血管及静脉通路完好情况	2		
		• 六步洗手，戴口罩	2		
	核对检查（11分）	• 二人核对医嘱、输液卡和治疗卡	4		
		• 核对药液标签	2		
		• 检查药液质量	2		
		• 检查微量输液泵是否处于完好备用状态	3		
	配制药液（6分）	• 遵医嘱配制药液，微量输注药液配制好后需贴红色特殊标识	3		
		• 注意药物配伍禁忌和避光	3		
	核对解释（6分）	• 备齐用物携至患者床旁，二人核对患者信息（床号、姓名、性别、年龄、住院号）	2		
		• 将微量输液泵固定在输液架上，挂“特殊用药”标识，连接电源	4		
	开泵操作（8分）	• 打开输液泵泵门，自上而下安装输液管，关闭泵门，打开输液器流量夹 • 如果使用微量输液泵，应将配好药液的注射器连接微量输液泵泵管，注射器正确安装于微量输液泵上（两种任选一种操作）	8		
	设置参数（10分）	• 打开微量输液泵开关，根据医嘱设置输液输注量和输液速度	10		
	连接固定（8分）	• 与静脉通路相连，启动微量输液泵进行输注 • 如果使用微量输液泵，连接延长管后，排气，与静脉通路相连，启动微量泵（两种任选一种操作）	8		
	检测运行（15分）	• 观察正常运行的指示灯是否开启，报警面板的报警灯是否闪亮，是否有报警声，以明确微量输液泵是否正常运行	15		
操作后（10分）	整理记录（10分）	• 安置患者于舒适体位，放呼叫器于易取处	2		
		• 整理床单位及用物	2		
		• 六步洗手，取口罩	2		
		• 记录输液、治疗执行记录卡	2		
		• 15～30 min 巡视病房一次，听到警报及时处理（口述）	2		

续表

项目名称	操作流程	技术要求	分值	扣分及说明	备注
综合评价（20分）	关键环节（17分）	• 无菌观念强	3		
		• 查对到位	2		
		• 及时巡视，观察病情	3		
		• 参数设置正确，及时排除警报、故障	5		
		• 注意保护患者安全和职业防护	4		
	护患沟通（3分）	• 沟通有效、充分体现人文关怀	3		
操作时间		10 min			
总分			100		
得分					

（肖靖琼）

任务十一　电　除　颤

【任务情景】

患者，男，78岁，因急性心肌梗死收入院。心电图显示：急性广泛前壁心肌梗死，频发室性早搏，遵医嘱进行电除颤。

【目的】

应用高电压、短时间、弱电流电击造成瞬间心脏停搏，中断消除异位节律点，然后由窦房结重新下传冲动，纠正心律失常。

【评估】

1. 评估患者身上有无金属。
2. 评估患者的病情、心理状况及配合情况。

【计划】

1. 护士准备　着装整洁，洗手，戴口罩。
2. 用物准备　①除颤仪；②导电糊或盐水纱布、纱布；③紫草油；④电源。
3. 环境准备　病室清洁、安全、无影响电除颤的因素。

【实施】

操作步骤	技术要求
评估解释	• 二人核对患者信息，向患者解释并取得合作 • 评估患者意识、心电图状况以及是否有室颤波 • 检查患者身上有无金属 • 六步洗手，戴口罩
核对检查	• 二人核对医嘱、治疗卡 • 核对所需能量 • 检查除颤仪处于完好备用状态

Note

续表

操作步骤	技术要求
核对解释	• 备齐用物携至患者床旁，二人核对患者信息（床号、姓名、性别、年龄、住院号）
安置体位	• 移枕头，评估患者。使患者平卧于硬板床上，检查身上有无金属（起搏器）
准确定位	• 解开衣服，准确定位 • 胸骨右缘第2肋间及左腋前线第5肋间（心底-心尖位） • 也可置于胸骨左缘第3、4肋间及左背肩胛下角部（前-后位）（两种方式任选一种）
检查开关	• 检查除颤方式开关是否置于"非同步"的位置上，将充电旋钮调至所需值
充电	• 将电极板涂上导电糊或包上浸有盐水的纱布，按下"充电"按钮，将除颤器充电到所需能量水平
放电	• 将电极板分别置于相应部位，检查无误后，口述"请让开"，确认无误后用两拇指同时按下电极板放电按钮
观察整理	• 若室颤未除，可再行除颤 • 若转为窦性，擦净皮肤上的导电糊，电击皮肤涂擦紫草油，穿好衣服 • 将心电图夹入病历 • 将充电按钮调零，擦净电极板
安置整理	• 除颤成功，协助患者头偏向一侧，整理床单位，放呼叫器于易取处 • 清理治疗用物，分类放置，行终末处理
洗手记录	• 六步洗手，取口罩 • 记录除颤时间及患者反应

【注意事项】

1. 如果室颤则以最大能量（单向波 360 J、双向波 200 J）除颤；如果非室颤，则根据心律失常的类型选择能量大小。

2. 除颤最佳时间：室颤发生 1 min 内。

3. 注意患者身体不要接触金属架，操作者不要接触患者及病床。

4. 同步除颤适用于室性和室上性心动过速、房扑或房颤，非同步除颤适用于室颤。

【评价】

项目名称	操作流程	技术要求	分值	扣分及说明	备注
操作过程（75分）	评估解释（5分）	• 核对患者信息，向患者解释并取得合作	1		
		• 评估患者意识、心电图状况以及是否有室颤波	2		
		• 检查患者身上有无金属	1		
		• 六步洗手，戴口罩	1		
	核对检查（5分）	• 二人核对医嘱、治疗卡	2		
		• 检查除颤仪处于完好备用状态	3		
	核对解释（5分）	• 心电图确认为室颤，二人核对患者信息（床号、姓名、性别、年龄、住院号）	5		
	安置体位（5分）	• 移枕头，评估患者。使患者平卧于硬板床上，检查身上有无金属（起搏器）	5		

续表

项目名称	操作流程	技术要求	分值	扣分及说明	备注
操作过程（75分）	准确定位（11分）	• 解开衣服，准确定位 • 胸骨右缘第2肋间及左腋前线第5肋间（心底-心尖位）；也可置于胸骨左缘第3、4肋间及左背肩胛下角部（前-后位）（两种方式任选一种）	1 10		
	检查开关（10分）	• 检查除颤方式开关是否置于"非同步"的位置上，将充电旋钮调至所需值	10		
	充电（12分）	• 将电极板涂上导电糊或包上浸有盐水的纱布，按下"充电"按钮，将除颤器充电到所需能量水平	12		
	放电（12分）	• 将电极板分别置于相应部位，检查无误，口述"请让开"确认无误，用两拇指同时按下电极板放电按钮	12		
	观察（10分）	• 若室颤未除，可再行除颤 • 若转为窦性，擦净皮肤上的导电糊，电击皮肤涂擦紫草油，穿好衣服	5 5		
操作后（10分）	整理记录（10分）	• 除颤成功，安置患者头偏向一侧，放呼叫器于易取处 • 整理床单位 • 将充电按钮调零，擦净电极板，备用 • 六步洗手，取口罩 • 记录除颤时间及患者反应	2 2 2 2 2		
综合评价（15分）	关键环节（12分）	• 反应迅速，定位准确 • 查对到位 • 注意保护患者和医务人员安全	6 2 4		
	护患沟通（3分）	• 沟通有效、充分体现人文关怀	3		
操作时间		10 min			
总分			100		
得分					

（王秀琴）

任务十二　心电图机的使用

【任务情景】

患者，男，69岁，心绞痛已近十年。今晨感胸闷、气短来医院就诊。遵医嘱给予患者进行心电图检查。

【目的】

测量患者的心率及心律，为诊断疾病提供依据。

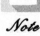

【评估】

1. 评估患者的皮肤情况。

2. 评估患者的年龄、心理状态及配合情况。

【计划】

1. 护士准备　着装整洁,洗手,戴口罩。

2. 用物准备　台式标准单通道 12 导联心电图机(导联线)、导联糊;卫生纸、弯盘;必要时携带屏风。

3. 环境准备　病室清洁、安全,有屏风。

【实施】

操作步骤	技术要求
评估解释	• 二人核对患者信息,向患者解释并取得合作 • 评估患者:病情、意识状况及合作程度 • 评估患者皮肤情况 • 六步洗手,戴口罩
核对检查	• 二人核对医嘱、治疗卡 • 检查心电图机是否能正常使用,肢导联及胸导联是否齐全,是否便于操作
核对解释	• 备齐用物携至患者床旁,二人核对患者信息(床号、姓名、性别、年龄、住院号) • 心电图机置于床头,连接电源(指示灯亮)
皮肤准备	• 做好遮挡防护,保护患者隐私,暴露胸部,注意保暖 • 75%酒精擦净皮肤,去除皮肤屑和油脂,若有体毛则剔除干净 • 涂导电糊于放置电极处的皮肤
定位、连接	• 上肢导联:红—右手、黄—左手、黑—右脚、绿—左脚 • 上胸导联:(V_1)胸骨右缘第 4 肋间;(V_2)胸骨左缘第 4 肋间;(V_3)V_2 与 V_4 的连线中点;(V_4)左锁骨中线第 5 肋间;(V_5)左腋前线上与 V_4 同一水平;(V_6)左腋中线上与 V_4 同一水平
开机操作	• 开机,输入患者申请单或腕带信息并核对,按顺序依次采集各个导联心电图
拆导联	• 拆下导联,擦净患者身上导电糊
打印报告	• 取下记录纸,贴于测验报告上
关机备用	• 关机,将导联线盘好,使其处于备用状态
安置整理	• 协助患者取舒适体位,询问需要 • 清理治疗用物,分类处置
洗手记录	• 六步洗手,取口罩 • 记录心电图操作时间

【注意事项】

1. 操作中保证电极位置准确。

2. 注意患者保暖。

3. 心电图机应避免高温、日晒、受潮、尘土或撞击,备用时盖好防尘罩。

4. 受检者应取平卧位,活动后应稍休息再行检查,跑步、饱餐、茶饮或吸烟后不宜立即检查。

Note

【评价】

项目名称	操作流程	技术要求	分值	扣分及说明	备注
操作过程（85分）	评估准备（12分）	• 二人核对患者信息，向患者解释并取得合作	2		
		• 评估患者：病情、意识状况及合作程度	4		
		• 评估患者皮肤情况	4		
		• 六步洗手，戴口罩	2		
	核对检查（6分）	• 二人核对医嘱、治疗卡	2		
		• 检查心电图机是否能正常使用，肢导联及胸导联是否齐全，是否便于操作	4		
	核对解释（7分）	• 备齐用物携至患者床旁，二人核对患者信息（床号、姓名、性别、年龄、住院号）	5		
		• 心电图机置于床头，连接电源（指示灯亮）	2		
	皮肤准备（14分）	• 做好遮挡防护，保护患者隐私，暴露胸部，注意保暖	4		
		• 75%酒精擦净皮肤，去除皮肤屑和油脂，若有体毛则剔除干净	4		
		• 涂导电糊于放置电极处的皮肤上	6		
	定位、连接（20分）	• 上肢导联：红—右手、黄—左手、黑—右脚、绿—左脚	8		
		• 上胸导联：(V_1)胸骨右缘第4肋间；(V_2)胸骨左缘第4肋间；(V_3) V_2 与 V_4 的连线中点；(V_4)左锁骨中线第5肋间；(V_5)左腋前线上与 V_4 同一水平；(V_6)左腋中线上与 V_4 同一水平	12		
	开机操作（6分）	• 开机，输入患者申请单或腕带信息并核对，按顺序依次采集各个导联心电图	6		
	拆导联（4分）	• 拆下导联，擦净患者身上导电糊	4		
	打印报告（4分）	• 取下记录纸，贴于测验报告上	4		
	关机备用（4分）	• 关机，将导联线盘好，使其处于备用状态	4		
	安置整理（4分）	• 协助患者取舒适体位，询问需要	2		
		• 清理治疗用物，分类处置	2		
	洗手记录（4分）	• 六步洗手，取口罩	2		
		• 记录心电图操作时间	2		
综合评价（15分）	关键环节（12分）	• 反应迅速，定位准确	6		
		• 查对到位	2		
		• 注意保护患者和医务人员安全	4		
	护患沟通（3分）	• 沟通有效、充分体现人文关怀	3		
操作时间		10 min			
总分			100		
得分					

（王秀琴）

Note

任务十三 排泄护理技术

一、大量不保留灌肠

【任务情景】

患者，女，58 岁。腹胀腹痛，三日无排便。请问可以采取何种方法为患者解除痛苦？

【目的】

1. 排便排气　软化和清除粪便，解除便秘肠胀气。
2. 清洁肠道　为肠道检查、手术者或者产妇分娩做准备。
3. 减轻中毒　稀释并清除肠道内的有害物质。
4. 高热降温　灌入低温溶液，为高热患者降温。

【评估】

1. 患者的年龄、病情、意识状态、配合情况等。
2. 评估患者的排便情况、肛周的皮肤及黏膜情况。
3. 评估环境是否安静、隐蔽，温度是否适宜。

【计划】

1. 护士准备　着装整洁，洗手，戴口罩。
2. 用物准备　①治疗车上层：一次性灌肠袋，垫巾、纱布或者纸巾、手套，手消毒液、水温计、弯盘、医嘱执行单；②治疗车下层：便盆、生活垃圾桶、医疗垃圾桶；③输液架，必要时备屏风；④根据病情准备灌肠液。
3. 环境准备　安静、温度适宜，屏风遮挡。

【实施】

操作步骤	技术要求
评估准备	• 二人核对医嘱、核对患者信息，向患者解释并取得合作 • 评估患者肛周皮肤情况 • 六步洗手，戴口罩 • 携带用物至床旁，再次核对
环境准备	• 关闭门窗，屏风遮挡，环境安静、清洁
摆位垫巾	• 协助患者取左侧卧位，双腿屈膝，脱裤至膝盖，臀部移至床边 • 戴手套 • 治疗巾垫于臀下 • 盖好被子，仅暴露臀部
灌肠液准备	• 水温表测量灌肠液温度（口述：常用溶液及其量、温度、浓度）
准备插管	• 挂袋调压（挂于输液架，高度距肛门 40～60 cm） • 接管润滑（连接肛管，润滑剂润滑肛管前段） • 排气夹管（从肛管放出少量液体排尽空气，夹管）

Note

续表

操作步骤	技术要求
插管灌肠	• 插管,左手分开臀裂,右手持肛管轻插 7～10 cm • 固定肛管并开放管夹 • 注意观察灌肠液面下降情况以及患者反应
拔管	• 灌肠液尽后夹管,卫生纸包裹肛管轻轻拔出置于弯盘内 • 擦净肛门后脱下手套
处理	• 协助患者取舒适卧位,尽量保持 5～10 min • 必要时协助患者如厕
安置清理	• 协助患者取舒适体位,询问需要 • 清理治疗用物,分类放置
洗手记录	• 六步洗手,取下口罩 • 记录输液结束时间及患者反应

【注意事项】

1. 插肛管时动作要轻柔,对有肛门疾病患者更应小心,以免造成损伤。

2. 对某些颅脑疾病、心脏病患者及老年人,小儿,妊娠初期、末期的孕妇,灌肠时应慎重,压力要低,速度要慢,并注意病情变化,以免发生意外。

3. 肝性脑病患者禁止肥皂水灌肠。伤寒患者灌液面不得高于肛门 30 cm,液量不得超过 500 mL,并选用等渗盐水。急腹症、消化道出血患者不宜灌肠。

4. 如患者出现面色苍白、出冷汗、剧烈腹痛、心慌气急,应立即停止灌肠,及时报告医生并配合处理。

5. 如灌肠途中液体流入受阻可稍转动肛管或挤捏肛管使堵塞管孔的粪块脱落。

6. 如患者感觉腹胀或有便意,可降低灌肠筒高度以减慢液体流速或暂停片刻,并嘱患者张口呼吸以减轻腹压。

7. 操作时注意保护患者自尊,减少暴露,防止受凉。

【评价】

项目名称	操作流程	技术要求	分值	扣分及说明	备注
操作过程(70 分)	评估解释(8 分)	• 二人核对医嘱、核对患者信息,向患者解释并取得合作	2		
		• 评估患者肛周皮肤情况	2		
		• 六步洗手,戴口罩	2		
		• 携带用物至床旁,再次核对	2		
	环境准备(4 分)	• 关闭门窗,屏风遮挡,环境安静、清洁	4		
	摆位垫巾(11 分)	• 协助患者取左侧卧位,双腿屈膝,脱裤至膝盖,臀部移至床边	4		
		• 戴手套	3		
		• 治疗巾垫于臀下	2		
		• 盖好被子,仅暴露臀部	2		
	溶液准备(8 分)	• 水温表测量灌肠液温度(口述:常用溶液及其量、温度、浓度)	8		

Note

续表

项目名称	操作流程	技术要求	分值	扣分及说明	备注
操作过程（70分）	准备插管（14分）	• 挂袋调压（挂于输液架，高度距肛门 40～60 cm）	3		
		• 倒入灌肠液	2		
		• 排气夹管（从肛管放出少量液体排尽空气，夹管）	5		
		• 润滑肛管（润滑剂润滑肛管前段）	4		
	插管灌肠（14分）	• 插管，左手分开臀裂，右手持肛管轻插 7～10 cm	5		
		• 固定肛管并开放管夹	5		
		• 注意观察灌肠液面下降情况以及患者反应（口述）	4		
	拔管（11分）	• 观察液体将流尽时关闭调节器，拔出肛管	5		
		• 用卫生纸擦净肛门，脱手套	3		
		• 告知患者保留灌肠液 5～10 min，再行排便	3		
操作后（15分）	处理（10分）	• 协助患者穿好衣裤，取舒适卧位	4		
		• 整理床单位，便盆置于床尾椅上，开窗通风	3		
		• 口述，用物分类消毒处理	3		
	洗手（2分）	• 六步洗手，取口罩	2		
	记录（3分）	• 口述：观察粪便性质及颜色、量的变化并准确记录	3		
综合评价（15分）	关键环节（12分）	• 正确指导患者	3		
		• 操作规范，熟练有序	3		
		• 患者安全	3		
		• 注意保护患者隐私	3		
	护患沟通（3分）	• 沟通有效，充分体现人文关怀	3		
操作时间		________ min			
总分			100		
得分					

（王秀琴）

二、留置导尿术

【任务情景】

患者，女，78岁，因需要进行卵巢肿瘤切除术，现遵医嘱行术前准备予以留置导尿。

【目的】

1. 抢救危重、休克患者时，正确记录每小时尿量，测量尿比重，以密切观察患者的病情变化。

2. 为盆腔手术排空膀胱，使膀胱持续保持空虚，避免术中误伤。

3. 有些泌尿系统疾病手术后留置尿管，便于引流和冲洗，并减轻手术切口的张力，促进伤口的愈合。

4. 为尿失禁或会阴有伤口的患者引流尿液，保持会阴的干燥和清洁。

5. 为尿失禁患者进行膀胱功能训练。

【评估】

1. 评估患者的病情、意识状态、配合程度。

2. 评估患者的排尿情况、膀胱充盈度、会阴皮肤和黏膜情况。

【计划】

1. 护士准备　着装整洁，洗手，戴口罩。

2. 用物准备　①治疗车上层：一次性导尿包，内有初步消毒用物（小方盘、消毒液棉球袋、镊子、纱布、手套）再次消毒和导尿用物（一次性弯盘、气囊尿管、消毒液棉球袋、镊子、自带液体的 10 mL 注射器，润滑液棉球袋、标本瓶、纱布、集尿袋、方盘、洞巾），手消毒液，弯盘，一次性垫巾，浴巾。②治疗车下层：便盆、生活垃圾桶、医疗垃圾桶。③必要时备屏风。

3. 环境准备　环境安全、温度适宜、屏风遮挡。

【实施】

操作步骤	技术要求
评估准备	• 核对患者信息，向患者解释并取得合作 • 评估患者病情及会阴部情况 • 协助患者清洗外阴（自理患者嘱其自行清洗） • 六步洗手，戴口罩
核对检查	• 二人核对医嘱 • 确认所有无菌物品在有效期内，可以使用
再次核对	• 备齐用物携至患者床旁，核对患者信息（床号、姓名、住院号）
安置体位	• 放便盆于床尾椅，打开便盆巾 • 操作者站患者右侧，脱对侧裤腿盖在近侧腿上，并盖浴巾，盖被盖住对侧腿 • 垫一次性治疗巾于臀下 • 协助患者取屈膝仰卧位，两腿略外展，露出外阴
初步消毒	• 将弯盘放于床尾 • 打开无菌导尿包，将盛有 0.5%活力碘棉球及镊子的一次性弯盘放于两腿之间 • 左手戴手套，右手用镊子取消毒棉球擦洗阴阜、对侧大阴唇、近侧大阴唇、对侧大小阴唇之间、近侧大小阴唇之间 • 左手拇指、示指分开大阴唇，擦洗对侧小阴唇、近侧小阴唇、尿道口至肛门。污棉球放在弯盘内 • 将一次性弯盘移至床尾 • 脱手套
再次消毒	• 戴无菌手套，铺好洞巾 • 用注射器检查尿管气囊是否漏气 • 按操作顺序排列好用物，持止血钳夹石蜡油棉球，润滑尿管前端 6 cm • 左手拇指、示指分开大阴唇，右手用镊子取消毒液棉球分别消毒尿道口、对侧小阴唇、近侧小阴唇，再次消毒尿道口
插尿管	• 将装插管用物的一次性弯盘移至会阴旁，左手继续固定小阴唇，右手持止血钳夹尿管对准尿道口轻轻插入尿道 4～6 cm，见尿液流出后再插入 1～2 cm（需要时可留取尿标本）
固定尿管	• 左手固定尿管，向尿管的气囊内注入生理盐水并向外轻拉至有阻力感 • 观察患者反应，询问患者感觉 • 集尿袋挂于床边，按需在尿管上注明置管时间

续表

操作步骤	技术要求
安置整理	• 撤导尿包 • 协助患者取舒适体位，告知患者注意事项，询问需要 • 清理治疗用物，分类放置
洗手记录	• 六步洗手，取下口罩 • 填写护理记录单

【注意事项】

1. 保持引流通畅，避免导管受压、扭曲、堵塞。

2. 防止泌尿系统逆行感染：每天1～2次会阴护理；定期换管，注意观察并及时排空集尿袋内尿液，记录尿量，每周更换集尿袋1～2次，每周更换尿管1次，硅胶尿管酌情延长更换周期。

3. 指导患者多饮水以达到自然冲洗尿道的目的，防止尿路感染；集尿袋不得超过膀胱的高度，防止尿液逆流造成感染。

4. 加强观察尿液性状，注意倾听患者主诉，每周一次尿常规检查。

【评价】

项目名称	操作流程	技术要求	分值	扣分及说明	备注
操作过程（71分）	评估解释（8分）	• 核对患者信息，向患者解释并取得合作	2		
		• 评估患者病情及会阴部情况	2		
		• 协助患者清洗外阴（自理患者嘱其自行清洗）	2		
		• 六步洗手，戴口罩	2		
	核对检查（4分）	• 二人核对医嘱	2		
		• 确认所有无菌物品在有效期内，可以使用	2		
	安置体位（7分）	• 放便盆于床尾椅，打开便盆巾	2		
		• 操作者站患者右侧，脱对侧裤腿盖在近侧腿上，并盖浴巾，盖被盖住对侧腿	2		
		• 垫一次性治疗巾于臀下	1		
		• 协助患者取屈膝仰卧位，两腿略外展，露出外阴	2		
	初步消毒（16分）	• 将一次性弯盘放于床尾	2		
		• 打开无菌导尿包，将盛有0.5%活力碘棉球及镊子的一次性弯盘放于两腿之间	2		
		• 左手戴手套，右手用镊子取消毒棉球擦洗阴阜、对侧大阴唇、近侧大阴唇、对侧大小阴唇间、近侧大小阴唇之间	4		
		• 左手拇指、示指分开大阴唇，擦洗对侧小阴唇、近侧小阴唇、尿道口至肛门。污棉球放在弯盘内	4		
		• 将一次性弯盘移至床尾	2		
		• 脱手套	2		
	再次消毒（9分）	• 戴无菌手套，铺好洞巾	2		
		• 用注射器检查尿管气囊是否漏气	2		
		• 按操作顺序排列好用物，持止血钳夹石蜡油棉球，润滑尿管前端6 cm	2		
		• 左手拇指、示指分开小阴唇，右手用镊子取消毒液棉球分别消毒尿道口、对侧小阴唇、近侧大阴唇，再次消毒尿道口	3		

续表

项目名称	操作流程	技术要求	分值	扣分及说明	备注
操作过程（71分）	插尿管（14分）	• 将装插管用物的一次性弯盘移至会阴旁	2		
		• 左手继续固定小阴唇	4		
		• 右手持止血钳夹尿管对准尿道口轻轻插入尿道 4～6 cm	4		
		• 见尿液流出后再插入 1～2 cm(需要时可留取尿标本)	4		
	固定导管（13分）	• 左手固定尿管,向尿管的气囊内注入生理盐水	4		
		• 向外轻拉至有阻力感	2		
		• 观察患者反应,询问患者感觉	3		
		• 集尿袋挂于床边,按需在尿管上注明置管时间	4		
操作后整理（14分）	安置整理（8分）	• 撤导尿包	2		
		• 协助患者取舒适体位,告知患者注意事项,询问需要	3		
		• 清理治疗用物,分类放置	3		
	洗手记录（6分）	• 六步洗手,取下口罩	3		
		• 填写护理记录单	3		
综合评价（15分）	关键环节（12分）	• 一次插管成功	3		
		• 无菌观念强	3		
		• 查对到位	3		
		• 消毒顺序正确	3		
	护患沟通（3分）	• 沟通有效、充分体现人文关怀	3		
操作时间		________ min			
总分			100		
得分					

（肖靖琼）

三、膀胱冲洗

【任务情景】

患者,男,65 岁。留置尿管 6 天,护士为其更换集尿袋时发现患者尿液混浊。请遵医嘱为患者进行膀胱冲洗。

【目的】

1. 保持尿液引流通畅,防止尿道阻塞。
2. 消除膀胱内的血凝块、黏液、细菌等,预防泌尿系统感染。
3. 治疗某些膀胱疾病。

【评估】

1. 评估患者病情、生命体征和自理能力。
2. 评估心理反应和合作程度。

【计划】

1. 护士准备　着装整洁大方,洗手,戴口罩。
2. 用物准备　①治疗盘:输液器、0.9%氯化钠溶液、碘伏、无菌棉签、弯盘、胶布、治疗巾、药物、手消毒液；②医嘱执行单、记录笔；③医疗垃圾桶、生活垃圾桶、锐器盒。

3. 环境准备 整洁、安静、安全，温湿度适宜，光线充足。

4. 患者准备 排空膀胱。

【实施】

操作步骤	技术要求
评估	• 评估患者病情、生命体征和自理能力 • 评估心理反应和合作程度 • 排空集尿袋
核对解释	• 核对医嘱执行单、腕带信息、床头卡上的床号、姓名 • 核对膀胱冲洗的目的、方法和注意事项，取得患者配合 • 备齐用物，携至患者床边
准备冲洗液	• 核对医嘱和药液瓶签，检查药液质量，消毒瓶口，插入输液器，排气 • 备胶贴
卧位	• 协助患者取舒适卧位，并用隔帘遮挡患者 • 暴露尿管，铺治疗巾于患者会阴处(使尿管分位于治疗巾区域内)
膀胱冲洗	• 关闭尿管调节器 • 消毒尿管分叉处输入端 • 再次核对，在尿管输入端距交叉口 2 cm 处穿刺进尿管后平行进针，打开输液调节器(打开冲洗液管)根据医嘱调节速度、量及保留时间 • 关闭冲洗管，打开尿袋，排出冲洗液，如此反复进行，同时观察量及颜色
冲洗完毕	• 冲洗完毕，关闭输液器，拔针 • 30 min 后打开尿管调节器
安置患者	• 协助患者取舒适卧位 • 整理床单位，观察尿量、尿色、性状
整理物品	• 整理和处置用物 • 六步洗手和记录

【注意事项】

1. 严格执行无菌操作原则及查对制度。

2. 冲洗液温度 38～40 ℃为宜，冲洗速度 60～80 滴/分，不宜过快，以防患者尿意强烈导致尿液外溢。

3. 膀胱冲洗过程中患者若血压升高、腹胀、腹痛、尿液外溢，应暂停冲洗，排空尿液。

4. 观察引流液量(引流液量应多于冲洗液量)。

5. 准确记录尿量(尿量=排出量－冲洗量)。

【评价】

项目名称	操作流程	技术要求	分值	扣分及说明	备注
操作过程(76 分)	评估准备(12 分)	• 二人核对患者信息、医嘱	2		
		• 评估患者病情、心理、认知水平、排尿情况	3		
		• 向患者解释，取得配合	2		
		• 护士着装整洁，洗手，戴口罩	2		
		• 环境整洁、安静、安全，温湿度适宜	1		
		• 用物准备齐全，放置合理	2		

续表

项目名称	操作流程	技术要求	分值	扣分及说明	备注
操作过程（76分）	核对消毒（12分）	• 再次核对患者及药液瓶签，检查药液质量	6		
		• 消毒瓶口，插入输液器	4		
		• 备胶贴	2		
	卧位（7分）	• 协助患者取舒适卧位，并用隔帘遮挡患者	4		
		• 暴露尿管，铺治疗巾于患者会阴处（使尿管分叉位于治疗巾区域内）	3		
	膀胱冲洗（35分）	• 关闭尿管调节器	5		
		• 消除尿管分叉处输入端	5		
		• 再次核对患者信息及冲洗液信息，在尿管输入端距交叉口 2 cm 处穿刺进尿管后平行进针，打开输液调节器（打开冲洗液管）根据医嘱调节速度、量及保留时间	15		
		• 关闭冲洗管，打开尿袋，排出冲洗液，如此反复进行，同时观察量及颜色	10		
	冲洗完毕（10分）	• 冲洗完毕，关闭输液器，拔针	5		
		• 30 min 后打开尿管调节器	5		
操作后（10分）	整理记录（10分）	• 协助患者取舒适位	2		
		• 整理床单位，观察尿量、尿色、性状	3		
		• 处理用物	3		
		• 洗手、记录	2		
综合评价（14分）	关键环节（14分）	• 无菌观念强	4		
		• 操作熟练、正确、轻稳	3		
		• 关爱患者，患者无不舒适感	3		
		• 沟通技巧运用恰当	4		
操作时间		________ min			
总分			100		
得分					

（王秀琴）

任务十四　口腔护理

【任务情景】

患者，男，72岁，由于感染出现多器官功能衰竭，作为护理人员应如何预防口腔感染的发生？

【目的】

1. 保持口腔清洁、舒适。
2. 预防口腔感染等并发症。
3. 防止口臭，增进食欲，保持口腔生理功能。

4. 观察口腔黏膜、舌苔、气味的变化，提供病情变化的动态信息。

【评估】

1. 评估患者的病情、配合情况。
2. 评估患者的口腔情况。

【计划】

1. 护士准备　着装整洁，洗手，戴口罩。
2. 用物准备　①治疗盘：一次性口腔护理包（内有一次性治疗巾、手套、镊子、血管钳、干棉球、纱布、吸管、压舌板、弯盘2个），水杯（或水壶）、手电筒，根据病清备漱口液，必要时备开口器、石蜡油、外用药。②治疗本、笔。③治疗车、免洗洗手液。
3. 环境准备　病室清洁、通风，去除不良视觉刺激。

【实施】

操作步骤	技术要求
评估解释	• 接触患者前，六步洗手 • 核对医嘱及患者信息，向患者或家属解释并取得合作 • 观察患者口腔情况
准备用物	• 回治疗室六步洗手，戴口罩 • 根据患者情况准备口腔护理用物（主要是选择合适漱口溶液）
安置体位	• 备齐用物，携至病房，放于床旁桌上 • 协助患者侧卧（或平卧、半卧，头偏向一侧）面向护士 • 取治疗巾或毛巾围于患者颌下，置弯盘于口角旁
准备棉球	• 将干棉球倒入另一个弯盘中，并倒放在漱口溶液中浸湿
观察口腔	• 棉签蘸取温水湿润口唇 • 嘱患者张口，一手持手电筒，另一手用压舌板轻轻撑开颊部，观察口腔黏膜有无炎症、出血、溃疡及特殊气味等情况，对长期应用激素、抗生素者，应观察有无真菌感染（不能张口的患者用开口器协助）。有活动义齿者先取下
协助漱口	• 协助患者用温开水漱口，协助将漱口水吐到弯盘中（昏迷患者不做），必要时用治疗巾擦净口唇周围
擦洗外侧	• 用镊子将棉球夹至患者嘴角弯盘上方，用镊子和血管钳拧至不滴水 • 一手持压舌板，另一手拿血管钳夹住棉球，嘱患者咬合上、下齿，用压舌板轻轻分开对侧颊部，有内向门齿总想擦洗两次 • 同法擦洗近侧
擦洗内侧	• 请患者张口，依次擦洗对侧牙齿上内侧面（有内向门齿纵向擦洗）、上咬合面、下内侧面、下咬合面 • 呈弧形擦洗对侧颊部 • 同法擦洗近侧
擦洗硬腭及舌面	• 由内向外横向擦洗硬腭、舌面及舌下两侧（对侧、近侧）
协助漱口	• 协助患者漱口，用治疗巾擦净口唇周围
涂药	• 检查口腔是否清洁，观察口腔黏膜，如有溃疡、真菌感染，酌情涂药于患处，口唇干裂可涂石蜡油。压舌板放在弯盘内

续表

操作步骤	技术要求
整理记录	• 安置患者于舒适体位，放呼叫器于易取处 • 整理床单位及用物 • 六步洗手，取口罩 • 记录

【注意事项】

1. 动作轻柔、避免损伤黏膜及牙龈，特别是对于凝血功能差的患者。

2. 昏迷患者禁止漱口，需要开口器从臼齿处放入。

3. 棉球不可过湿，以防患者将液体吸入呼吸道，每次夹取一个棉球，以防遗漏在口腔中。

4. 有活动义齿患者将义齿取下，冲洗干净；暂时不用的义齿可浸泡于冷水中备用，每日更换清水一次。不可将义齿放于热水或酒精中，以防义齿变形、老化。

5. 长期使用抗生素者应注意口腔黏膜有无真菌感染。

6. 传染病患者用过的物品按隔离消毒原则处理。

【评价】

项目名称	操作流程	技术要求	分值	扣分及说明	备注
操作过程（75分）	评估解释（6分）	• 接触患者前六步洗手	2		
		• 核对医嘱及患者信息，向患者解释并取得合作	2		
		• 观察患者口腔情况	2		
	准备用品（5分）	• 回治疗室六步洗手，戴口罩	2		
		• 根据患者情况准备口腔护理用物（主要是选择合适漱口溶液）	3		
	安置体位（6分）	• 备齐用物，携至病房，放于床旁桌上	2		
		• 协助患者侧卧（或平卧、半卧，头偏向一侧），面向护士	2		
		• 取治疗巾或毛巾过于患者下，置弯盘于口角旁	2		
	准备棉球（2分）	• 将干棉球放在另一个弯盘中，并放在漱口溶液中浸湿	2		
	观察口腔（8分）	• 棉签蘸取温水湿润口唇	2		
		• 嘱患者张口，一手持手电筒，另一手用压舌板轻轻撑开颊部，观察口腔黏膜有无炎症、出血、溃疡疡及特殊气味等情况，对长期应用激素、抗生素者，应观察有无真菌感染（不能张口的患者用开口器协助）	3		
		• 有活动义齿者先取下（口述）	3		
	协助漱口（3分）	• 协助患者用温开水漱口，协助将漱口水吐到弯盘中（昏迷患者不做），必要时擦净口唇周围	3		
	擦洗外侧（16分）	• 用镊子将棉球夹到患者嘴角弯盘上方，用镊子和血管钳拧至不滴水	3		
		• 一手持压舌板，另一手拿血管钳夹住棉球，嘱患者咬合上、下齿，用压舌板轻轻分开对侧颊部，由内向门齿纵向擦洗两次	5		
		• 同法擦洗近侧	8		

Note

续表

项目名称	操作流程	技术要求	分值	扣分及说明	备注
操作过程（75分）	擦洗内侧（14分）	• 请患者张口，依次擦洗对侧牙齿上内侧面（由内向门齿纵向擦洗）、上咬合面、下内侧面、下咬合面 • 呈弧形擦洗对侧颊部 • 同法擦洗近侧	5 2 7		
	擦洗硬腭及舌面（6分）	• 由内向外横向擦洗硬腭、舌面及舌下两侧（对、近侧）	6		
	协助漱口（3分）	• 协助患者漱口，用治疗巾擦净口唇周围	3		
	涂药（6分）	• 检查口腔是否清洁，观察口腔黏膜，如有溃疡、真菌感染，酌情涂药于患处，口唇干裂可涂石蜡油 • 压舌板放入弯盘内	3 3		
操作后（10分）	整理记录（10分）	• 安置患者于舒适体位，放呼叫器于易取处 • 整理床单位及用物 • 六步洗手，取口罩 • 记录	2 3 2 3		
综合评分（15分）	关键环节（12分）	• 顺序无误 • 昏迷患者不漱口 • 有活动义齿者取下义齿，并正确放置 • 无菌观念强 • 查对到位	4 2 2 2 2		
	护患沟通（3分）	• 沟通有效，充分体现人文关怀	3		
操作时间		________ min			
总分			100		
得分					

（王秀琴）

任务十五 鼻 饲 法

【任务情景】

患者，男，72岁。由于口腔手术，遵医嘱鼻饲给予营养支持。请问作为护理人员应如何进行鼻饲？

【目的】

不能由口腔进食的通过胃管供给患者足够的热量和蛋白质等多种营养素，满足机体对营养的需求，以利于早日康复。

Note

【评估】

1. 评估患者的病情、治疗情况及配合程度。

2. 评估患者鼻腔黏膜有无肿胀、炎症。

3. 评估患者有无鼻中隔偏曲，有无鼻息肉。

【计划】

1. 护士准备　着装整洁，洗手，戴口罩。

2. 用物准备

(1) 治疗盘内　①无菌治疗巾内：治疗碗内盛3～4块纱布及镊子、一次性50 mL注射器、石蜡油纱布。②无菌治疗巾外：鼻饲液、温开水、小水杯(必要时)、一次性无菌手套、一次性胃管、一次性治疗巾、棉签、胶布、别针、听诊器(必要时)、水温计、手电筒、弯盘。

(2) 其他　医嘱单、治疗卡、管道标识、手消毒液、生活垃圾桶、医疗垃圾桶。

3. 环境准备　病室清洁、通风，安全。

【实施】

操作步骤	技术要求
评估解释	• 核对患者信息，向其解释取得合作 • 评估患者鼻腔、意识等情况 • 六步洗手，戴口罩
核对检查	• 二人核对医嘱 • 检查鼻饲液质量 • 确认所有无菌物品在有效期内，可以使用
核对准备	• 备齐用物携至患者床旁，核对患者信息(床号、姓名、住院号) • 根据病情患者取坐位、半坐卧位或仰卧位，头稍后仰 • 有活动义齿或眼镜者取下妥善保管 • 一次性治疗巾围于患者颌下，置弯盘于口角旁 • 清洁已检查的鼻腔，洗手，备胶布
测量长度	• 打开无菌盘，检查并打开胃管包装袋 • 戴手套，检查胃管是否通畅 • 测量胃管插入长度(一般为前额发际到胸骨剑突处或由耳垂经鼻尖至胸骨剑突的距离，成人45～55 cm，婴幼儿14～18 cm)，并做好标记
插鼻饲管	• 用石蜡油纱布润滑胃管前端 • 一手持纱布托住胃管，另一手将胃管从选定侧鼻腔轻轻插入 • 插至14～16 cm时，根据患者具体情况进行插管(①清醒患者：嘱患者吞咽，顺势将胃管向前推进，直至预定长度。②昏迷患者：左手将患者头部托起，使下颌靠近胸骨柄，增大咽部通道的弧度，使管端沿后壁滑行，插入胃管至预定长度)
检验位置	• 证实胃管在胃内(①在胃管末端连接注射器抽吸，有胃液被抽出；②置听诊器于患者胃部，快速经胃管向胃内用注射器注入10 mL空气，听到气过水声；③将胃管末端置于盛水的治疗碗内，无气泡逸出。任选一种均可)
鼻饲	• 确认胃管在胃内后，用胶布将胃管固定于鼻翼及颊部 • 首先注入少量的温开水(不少于10 mL)，再注入鼻饲液或药液等 • 鼻饲完毕后再注入少量温开水冲净胃管

Note

续表

操作步骤	技术要求
固定清洁	• 将胃管末端塞紧或翻折,用纱布包好,贴管道标识后用别针固定于合适处 • 协助患者清洁口腔、鼻部及面部 • 撤去弯盘和一次性治疗巾
整理记录	• 安置患者于舒适体位,放呼叫器于易取处 • 整理床单位及用物 • 六步洗手,取口罩 • 填写护理记录单
拔除胃管	• 洗手戴口罩,核对解释 • 携用物至患者床旁,再次核对 • 戴手套,置弯盘于患者颌下 • 胃管末端翻折/用血管钳夹紧放于弯盘内,揭去固定的胶布 • 用纱布包裹近鼻孔处的胃管,边拔边用纱布擦胃管,拔到咽喉处嘱患者深呼吸,并在呼气时快速一次完成拔管
安置整理	• 协助患者清洁口腔、鼻部及面部 • 协助患者取舒适体位,询问需要 • 清理治疗用物,分类放置
洗手记录	• 六步洗手,取下口罩 • 记录拔管时间及患者反应

【注意事项】

1. 插管动作轻稳,通过食管 3 个狭窄处(环状软骨水平处、平气管分叉处、食管通过膈肌处)时尤需注意,避免损伤食管黏膜。

2. 昏迷患者因吞咽和咳嗽反射消失,不能合作,为提高插管的成功率,在插管前将患者头后仰,当插到 15 cm(会厌部)时,以左手将患者头部托起,使下颌靠近胸骨柄以增大咽喉部通过的弧度,便于胃管顺利通过会厌部。

3. 每次灌食前应先检查胃管是否在胃内,确认无误,方可灌食。每次灌注量不超过 200 mL,温度 38~40 ℃,间隔时间不少于 2 h。

4. 长期鼻饲者,胃管应每周更换一次(晚上最后一次灌食后拔出,次日再由另一鼻孔插入)。

【评价】

项目名称	操作流程	技术要求	分值	扣分及说明	备注
操作过程(85 分)	评估解释(5 分)	• 核对患者信息,向其解释取得合作	2		
		• 评估患者鼻腔、意识等情况	2		
		• 六步洗手,戴口罩	1		
	核对检查(6 分)	• 二人核对医嘱	2		
		• 检查鼻饲液质量	2		
		• 确认所有无菌物品在有效期内,可以使用	2		

续表

项目名称	操作流程	技术要求	分值	扣分及说明	备注
操作过程（85 分）	核对准备（14 分）	• 备齐用物携至患者床旁，核对患者信息（床号、姓名、住院号）	2		
		• 根据病情患者取坐位、半坐卧位或仰卧位，头稍后仰	3		
		• 有活动义齿或眼镜者取下妥善保管	3		
		• 一次性治疗巾围于患者颌下，置弯盘于口角旁	3		
		• 清洁已检查的鼻腔，洗手，备胶布	3		
	测量长度（10 分）	• 打开无菌盘，检查并打开胃管包装袋	3		
		• 戴手套，检查胃管是否通畅	3		
		• 测量胃管插入长度（一般为前额发际到胸骨剑突处或由耳垂经鼻尖至胸骨剑突的距离，成人 45～55 cm，婴幼儿 14～18 cm），并做好标记	4		
	插鼻饲管（10 分）	• 用石蜡油纱布润滑胃管前端	2		
		• 一手持纱布托住胃管，另一手将胃管从选定侧鼻腔轻轻插入	3		
		• 插至 14～16 cm 时，根据患者具体情况进行插管（①清醒患者：嘱患者吞咽，顺势将胃管向前推进，直至预定长度。②昏迷患者：左手将患者头部托起，使下颌靠近胸骨柄，增大咽部通道的弧度，使管端沿后壁滑行，插入胃管至预定长度）	5		
	检查位置（3 分）	• 证实胃管在胃内（①在胃管末端连接注射器抽吸，有胃液被抽出；②置听诊器于患者胃部，快速经胃管向胃内用注射器注入 10 mL 空气，听到气过水声；③将胃管末端置于盛水的治疗碗内，无气泡逸出。任选一种即可）	3		
	鼻饲（4 分）	• 确认胃管在胃内后，用胶布将胃管固定于鼻翼及颊部	1		
		• 首先注入少量的温开水（不少于 10 mL），再注入鼻饲液或药液等	2		
		• 鼻饲完毕后再注入少量温开水冲净胃管	1		
	固定清洁（5 分）	• 将胃管末端塞紧或翻折，用纱布包好，贴管道标识后用别针固定于合适处	2		
		• 协助患者清洁口腔、鼻部及面部	2		
		• 撤去弯盘和一次性治疗巾	1		
	整理记录（5 分）	• 安置患者于舒适体位，放呼叫器于易取处	2		
		• 整理床单位及用物	1		
		• 六步洗手，取口罩	1		
		• 填写护理记录单	1		
	拔除胃管（13 分）	• 洗手戴口罩，核对解释	2		
		• 携用物至患者床旁，再次核对	2		
		• 戴手套，置弯盘于患者颌下	2		
		• 胃管末端翻折/用血管钳夹紧放于弯盘内，揭去固定的胶布	3		
		• 用纱布包裹近鼻孔处的胃管，边拔边用纱布擦胃管，拔到咽喉处时嘱患者深呼吸，并在呼气时快速一次完成拔管	4		

Note

续表

项目名称	操作流程	技术要求	分值	扣分及说明	备注
操作过程（85分）	安置整理（6分）	• 协助患者清洁口腔、鼻部及面部	2		
		• 协助患者取舒适体位，询问需要	2		
		• 清理治疗用物，分类放置	2		
	洗手记录（4分）	• 六步洗手，取口罩	2		
		• 记录拔管时间及患者反应	2		
综合评价（15分）	关键环节（12分）	• 动作轻柔准确，插管安全，无黏膜损伤及其他并发症	3		
		• 操作熟练，一次插管成功	3		
		• 固定牢固、舒适	3		
		• 无菌观念强，用物、污物处理恰当	3		
	护患沟通（3分）	• 沟通有效、充分体现人文关怀	3		
操作时间		________ min			
总分			100		
得分					

（王秀琴）

任务十六　床上擦浴

【任务情景】

患者，女，65岁，脑出血病情稳定后，遵医嘱为患者进行床上擦浴。

【目的】

1. 去除皮肤污垢，保持皮肤清洁，促进皮肤血液循环，增进患者舒适度，活动肢体。
2. 预防感染、压疮、肌肉挛缩和关节僵硬等并发症。
3. 观察和了解患者一般情况，满足其身心要求。

【评估】

1. 评估患者病情、意识、身心状态，合作程度。
2. 评估患者的治疗情况、手术部位、管道情况。
3. 评估患者局部皮肤卫生状况、躯体活动能力。

【计划】

1. 护士准备　着装整洁、修剪指甲、洗手、戴口罩。

2. 用物准备　①治疗车上层：浴巾2条、小毛巾3条、浴皂、小剪刀、梳子、浴毯、50%酒精、盆2个、水桶2个（一桶盛50～52 ℃的热水，另一桶用于盛污水）、清洁衣裤和被服、免洗手消毒液，另备便盆及便盆巾、屏风。②治疗车下层：生活垃圾桶、医疗垃圾桶。环境准备：室温调至24 ℃以上，关好门窗、屏风遮挡。

3. 环境准备　病室安全、有屏风保护患者隐私。

【实施】

操作步骤	技术要求
评估准备	• 评估患者病情、意识、身心状态,合作程度 • 评估患者的治疗情况,如手术部位、管道情况 • 评估患者的皮肤卫生状况、躯体活动能力
备物准备	• 评估用物是否齐全
核对解释	• 备齐用物携至床旁,核对患者床号、姓名、腕带信息,解释操作目的及配合要点
安置卧位	• 移开床旁桌椅,根据病情放平床头、床尾支架,协助患者移近护士,身体靠近床沿,取舒适卧位
盖浴毯	• 松开床尾盖被,移至床尾,浴毯遮盖患者
倒温水	• 将脸盆和浴皂放于床旁桌,倒入温水约 2/3 满
擦洗面颈	• 做手套状:将浴巾铺于患者枕上,小毛巾放入水中,彻底浸湿后叠成手套状,包在手上,挤干以不滴水为宜 • 擦洗面颈:温毛巾擦洗患者脸及颈部,顺序为:眼(内眦向外眦)→额部→鼻翼→面颊→耳廓→耳后→颌下→颈部,取下浴巾
铺浴巾	• 脱衣裤:协助患者脱去上衣(先脱近侧,再脱对侧;如有肢体外伤或活动障碍,则应先脱健侧,再脱患侧),盖好浴毯,并协助患者脱去裤子 • 铺浴巾:将浴巾纵向铺于患者上肢下面
擦洗近侧上肢	• 将小毛巾涂好浴皂,从远心端到近心端擦洗患者上肢,直至腋窝,注意洗净腋窝等皮肤皱褶处;然后用清水擦净,并用浴巾擦干;将浴巾放于患者手下,将盆放于浴巾上,协助患者将手浸于水中,洗净擦干
擦洗对侧上肢	• 转至对侧,同法擦洗对侧
擦洗胸腹	• 擦洗胸部:根据需要换水。将浴巾盖于患者胸部,浴毯向下折叠至患者脐部。自上而下分段擦洗患者胸部。擦洗女性患者乳房时应环形用力,注意擦净乳房下皱褶处,并用浴巾擦干胸部皮肤 • 擦洗腹部:将浴巾盖于患者胸、腹部,浴毯向下折叠至患者会阴部。以脐部为中心,顺走向擦洗患者腹部,注意擦净脐部和腹股沟处的皮肤皱褶,并用浴巾擦干
擦洗背部	• 体位:协助患者侧卧,背向护士 • 擦洗:将浴巾一半纵向铺于患者身下,另一半盖于患者上半身,浴毯盖于患者肩部和腿部,依次擦洗后颈、背、臀部 • 按摩:用 50%的酒精进行背部按摩 • 穿衣盖毯:协助患者穿好清洁上衣,先穿对侧,再穿近侧,如有肢体外伤或活动障碍,先穿患侧,再穿健侧;将浴毯盖于患者胸、腹部
擦洗下肢及会阴部	• 取体位:换盆和水,协助患者平卧 • 擦洗腿部:将浴巾纵向铺于近侧腿部下面,露出近侧下肢,由远心端向近心端依次擦洗踝部、小腿、膝关节、大腿,洗净后彻底擦干。护士转至对侧,同法擦洗对侧腿部 • 擦洗足部:将盆移至足下,盆下垫浴巾,协助患者屈膝,托起患者小腿,将足部置于热水中,浸泡后擦洗足部,用浴巾擦干。若足部过于干燥,可涂抹润肤剂 • 擦洗会阴:洗手,换水和小毛巾。洗净并擦干会阴部。能配合者可自行擦洗 • 穿裤:协助患者穿好清洁裤子
梳头剪甲	• 协助患者取舒适卧位,为患者梳头,必要时修剪指甲

Note

续表

操作步骤	技术要求
整理用物	• 整理床单位，按需要更换床单，询问患者感受及需求，酌情打开门窗 • 用物处理：按医院感染要求处理用物
洗手记录	• 洗手，脱口罩 • 记录执行时间及护理效果

【注意事项】

1. 人文关怀　保持室温 24 ℃以上，水温 50～52 ℃；及时盖好浴毯，天冷时可在被内操作；遮挡患者，减少暴露。

2. 保证安全　动作轻柔、敏捷，减少翻身次数；保护伤口和管道，必要时拉起床栏。密切观察病情，如出现寒战、面色苍白、脉速等征象，应立即停止擦洗，并给予处理。

3. 擦净皱褶　洗净耳廓、耳后、腋窝、乳房下、脐部、腹股沟等皮肤皱褶处以及指、趾间皮肤。

4. 节力原则　护士在操作时，双脚稍分开，降低身体重心，让患者尽量靠近护士，以免操作中身体过度伸展。穿脱衣顺序：肢体损伤或偏瘫患者，应先脱健侧衣裤再脱患侧，穿时先穿患侧再穿健侧。

5. 向患者及家属解释床上擦浴目的、方法及注意事项；指导养成良好的皮肤卫生习惯，保持被服清洁，并对背部及受压部位进行合理按摩。

【评价】

项目名称	操作流程	技术要求	分值	扣分及说明	备注
操作过程（82分）	评估准备（4分）	• 评估患者病情、意识、身心状态，合作程度	1		
		• 评估患者的治疗情况如手术部位、管道情况	1		
		• 评估患者的皮肤卫生状况、躯体活动能力	2		
	备物准备（1分）	• 评估用物是否齐全	1		
	核对解释（2分）	• 备齐用物携至床旁，核对患者床号、姓名、腕带信息，解释操作目的及配合要点	2		
	安置卧位（2分）	• 移开床旁桌椅，根据病情放平床头、床尾支架，协助患者移近护士，身体靠近床沿，取舒适卧位	2		
	盖浴毯（2分）	• 松开床尾盖被，移至床尾，浴毯遮盖患者	2		
	倒温水（2分）	• 将脸盆和浴皂放于床旁桌，倒入温水约 2/3 满	2		
	擦洗面颈（10分）	• 做手套状：将浴巾铺于患者枕上，小毛巾放入水中，彻底浸湿后叠成手套状，包在手上，挤干以不滴水为宜	5		
		• 擦洗面颈：温毛巾擦洗患者脸及颈部，顺序为：眼（内眦向外眦）→额部→鼻翼→面颊→耳廓→耳后→颌下→颈部，取下浴巾	5		
	铺浴巾（7分）	• 脱衣裤：协助患者脱去上衣（先脱近侧，再脱对侧；如有肢体外伤或活动障碍，则应先脱健侧，再脱患侧），盖好浴毯，并协助患者脱去裤子	5		
		• 铺浴巾：将浴巾纵向铺于患者上肢下面	2		

续表

项目名称	操作流程	技术要求	分值	扣分及说明	备注
操作过程（82分）	擦洗近侧上肢（5分）	• 将小毛巾涂好浴皂，从远心端到近心端擦洗患者上肢，直至腋窝，注意洗净腋窝等皮肤皱褶处；然后用清水擦净，并用浴巾擦干；将浴巾放于患者手下，将盆放于浴巾上，协助患者将手浸于水中，洗净擦干	5		
	擦洗对侧上肢（5分）	• 转至对侧，同法擦洗对侧	5		
	擦洗胸腹（10分）	• 擦洗胸部：根据需要换水。将浴巾盖于患者胸部，浴毯向下折叠至患者脐部。自上而下分段擦洗患者胸部。擦洗女性患者乳房时应环形用力，注意擦净乳房下皱褶处，并用浴巾擦干胸部皮肤	5		
		• 擦洗腹部：将浴巾盖于患者胸、腹部，浴毯向下折叠至患者会阴部。以脐部为中心，顺走向擦洗患者腹部，注意擦净脐部和腹股沟处的皮肤皱褶，并用浴巾擦干	5		
	擦洗背部（12分）	• 体位：协助患者侧卧，背向护士	1		
		• 擦洗：将浴巾一半纵向铺于患者身下，另一半盖于患者上半身，浴毯盖于患者肩部和腿部，依次擦洗后颈、背、臀部	5		
		• 按摩：用50%的酒精进行背部按摩	1		
		• 穿衣盖毯：协助患者穿好清洁上衣，先穿对侧，再穿近侧，如有肢体外伤或活动障碍，先穿患侧，再穿健侧；将浴毯盖于患者胸、腹部	5		
	擦洗下肢及会阴部（18分）	• 取体位：换盆和水，协助患者平卧	2		
		• 擦洗腿部：将浴巾纵向铺于近侧腿部下面，露出近侧下肢，由远心端向近心端依次擦洗踝部、小腿、膝关节、大腿，洗净后彻底擦干。护士转至对侧，同法擦洗对侧腿部	5		
		• 擦洗足部：将盆移至足下，盆下垫浴巾，协助患者屈膝，托起患者小腿，将足部置于热水中，浸泡后擦洗足部，用浴巾擦干。若足部过于干燥，可涂抹润肤剂	5		
		• 擦洗会阴：洗手，换水和毛巾。洗净并擦干会阴部。能配合者可自行擦洗	4		
		• 穿裤：协助患者穿好清洁裤子	2		
	梳头剪甲（2分）	• 协助患者取舒适卧位，为患者梳头，必要时修剪指甲	2		
操作后（9分）	整理用物（5分）	• 整理床单位，按需要更换床单，询问患者感受及需求，酌情打开门窗	2		
		• 用物处理：按医院感染要求处理用物	3		
	洗手记录（4分）	• 洗手，脱口罩	2		
		• 记录执行时间及护理效果	2		

续表

项目名称	操作流程	技术要求	分值	扣分及说明	备注
综合评价（9分）	关键环节（6分）	• 操作熟练，动作轻稳	3		
		• 注意保护患者隐私	3		
	护患沟通（3分）	• 沟通有效、充分体现人文关怀	3		
操作时间		________ min			
总分			100		
得分					

（肖靖琼）

任务十七　口服给药

【任务情景】

患者，王某，女，68岁。由于上呼吸道感染收入院，遵医嘱庆大霉素80 mg口服给药，每天三次，请协助患者进行服药。

【目的】

1. 减轻症状，治疗疾病。
2. 协助诊断、预防疾病。

【评估】

1. 评估患者的年龄、病情、心理状态及配合情况。
2. 评估患者有无口腔、食管疾病，有无吞咽困难。

【计划】

1. 护士准备　着装整洁，洗手，戴口罩。
2. 用物准备　①服药单、服药卡、药盘、药杯、药匙、量杯、滴管、研钵、弯盘。②湿纱布、包药纸（或一次性药杯）、吸水管、治疗巾、水壶（内盛温开水）。③各种常用口服药。
3. 环境准备　病室清洁、光线适宜。

【实施】

操作步骤	技术要求
评估患者	• 核对患者信息，向患者解释并取得合作 • 评估患者病情、治疗情况、适合口服给药的时机及体位 • 评估患者的服药能力及给药方式：婴幼儿、管饲患者或吞咽困难患者需将药物碾碎，昏迷患者不宜进行口服给药 • 六步洗手，戴口罩
核对检查	• 检查药品质量，保证药品在有效期内 • 二人核对，保证药品与服药单一致，核对内容包括床号、姓名、药名、浓度、剂量、用法、用药时间、用药质量

续表

操作步骤	技术要求
准备药物	• 先摆固体药物,取固体药物时,应用药匙分发 • 后摆水剂及油剂,取液体药物时应用量杯计量。先将药液摇匀,一手持量杯,拇指指在所需刻度上,使其与视线保持同一水平,另一手持药瓶,标签向上,缓缓倒出所需药量。倒毕,以湿纱布擦净瓶口,放回原处。如同时服用几种液体制剂,应分别倒入数个杯子中。取不同种类药液时,应先洗净量杯。所需药液量不足 1 mL 时,应以滴为单位,1 mL 为 15 滴,先于药杯内放入少许冷开水再滴入所需药液,使药量准确 • 对婴幼儿、鼻饲者或上消化道出血的患者,应将药片研碎,包好
发药	• 护士洗手,戴口罩,携带发药盒(车)、药品、服药单、温开水等至患者床边 • 使用两种以上方法核对患者身份无误后给药,并告知患者服药的目的及注意事项 • 解答患者或家属有关服药的疑问 • 对于因手术、检查或外出等原因暂时不服药者,待患者返回病房或可以服药时才发药给患者,并做好交接班
协助患者服药	• 协助患者取舒适体位服药 • 自理能力完好的患者,让其自行服药,护士确认患者服药后方可离开 • 对于危重患者及不能自行服药者,护士应喂药;鼻饲患者将药品碾碎,从胃管注入 • 指导患者按药物性能正确服药(详见注意事项 3)
记录签名	• 患者服药后,护士再次核对并在医嘱单或服药单签名确认 • 在护理记录单上记录服药的效果、不良反应的表现及处理措施

【注意事项】

1. 发药前　护士应了解患者的有关情况,如做特殊检查,手术等必须禁食时暂时不发药,并做好交接班。

2. 发药时　同一患者的药物应一次取出药盘,不同患者的药物不可同时取出,以免发生差错。

3. 指导患者按药物性能正确服药

(1) 对牙齿有腐蚀作用或使牙齿染色的药液,应用吸水管,避免药液与牙齿接触,服后漱口。

(2) 服用铁剂时忌饮茶,以免形成铁盐,妨碍铁剂的吸收。

(3) 止咳糖浆服后暂不饮水,以防降低疗效,若同时口服多种药,则最后服用止咳糖浆。

(4) 磺胺类和发汗类药服后多饮水,可减少磺胺结晶引起肾小管堵塞,并可增强发汗药的疗效。

(5) 健胃药在饭前服,可刺激味觉感受器,使消化液分泌增多,增加食欲。

(6) 助消化药和对胃有刺激性的药宜在饭后服,利于食物消化,减少药物对胃壁的刺激。

(7) 强心苷类药应在服用前测脉率和脉律,如脉率少于每分钟 60 次或节律出现异常,应暂停服药并报告医生。

(8) 发药后:观察患者服药的治疗效果和不良反应,有异常情况时应及时与医生联系,酌情处理。

Note

【评价】

项目名称	操作流程	技术要求	分值	扣分及说明	备注
操作前准备（19分）	评估患者（4分）	• 核对患者信息，向患者解释并取得合作	1		
		• 评估患者病情、治疗情况、适合口服给药的时机及体位	1		
		• 评估患者的服药能力及给药方式：婴幼儿、管饲患者或吞咽困难患者需将药物碾碎，昏迷患者不宜进行口服给药	1		
		• 六步洗手，戴口罩	1		
	核对检查（4分）	• 检查药品质量，保证药品在有效期内	2		
		• 双人核对，保证药品与服药单一致，核对内容包括床号、姓名、药名、浓度、剂量、用法、用药时间、用药质量	2		
	准备药物（11分）	• 先摆固体药物，取固体药物时，应用药匙分发	3		
		• 后摆水剂及油剂，取液体药物时应用量杯计量，先将药液摇匀，一手持量杯，拇指指在所需刻度上，使其与视线保持同一水平，另一手持药瓶，标签向上，缓缓倒出所需药量。倒毕，以湿纱布擦净瓶口，放回原处。如同时服用几种液体制剂，应分别倒入数个杯子中。取不同种类药液时，应先洗净量杯。所需药液量不足 1 mL 时，应以滴为单位，1 mL 为 15 滴，先于药杯内放入少许冷开水再滴入所需药液，使药量准确	5		
		• 对婴幼儿、鼻饲患者或上消化道出血的患者，应将药片研碎，包好	3		
操作过程（56分）	核对（6分）	• 患者说出自己的名字	2		
		• 认真核对床号，床头卡及腕带信息	2		
		• 再次核对药物标签信息与药物是否一致	2		
	发药（20分）	• 按时发药	10		
		• 解答患者或家属有关服药的疑问	5		
		• 对于因手术、检查或外出等原因暂时不服药者，待患者返回病房或可以服药时才发药给患者，并做好交接班	5		
	协助患者服药（20分）	• 协助患者取舒适体位服药	5		
		• 自理能力完好的患者，让其自行服药，护士确认患者服药后方可离开	5		
		• 对于危重患者及不能自行服药的患者，护士应喂药；鼻饲患者将药品碾碎，从胃管注入	5		
		• 指导患者按药物性能正确服药	5		
	核对签名记录（10分）	• 患者服药后，护士再次核对并在医嘱单或服药单签名确认	5		
		• 在护理记录单上记录服药的效果、不良反应的表现及处理措施	5		
综合评价（25分）	关键环节（20分）	• 正确取药和摆药	5		
		• 按时发药	5		
		• 熟悉药物并能指导患者正确服药	5		
		• 查对到位	5		
	护患沟通（5分）	• 沟通有效，充分体现人文关怀	5		

Note

续表

项目名称	操作流程	技术要求	分值	扣分及说明	备注
操作时间		________ min			
总分			100		
得分					

（肖靖琼）

任务十八　皮内注射

【任务情景】

患者，男，70岁，因上呼吸道感染，胸痛入院。入院诊断：肺炎球菌性肺炎。医嘱：青霉素800万U静脉滴注，请护士完成青霉素皮试。

【目的】

1. 各种药物过敏试验。
2. 预防接种。
3. 作为局部麻醉的起始步骤。

【评估】

1. 评估患者的年龄、病情、心理状态及配合情况。
2. 评估患者用药史、过敏史、家族史。
3. 评估患者注射部位皮肤的情况。

【计划】

1. 护士准备　着装整洁，洗手，戴口罩。
2. 用物准备　①治疗盘：无菌治疗巾、皮肤消毒液（75%酒精）、无菌干棉签（一次性）、无菌持物钳、无菌纱布、砂轮、弯盘；②一次性1 mL注射器及4号半针头、5 mL注射器，做过敏试验时另备抢救盒（0.1%盐酸肾上腺素，地塞米松各1支，1 mL、2 mL一次性注射器），注射单或医嘱单及药液；③治疗车、免洗洗手液、锐器盒、医疗垃圾桶、生活垃圾桶。
3. 环境准备　病室清洁、光线适宜。

【实施】

操作步骤	技术要求
评估解释	• 核对患者信息，向患者解释并取得合作 • 评估患者过敏史、家族史、用药史及局部皮肤情况 • 六步洗手，戴口罩
核对检查	• 二人核对医嘱，核对床号、姓名 • 核对药液标签 • 核对药液质量

Note

续表

操作步骤	技术要求
准备药液	• 取无菌治疗巾按半铺半盖法铺于注射盘内 • 按注射单取药,查对药名、浓度、剂量、有效期,检查药液质量 • 弹下安瓿颈部药液,消毒安瓿颈部,用砂轮在安瓿颈部锯一痕迹 • 擦去锯痕处屑末,用无菌纱布包裹安瓿并折断 • 检查药液内有无碎屑 • 取一次性注射器 • 按无菌操作原则吸取药液 • 抽吸完毕,排尽空气 • 再次核对药物无误 • 将空安瓿套住针梗置于预先备好的无菌治疗巾内 • 整理治疗台
核对解释	• 备齐用物携至患者床旁,核对患者信息(床号、姓名、住院号),做好解释
暴露部位	• 协助患者取舒适的体位 • 选择合适的注射部位(如做药物过敏试验选择前臂掌侧下段)
消毒核对	• 75%酒精溶液常规消毒皮肤,待干(酒精过敏者用生理盐水消毒) • 再次核对
注射药液	• 排尽空气,调整针尖斜面 • 左手绷紧消毒区外皮肤,右手持注射器,示指抵住针栓,针头斜面向上与皮肤成5°角刺入 • 待针头斜面完全进入皮内后,放平注射器,左手拇指固定针栓,右手推注药液0.1 mL,使局部形成一个隆起的皮丘,毛孔变大,迅速拔针(勿按压针眼) • 再次核对,记录时间
教育观察	• 注意观察患者用药反应 • 交待患者注意事项:嘱患者勿按揉注射部位,暂勿离开病室,20 min后观察结果
整理记录	• 安置患者于舒适体位,放呼叫器于易取处 • 整理床单位及用物 • 六步洗手,戴口罩 • 填写护理记录单
结果判读	• 20 min后由2名护士观察结果 • 若阳性则按要求在有关医疗护理文件上记录并告诉患者及家属 • 六步洗手,记录

【注意事项】

1. 严格执行查对制度和无菌操作原则。

2. 做药物过敏试验前应详细询问用药史与过敏史。

3. 忌用碘类消毒剂,以免影响对局部反应的观察。

4. 保证进针角度准确及注入的药量准确。如对结果有怀疑,应在另一侧前臂皮内注入0.1 mL生理盐水作为对照试验。

5. 注射毕,拔针不用棉签按压,告知患者不按摩局部,与患者核对时间,嘱其休息,勿离开病室,如有不适立即告知。

【评价】

项目名称	操作流程	技术要求	分值	扣分及说明	备注
操作过程（68分）	评估解释（6分）	• 核对患者信息，向患者解释并取得合作	2		
		• 评估患者过敏史、家族史、用药史及局部皮肤情况	2		
		• 六步洗手，戴口罩	2		
	核对检查（6分）	• 二人核对医嘱，核对床号、姓名	2		
		• 核对药液标签	2		
		• 核对药液质量	2		
	准备药液（25分）	• 取无菌治疗巾按半铺半盖法铺于注射盘内	2		
		• 按注射单取药，查对药名、浓度、剂量、有效期，检查药液质量	3		
		• 弹下安瓿颈部药液，消毒安瓿颈部，用砂轮在安瓿颈部锯一痕迹	3		
		• 擦去锯痕处屑末，用无菌纱布包裹安瓿并折断	2		
		• 检查药液内有无碎屑	2		
		• 取一次性注射器	2		
		• 按无菌操作原则吸取药液	4		
		• 抽吸完毕，排尽空气	2		
		• 再次核对药物无误	2		
		• 将空安瓿套住针梗置于预先备好的无菌巾内	2		
		• 整理治疗台	1		
	核对解释（2分）	• 备齐用物携至患者床旁，核对患者信息（床号、姓名、住院号），做好解释	2		
	暴露部位（6分）	• 协助患者取舒适的体位	2		
		• 选择合适的注射部位，如做药物过敏试验选择前臂掌侧下段	4		
	消毒核对（3分）	• 75%酒精溶液常规消毒皮肤，待干（酒精过敏者用生理盐水消毒，口述）	2		
		• 再次核对	1		
	注射药液（14分）	• 排尽空气，调整针尖斜面	2		
		• 左手绷紧消毒区外皮肤，右手持注射器，示指抵住针栓，针头斜面向上与皮肤成5°角刺入	5		
		• 待针头斜面完全进入皮内后，放平注射器，左手拇指固定针栓，右手推注药液0.1 mL，使局部形成一个隆起的皮丘，毛孔变大，迅速拔针（勿按压针眼）	5		
		• 再次核对，记录时间	2		
	教育观察（6分）	• 注意观察患者用药反应	2		
		• 交待患者注意事项：嘱患者勿按揉注射部位，暂勿离开病室，20 min后观察结果	4		
操作后（12分）	整理记录（5分）	• 安置患者于舒适体位，放呼叫器于易取处	2		
		• 整理床单位及用物	1		
		• 六步洗手，戴口罩	1		
		• 填写护理记录单	1		

Note

续表

项目名称	操作流程	技术要求	分值	扣分及说明	备注
操作后（12分）	结果判读（7分）	• 20 min后由2名护士观察结果	2		
		• 若阳性则按要求在有关医疗护理文件上记录并告诉患者及家属	3		
		• 六步洗手，记录	2		
综合评价（20分）	关键环节（17分）	• 严格遵守无菌原则和查对制度	4		
		• 举止端庄，仪态大方，操作规范，熟练有序	4		
		• 有效应变，动作轻柔，操作要求在5 min内完成	3		
		• 注射部位选择正确	4		
		• 注意保护患者安全和职业防护	2		
	护患沟通（3分）	• 沟通有效，充分体现人文关怀	3		
操作时间		________ min			
总分			100		
得分					

（苏翠翠）

任务十九　皮下注射

【任务情景】

患者，男，84岁，因心肌梗死入院，行冠心病介入治疗术，术后遵医嘱需皮下注射低分子肝素3天，每隔12 h一次，每次注射剂量为5000 U。请护理人员完成此操作。

【目的】

1. 注入小剂量药物，用于不宜经口服给药，而需在一定时间内发生药效时。
2. 预防接种。
3. 局部麻醉。

【评估】

1. 评估患者的年龄、病情、心理状态及配合情况。
2. 评估患者注射部位皮肤的情况。

【计划】

1. 护士准备　着装整洁，洗手，戴口罩。
2. 用物准备　①治疗盘：无菌治疗巾、皮肤消毒液（安尔碘）、75%酒精、无菌干棉签（一次性）、砂轮、止血钳、弯盘；②注射盘、2 mL一次性注射器、注射单或医嘱单及药液；③治疗车、免洗洗手液、锐器盒、医疗垃圾桶、生活垃圾桶。
3. 环境准备　病室清洁、光线适宜。

【实施】

操作步骤	技术要求
评估解释	• 核对患者信息，向患者解释并取得合作 • 评估患者过敏史、家族史、用药史及局部皮肤情况 • 六步洗手，戴口罩
核对检查	• 二人核对医嘱，核对床号、姓名 • 核对药液标签 • 核对药液质量
准备药液	• 取无菌治疗巾按半铺半盖法铺于注射盘内 • 按注射单取药，查对药名、浓度、剂量、有效期，检查药液质量 • 弹下安瓿颈部药液，消毒安瓿颈部，用砂轮在安瓿颈部锯一痕迹 • 检查药液内有无碎屑 • 取一次性注射器 • 按无菌操作原则吸取药液 • 抽吸完毕，排尽空气 • 再次核对药物无误 • 将空安瓿套住针梗置于预先备好的无菌治疗巾内 • 整理治疗台
核对解释	• 备齐用物携至患者床旁，核对患者信息（床号、姓名、住院号），做好解释
暴露部位	• 协助患者取舒适体位 • 选择合适的注射部位（上臂三角肌下缘、腹部、后背、大腿前及外侧）
消毒核对	• 常规消毒皮肤，待干 • 再次核对
注射药液	• 排尽空气，调整针尖斜面 • 一手绷紧局部皮肤（过瘦者提起皮肤），另一手平持注射器，示指固定针栓，针头斜面向上，与皮肤成30°～40°角，快速刺入皮下，进针深度为针梗的1/2～2/3处 • 松开绷紧皮肤的手，抽吸无回血 • 缓慢注入药液 • 注射毕，干棉签轻压针刺处，快速拔针后按压片刻 • 再次核对
教育观察	• 注意观察患者用药反应 • 交待患者注意事项
整理记录	• 安置患者于舒适体位，放呼叫器于易取处 • 整理床单位及用物 • 六步洗手，取口罩 • 填写护理记录单

【注意事项】

1. 严格执行查对制度和无菌操作原则，预防感染和护理差错事故发生。
2. 进针不宜过深，以免刺入肌层；对消瘦者可捏起皮肤并减少进针角度刺入。
3. 需长期反复皮下注射者要有计划地经常更换注射部位。
4. 注意观察用药后的反应，保证准确与安全用药。

Note

【评价】

项目名称	操作流程	技术要求	分值	扣分及说明	备注
操作过程（72分）	评估解释（6分）	• 核对患者信息，向患者解释并取得合作	2		
		• 评估患者病情及局部皮肤情况	2		
		• 六步洗手，戴口罩	2		
	核对检查（6分）	• 二人核对医嘱，核对床号、姓名	2		
		• 核对药液标签	2		
		• 核对药液质量	2		
	准备药液（25分）	• 取无菌治疗巾按半铺半盖法铺于注射盘内	2		
		• 按注射单取药，查对药名、浓度、剂量、有效期，检查药液质量	3		
		• 弹下安瓿颈部药液，消毒安瓿颈部，用砂轮在安瓿颈部锯一痕迹	3		
		• 擦去锯痕处屑末，用无菌纱布包裹安瓿并折断	2		
		• 检查药液内有无碎屑	2		
		• 取一次性注射器	2		
		• 按无菌操作原则吸取药液	4		
		• 抽吸完毕，排尽空气	2		
		• 再次核对药物无误	2		
		• 将空安瓿套住针梗置于预先备好的无菌治疗巾内	2		
		• 整理治疗台	1		
	核对解释（2分）	• 备齐用物携至患者床旁，核对患者信息（床号、姓名、住院号），做好解释	2		
	暴露部位（6分）	• 协助患者取舒适的体位	2		
		• 选择合适的注射部位（上臂三角肌下缘、腹部、后背、大腿前及外侧）	4		
	消毒核对（6分）	• 常规消毒皮肤，待干	4		
		• 再次核对	2		
	注射药液（15分）	• 排尽空气，调整针尖斜面	2		
		• 一手绷紧局部皮肤（过瘦者提起皮肤），另一手平持注射器，示指固定针栓，针头斜面向上，与皮肤成30°～40°角，快速刺入皮下，进针深度为针梗的1/2、2/3处	3		
		• 松开绷紧皮肤的手，抽吸无回血	3		
		• 缓慢注入药液	3		
		• 注射完毕，干棉签轻压针刺处，快速拔针后按压片刻	2		
		• 再次核对	2		
	教育观察（6分）	• 注意观察患者用药反应	3		
		• 交待患者注意事项	3		
操作后（8分）	整理记录（8分）	• 安置患者于舒适体位，放呼叫器于易取处	2		
		• 整理床单位及用物	2		
		• 六步洗手，取口罩	2		
		• 填写护理记录单	2		

Note

续表

项目名称	操作流程	技术要求	分值	扣分及说明	备注
综合评价（20分）	关键环节（17分）	• 严格三查七对	3		
		• 操作熟练，动作轻稳	3		
		• 注射部位选择合适	3		
		• 严格执行无菌操作原则	3		
		• 注意保护患者安全和职业防护	2		
		• 操作要求在5 min内完成	3		
	护患沟通（3分）	• 沟通有效、充分体现人文关怀	3		
操作时间		________ min			
总分			100		
得分					

（王秀琴）

任务二十　肌内注射

【任务情景】

患者，男，64岁。发热，遵医嘱肌内注射抗生素。请护士正确完成患者肌内注射。

【目的】

1. 因药物或病情因素不宜采用口服给药。
2. 要求药物在短时间内发生疗效而又不适于或不必要采用静脉注射。
3. 药物激性较强或药量较大，不适于皮下注射。

【评估】

1. 评估患者的年龄、病情、心理状态及配合情况。
2. 评估患者肌内注射部分皮肤及肌肉组织情况。

【计划】

1. 护士准备　着装整洁，洗手，戴口罩。

2. 用物准备　①治疗盘：无菌治疗巾、皮肤消毒液（安尔碘）、75%酒精、无菌干棉签（一次性）、砂轮、止血钳、弯盘；②注射盘、5 mL（或2 mL）一次性注射器、注射单或医嘱单及药液；③治疗车、免洗洗手液、锐器盒、医疗垃圾桶、生活垃圾桶。

3. 环境准备　病室清洁、光线适宜。

【实施】

操作步骤	技术要求
评估解释	• 核对患者信息，向患者解释并取得合作 • 评估病情及局部皮肤情况 • 六步洗手，戴口罩

Note

续表

操作步骤	技术要求
核对检查	• 二人核对医嘱、核对床号、姓名 • 核对药液标签 • 检查药液质量
准备药液	• 取无菌治疗巾按半铺半盖法铺于注射盘内 • 按注射单取药，查对药名、浓度、剂量、有效期，检查药液质量 • 弹下安瓿颈部药液，消毒安瓿颈部，用砂轮在安瓿颈部锯一痕迹 • 擦去锯痕处屑末，用无菌纱布包裹安瓿并折断 • 检查药液内有无碎屑 • 取一次性注射器 • 按无菌操作原则吸取药液 • 抽吸完毕，排尽空气 • 再次核对药物无误 • 将空安瓿套住针梗置于预先备好的无菌治疗巾内 • 整理治疗台
核对解释	• 备齐用物携至患者床旁，核对患者信息（床号、姓名、住院号），做好解释
暴露部位	• 协助患者取舒适的体位 • 选择注射部位（臀大肌、臀中肌、臀小肌、股外侧肌、上臂三角肌） • 准确定位
消毒核对	• 常规消毒皮肤，待干 • 再次核对
注射药液	• 排尽空气，调整针尖斜面 • 左手拇指、示指绷紧皮肤，小指与无名指处夹紧一无菌干棉签，右手持针以中指固定针栓，将针头迅速垂直刺入肌内 2.5～3 cm（针梗的 2/3 处，消瘦者及小儿酌减） • 松开绷紧皮肤的手，抽吸无回血 • 缓慢注入药液 • 注射完毕，用无菌干棉签轻压针刺处，快速拔针后按压片刻 • 再次核对
教育观察	• 注意观察患者用药反应 • 交付患者注意事项
整理记录	• 安置患者于舒适体位，放呼叫器于易取处 • 整理床单位及用物 • 六步洗手，取口罩 • 填写护理记录单

【注意事项】

1. 严格执行查对制度和无菌操作原则，预防感染和护理差错事故发生。
2. 进针不宜过深，以免刺入肌层；对消瘦者可捏起皮肤并减少进针角度刺入。
3. 需长期反复皮下注射者要有计划地经常更换注射部位。
4. 注意观察用药后的反应，保证准确与安全用药。

Note

【实训评价】

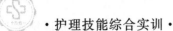

项目名称	操作流程	技术要求	分值	扣分及说明	备注
操作过程（72分）	评估解释（6分）	• 核对患者信息，向患者解释并取得合作	2		
		• 评估病情及局部皮肤情况	2		
		• 六步洗手，戴口罩	2		
	核对检查（6分）	• 二人核对医嘱，核对床号、姓名	2		
		• 核对药液标签	2		
		• 检查药液质量	2		
	准备药液（25分）	• 取无菌治疗巾按半铺半盖法铺于注射盘内	2		
		• 按注射单取药，查对药名、浓度、剂量、有效期，检查药液质量	3		
		• 弹下安瓿颈部药液，消毒安瓿颈部，用砂轮在安瓿颈部锯一痕迹	3		
		• 擦去锯痕处屑末，用无菌纱布包裹安瓿并折断	2		
		• 检查药液内有无碎屑	2		
		• 取一次性注射器	2		
		• 按无菌操作原则吸取药液	4		
		• 抽吸完毕，排尽空气	2		
		• 再次核对药物无误	2		
		• 将空安瓿套住针梗置于预先备好的无菌治疗巾内	2		
		• 整理治疗台	1		
	核对解释（2分）	• 备齐用物携至患者床旁，核对患者信息（床号、姓名、住院号），做好解释	2		
	暴露部位（8分）	• 协助患者取舒适的体位	2		
		• 选择注射部位（臀大肌、臀中肌、臀小肌、股外侧肌、上臂三角肌）	3		
		• 准确定位	3		
	消毒核对（4分）	• 常规消毒皮肤，待干	2		
		• 再次核对	2		
	注射药液（15分）	• 排尽空气，调整针尖斜面	2		
		• 左手拇指、示指绷紧皮肤，小指与无名指处夹紧一无菌干棉签，右手持针以中指固定针栓，将针头迅速垂直刺入肌内2.5～3 cm（针梗的2/3，消瘦者及小儿酌减）	3		
		• 松开绷紧皮肤的手，抽吸无回血	3		
		• 缓慢注入药液	3		
		• 注射完毕，用无菌干棉签轻压针刺处，快速拔针后按压片刻	2		
		• 再次核对	2		
	教育观察（6分）	• 注意观察患者用药反应	3		
		• 交待患者注意事项	3		
操作后（8分）	整理记录（8分）	• 安置患者于舒适体位，放呼叫器于易取处	2		
		• 整理床单位及用物	2		
		• 六步洗手，取口罩	2		
		• 填写护理记录单	2		

Note

续表

项目名称	操作流程	技术要求	分值	扣分及说明	备注
综合评价（20分）	关键环节（17分）	• 严格三查七对	3		
		• 操作熟练，动作轻稳	3		
		• 注射部位选择合适	3		
		• 严格执行无菌技术操作原则	3		
		• 注意保护患者安全和职业防护	2		
		• 操作要求在 5 min 内完成	3		
	护患沟通（3分）	• 沟通有效、充分体现人文关怀	3		
操作时间		________ min			
总分			100		
得分					

（王秀琴）

任务二十一　静脉注射

【任务情景】

患者，男，55岁。支气管哮喘史15年，遵医嘱进行10%葡萄糖溶液40 mL加氨茶碱0.25 g静脉注射，请护理人员完成静脉注射。

【目的】

1. 需迅速发生药效，尤其在急危重症时。
2. 药物不宜口服，皮下或肌内注射，只适宜经静脉给药。
3. 注入药物做某些诊断性检查。

【评估】

1. 评估患者的年龄、病情、心理状态及配合情况。
2. 评估患者穿刺部位的皮肤状态、静脉充盈程度及管壁弹性。

【计划】

1. 护士准备　着装整洁，洗手，戴口罩。
2. 用物准备　①治疗盘：无菌治疗巾、皮肤消毒液（安尔碘）、75%酒精、无菌干棉签（一次性）、砂轮、止血带、垫枕、胶布、手套、弯盘；②头皮针、一次性注射器、注射单或医嘱单及药液；③治疗车、免洗洗手液、锐器盒、医疗垃圾桶、生活垃圾桶。
3. 环境准备　病室清洁、光线适宜。

【实施】

操作步骤	技术要求
评估解释	• 核对患者信息，向患者解释并取得合作 • 评估病情及局部皮肤情况 • 六步洗手，戴口罩

Note

续表

操作步骤	技术要求
核对检查	• 二人核对医嘱,核对床号、姓名 • 核对药液标签 • 检查药液质量
准备药液	• 取无菌治疗巾按半铺半盖法铺于注射盘内 • 按注射单取药,查对药名、浓度、剂量、有效期,检查药液质量 • 弹下安瓿颈部药液,消毒安瓿颈部,用砂轮在安瓿颈部锯一痕迹 • 擦去锯痕处屑末,用无菌纱布包裹安瓿并折断 • 检查药液内有无碎屑 • 取一次性注射器 • 按无菌操作原则吸取药液 • 抽吸完毕,排尽空气 • 再次核对药物无误 • 将空安瓿套住针梗置于预先备好的无菌巾内 • 整理治疗台
核对解释	• 备齐用物携至患者床旁,核对患者信息(床号、姓名、住院号),做好解释
暴露部位	• 戴手套 • 协助患者取舒适体位 • 选择注射静脉 • 在穿刺部位的上方约 6 cm 处扎止血带
消毒核对	• 常规消毒皮肤,范围直径大于 5 cm • 再次核对
注射药液	• 排尽空气,调整针尖斜面 • 嘱患者握拳。一手拇指绷紧患者静脉下端皮肤,使静脉固定,另一手持注射器,使针头斜面朝上与皮肤成 20°角,由静脉上方或侧方刺入皮下,再沿静脉走向潜行刺入,见回血后可再顺静脉推进少许 • 松开止血带,嘱患者松拳 • 抽吸有回血 • 缓慢注入药液 • 注射完毕,用无菌干棉签沿血管方向轻压针眼处,快速拔针,并继续按压至无出血 • 再次核对
教育观察	• 注意观察患者用药反应 • 交待患者注意事项
整理记录	• 安置患者于舒适体位,放呼叫器于易取处 • 整理床单位及用物 • 六步洗手,取口罩 • 填写护理记录单

【注意事项】

1. 严格执行查对制度和无菌操作原则,预防感染和护理差错事故发生。
2. 进针不宜过深,以免刺入肌层;对消瘦者可捏起皮肤并减少进针角度刺入。
3. 需长期反复皮下注射者要有计划地经常更换注射部位。

Note

4. 注意观察用药后的反应，保证准确与安全用药。

【评价】

项目名称	操作流程	技术要求	分值	扣分及说明	备注
操作过程（72分）	评估解释（6分）	• 核对患者信息，向患者解释并取得合作	2		
		• 评估病情及局部皮肤情况	2		
		• 六步洗手，戴口罩	2		
	核对检查（6分）	• 二人核对医嘱，核对床号、姓名	2		
		• 核对药液标签	2		
		• 检查药液质量	2		
	准备药液（25分）	• 取无菌治疗巾按半铺半盖法铺于注射盘内	2		
		• 按注射单取药，查对药名、浓度、剂量、有效期，检查药液质量	3		
		• 弹下安瓿颈部药液，消毒安瓿颈部，用砂轮在安瓿颈部锯一痕迹	3		
		• 擦去锯痕处屑末，用无菌纱布包裹安瓿并折断	2		
		• 检查药液内有无碎屑	2		
		• 取一次性注射器	2		
		• 按无菌操作原则吸取药液	4		
		• 抽吸完毕，排尽空气	2		
		• 再次核对药物无误	2		
		• 将空安瓿套住针梗置于预先备好的无菌巾内	2		
		• 整理治疗台	1		
	核对解释（2分）	• 备齐用物携至患者床旁，核对患者信息（床号、姓名、住院号），做好解释	2		
	暴露部位（8分）	• 戴手套	2		
		• 协助患者取舒适的体位	2		
		• 选择注射静脉	2		
		• 在穿刺部位的上方约 6 cm 处扎止血带	2		
	消毒核对（4分）	• 常规消毒皮肤，范围直径大于 5 cm	2		
		• 再次核对	2		
	注射药液（15分）	• 排尽空气，调整针尖斜面	2		
		• 嘱患者握拳。一手拇指绷紧患者静脉下端皮肤，使静脉固定，另一手持注射器，使针头斜面朝上与皮肤成 20°角，由静脉上方或侧方刺入皮下，再沿静脉走向潜行刺入，见回血后可再顺静脉推进少许	3		
		• 松开止血带，嘱患者松拳	2		
		• 抽吸有回血	2		
		• 缓慢注入药液	2		
		• 注射完毕，用无菌干棉签沿血管方向轻压针眼处，快速拔针，并继续按压至无出血	2		
		• 再次核对	2		
	教育观察（6分）	• 注意观察患者用药反应	3		
		• 交待患者注意事项	3		

续表

项目名称	操作流程	技术要求	分值	扣分及说明	备注
操作后（8分）	整理记录（8分）	• 安置患者于舒适体位，放呼叫器于易取处	2		
		• 整理床单位及用物	2		
		• 六步洗手，取口罩	2		
		• 填写护理记录单	2		
综合评价（20分）	关键环节（17分）	• 严格三查七对	3		
		• 操作熟练，动作轻稳	3		
		• 一次性穿刺成功	3		
		• 严格执行无菌技术操作原则	3		
		• 注意保护患者安全和职业防护	2		
		• 操作要求在5 min内完成	3		
	护患沟通（3分）	• 沟通有效、充分体现人文关怀	3		
操作时间		________ min			
总分			100		
得分					

（肖靖琼）

任务二十二　静脉输液

一、静脉头皮针输液法

【任务情景】

陈大爷，反复胸闷、气促3个月，加重1天伴活动后胸痛入院。请遵医嘱给予患者静脉输液治疗。

【目的】

1. 补充水分和电解质，纠正水、电解质及酸碱失衡。
2. 补充营养，供给热能，促进组织修复。
3. 输入药物，治疗疾病。
4. 增加血容量，改善微循环。

【评估】

1. 患者病情　生命体征、意识、血液循环状况、治疗情况、自理能力、心理状态及心肺功能状况等。
2. 患者的认知反应　对药物的认知及合作程度。
3. 局部皮肤　患者局部皮肤完整性、有无感染、硬结、瘢痕等；静脉充盈及弹性；肢体活动度。

【计划】

1. 护士准备　着装整洁，洗手，戴口罩。

2. 用物准备　①治疗盘：皮肤消毒液（安尔碘）、无菌干棉签（一次性）、0.9%氯化钠溶液（250 mL塑料瓶）、输液器（单头）、输液瓶贴；②止血带、治疗巾、小垫枕、输液胶贴、血管钳、弯盘、输液执行单、输液执行记录卡;③治疗车、速干手消毒剂、锐器盒、医疗垃圾桶、生活垃圾桶;④输液架;⑤剪刀。

3. 环境准备　病室清洁、宽敞,温湿度适宜,光线充足。

4. 患者准备　排空膀胱,取舒适体位。

【实施】

操作步骤	技术要求
评估解释	• 核对患者信息,向患者解释并取得合作 • 评估患者皮肤、血管情况 • 评估环境 • 六步洗手,戴口罩
核对检查	• 二人核对医嘱、输液卡和输液瓶贴 • 核对药液标签 • 检查药液质量 • 贴瓶贴
准备药液	• 开启瓶盖 • 消毒瓶塞至瓶颈 • 检查输液器包装、有效期与质量 • 将输液器针头插入瓶塞
核对解释	• 备齐用物携至患者床旁,核对患者信息(床号、姓名、住院号),向患者及家属解释取得合作
初步排气	• 关闭调节夹,旋紧头皮针连接处 • 再次检查药液质量后挂输液瓶于输液架上 • 排气(首次排气原则不滴出药液) • 检查有无气泡
皮肤消毒	• 协助患者取舒适体位;垫小垫枕与治疗巾 • 选择静脉,扎止血带(距穿刺点上方 6～10 cm) • 消毒皮肤(直径大于 5 cm;两次消毒或遵循消毒剂使用说明书)
静脉穿刺	• 再次核对 • 再次排气至有少量药液滴出 • 检查有无气泡,取下护针帽 • 固定血管,嘱患者握拳,进针 • 见回血后再将针头沿血管方向潜行少许
固定针头	• 穿刺成功后,松开止血带,打开调节器,嘱患者松拳 • 待液体滴入通畅后用输液胶贴固定
调节滴速	• 根据患者的年龄、病情和药物性质调节滴速(口述) • 调节滴速时间至少 15 s,并报告滴速 • 实际调节滴数与报告一致 • 操作后核对患者信息 • 告知注意事项
整理记录	• 安置患者于安全舒适体位,放呼叫器于易取处 • 整理床单位及用物 • 六步洗手 • 记录输液执行记录卡 • 15～30 min 巡视病房一次(口述)

Note

续表

操作步骤	技术要求
拔针按压	• 核对解释 • 揭去输液瓶贴，轻压穿刺点上方，关闭调节夹，迅速拔针 • 嘱患者按压至无出血，并告知注意事项
安置整理	• 协助患者取安全舒适体位，询问需要 • 清理治疗用物，分类放置
洗手记录	• 六步洗手，取下口罩 • 记录输液结束时间及患者反应

【注意事项】

1. 严格执行无菌操作，预防并发症；严格执行查对制度，防止发生差错。

2. 对需要长期输液的患者应注意保护静脉，合理使用，一般先从四肢远端小静脉开始。

3. 根据病情、用药原则、药物性质，有计划地安排药物输液的顺序。如需加入药物，应注意配伍禁忌，合理安排，以尽快达到治疗目的。

4. 输液前必须排尽输液管及针头内的空气，输液中应防止液体流空，及时更换输液瓶及添加药液，输液完应及时拔针，以预防回血。

5. 进针后，应确保针头在静脉内再输入药液，以免造成组织损害。如需输入对血管刺激性大的药物，宜充分稀释，并待穿刺成功后再加药，输完应再输入一定量的0.9%氯化钠溶液，以保护静脉。

6. 在输液过程中，应加强巡视，耐心倾听患者的主诉，严密观察输液情况，注意有无局部或全身反应，以便及时处理输液故障及输液反应。

7. 保持输液器及药液的无菌状态，连续输液超过24 h应每日更换输液器。

8. 防止交叉感染，应做到“一人一巾一带”，即每人一块治疗巾（或小垫）和一条止血带。

【评价】

项目名称	操作流程	技术要求	分值	扣分及说明	备注
操作过程（70分）	评估解释（5分）	• 核对患者信息，向患者解释并取得合作	1		
		• 评估患者皮肤、血管情况	2		
		• 评估环境	1		
		• 六步洗手，戴口罩	1		
	核对检查（8分）	• 二人核对医嘱、输液卡和输液瓶贴	2		
		• 核对药液标签	2		
		• 检查药液质量	2		
		• 贴瓶贴	2		
	准备药液（7分）	• 开启瓶盖	1		
		• 消毒瓶塞至瓶颈	3		
		• 检查输液器包装、有效期与质量	2		
		• 将输液器针头插入瓶塞	1		
	核对解释（2分）	• 备齐用物携至患者床旁，核对患者信息（床号、姓名、住院号），向患者及家属解释取得合作	2		

Note

续表

项目名称	操作流程	技术要求	分值	扣分及说明	备注
操作过程（70分）	初步排气（10分）	• 关闭调节夹，旋紧头皮针连接处	2		
		• 再次检查药液质量后挂输液瓶于输液架上	1		
		• 排气（首次排气原则不滴出药液）	5		
		• 检查有无气泡	2		
	皮肤消毒（9分）	• 协助患者取舒适体位；垫小垫枕与治疗巾	2		
		• 选择静脉，扎止血带（距穿刺点上方 6～10 cm）	3		
		• 消毒皮肤（直径大于 5 cm；两次消毒或遵循消毒剂使用说明书）	4		
	静脉穿刺（15分）	• 再次核对	2		
		• 再次排气至有少量药液滴出	3		
		• 检查有无气泡，取下护针帽	2		
		• 固定血管，嘱患者握拳，进针	5		
		• 见回血后再将针头沿血管方向潜行少许	3		
	固定针头（6分）	• 穿刺成功后，松开止血带，打开调节器，嘱患者松拳	3		
		• 待液体滴入通畅后用输液胶贴固定	3		
	调节滴速（8分）	• 根据患者的年龄、病情和药物性质调节滴速（口述）	2		
		• 调节滴速时间至少 15 s，并报告滴速	2		
		• 实际调节滴数与报告一致	1		
		• 操作后核对患者信息	1		
		• 告知注意事项	2		
操作后（5分）	整理记录（5分）	• 安置患者于安全舒适体位，放呼叫器于易取处	1		
		• 整理床单位及用物	1		
		• 六步洗手	1		
		• 记录输液执行记录卡	1		
		• 15～30 min 巡视病房一次（口述）	1		
停止输液（10分）	拔针按压（5分）	• 核对解释	2		
		• 揭去输液胶贴，轻压穿刺点上方，关闭调节夹，迅速拔针	1		
		• 嘱患者按压至无出血，并告知注意事项	2		
	安置整理（2分）	• 协助患者取安全舒适体位，询问需要	1		
		• 清理治疗用物，分类放置	1		
	洗手记录（3分）	• 六步洗手，取下口罩	1		
		• 记录输液结束时间及患者反应	2		
综合评价（15分）	规范熟练（2分）	• 程序正确，操作规范，动作熟练，注意安全，按时完成	2		
	护患沟通（3分）	• 态度和蔼，自然真切，没有表演痕迹	2		
		• 沟通有效、充分体现人文关怀	1		
	关键环节（10分）	• 一次排气成功	2		
		• 一次穿刺成功	2		
		• 无菌观念强	2		
		• 查对到位	2		
		• 注意保护患者安全和职业防护	2		

Note

续表

项目名称	操作流程	技术要求	分值	扣分及说明	备注
操作时间		________ min			
总分			100		
得分					

（王秀琴）

二、静脉留置针输液

【任务情景】

患者，女，68 岁。冠心病史 20 年，三天前气促、呼吸困难加重，以“慢性心力衰竭”收入院。患者输液治疗时间较长，请为该患者进行静脉留置针输液。

【目的】

1. 补充水分和电解质，纠正水、电解质及酸碱失衡。
2. 补充营养，供给热能，促进组织修复。
3. 输入药物，治疗疾病。
4. 增加血容量，改善微循环。
5. 保护静脉，避免反复多次穿刺给患者带来痛苦及血管损伤。

【评估】

1. 患者病情　生命体征、意识、血液循环状况、治疗情况、自理能力、心理状态及心肺功能状况等。
2. 患者的认知反应　对药物及静脉留置针穿刺的认知合作程度。
3. 局部皮肤　患者局部皮肤完整性、有无感染、硬结、瘢痕等；静脉充盈及弹性；肢体活动度。

【计划】

1. 护士准备　着装整洁，洗手，戴口罩。
2. 用物准备　①治疗盘：皮肤消毒液（安尔碘）、无菌干棉签（一次性）、0.9%氯化钠（250 mL 塑料袋）、输液器（单头）、密闭式静脉留置针（直型）、无菌透明敷贴、输液胶贴或胶带；②止血带、治疗巾、小垫枕、血管钳、弯盘、输液瓶贴、输液执行单、输液执行记录卡；③治疗车、速干手消毒剂、锐器盒、医疗垃圾桶、生活垃圾桶；④输液架；⑤剪刀；⑥静脉输液仿真手臂。
3. 环境准备　病室清洁、宽敞，温湿度适宜，光线充足。
4. 患者准备　排空膀胱，取舒适体位。

【实施】

操作步骤	技术要求
评估解释	• 核对患者信息，向患者解释并取得合作 • 评估患者皮肤、血管、肢体活动情况 • 六步洗手，戴口罩
核对检查	• 二人核对医嘱、输液卡和输液瓶贴 • 核对药液标签 • 检查药液质量 • 贴瓶贴
准备药液	• 开启瓶盖 • 两次消毒瓶塞至瓶颈 • 检查输液器包装、有效期与质量 • 将输液器针头插入瓶塞

续表

操作步骤	技术要求
核对解释	• 备齐用物携至患者床旁,核对患者信息(床号、姓名、住院号),向患者解释并取得合作
初步排气	• 再次检查药液质量后将输液瓶挂于输液架上 • 检查并打开留置针包装,连接输液器 • 排空装置内气体 • 检查有无气泡
皮肤消毒	• 协助患者取舒适体位;垫小垫枕与治疗巾 • 选择静脉,扎止血带(距穿刺点上方 10 cm) • 消毒皮肤(直径不少于 8 cm;两次消毒或遵循消毒剂使用说明书)
静脉穿刺	• 再次核对 • 去除针套,再次排气至有少量药液滴出 • 检查有无气泡,旋转松动外套管 • 固定血管,嘱患者握拳,进针 • 见回血后降低角度进针少许,将软管全部送入血管内
固定针头	• 穿刺成功后,松开止血带,打开调节器,嘱患者松拳,撤出针芯 • 妥善固定,管道标签上注明置管日期、时间及签名
调节滴速	• 根据患者的年龄、病情和药物性质调节滴速(口述) • 调节滴速时间至少 15 s,并报告滴速 • 实际调节滴数与报告一致 • 操作后核对患者信息 • 告知注意事项
整理记录	• 安置患者于安全舒适体位,放呼叫器于易取处 • 整理床单位及用物 • 六步洗手 • 记录输液执行记录卡 • 15～30 min 巡视病房一次(口述)
拔针按压	• 核对解释 • 揭去敷贴,用无菌干棉签轻压穿刺点上方,关闭调节夹,迅速拔出留置针 • 嘱患者按压至无出血,并告知注意事项
安置整理	• 协助患者取安全舒适体位,询问需要 • 清理治疗用物,分类放置
洗手记录	• 六步洗手,取下口罩 • 记录输液结束时间及患者反应

【注意事项】

1. 严格执行无菌技术操作及查对制度,预防感染、护理差错事故发生。

2. 对需要长期输液的人,注意保护静脉,选择粗、直、弹性好的血管,并有计划地从远心端小静脉开始穿刺,避开静脉瓣和关节。

3. 密切观察患者穿刺局部情况,每次输液前后,均应检查穿刺部位及静脉走行方向有无红肿、疼痛与不适。如有异常情况,应及时拔出留置针并做相应处理。对仍需输液者应变换肢体重新穿刺。

4. 输液前应排尽输液管及留置针内空气;输液过程中应及时更换输液袋;输液结束应及时拔针,避

Note

免出现空气栓塞。

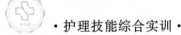

5. 对使用静脉留置针的肢体应妥善固定，尽量减少肢体活动，避免被水浸湿。有静脉留置针的肢体尽量避免下垂。

6. 输液前抽回血，再冲洗导管。如无回血，冲洗有阻力时，考虑留置针导管堵塞，应拔管，切不可用注射器用力推注，以免将凝固的血栓推进血管，造成栓塞。

7. 输液后应注入 5～10 mL 的封管液，防止发生血液凝固，堵塞输液管。

【评价】

项目名称	操作流程	技术要求	分值	扣分及说明	备注
操作过程（75 分）	评估解释（4 分）	• 核对患者信息，向患者解释并取得合作	1		
		• 评估患者皮肤、血管、肢体活动情况	2		
		• 六步洗手，戴口罩	1		
	核对检查（6 分）	• 二人核对医嘱、输液卡和输液瓶贴	2		
		• 核对药液标签	1		
		• 检查药液质量	2		
		• 贴瓶贴	1		
	准备药液（6 分）	• 开启瓶盖	1		
		• 两次消毒瓶塞至瓶颈	2		
		• 检查输液器包装、有效期与质量	2		
		• 将输液器针头插入瓶塞	1		
	核对解释（3 分）	• 备齐用物携至患者床旁，核对患者信息（床号、姓名、住院号），向患者解释并取得合作	3		
	初步排气（7 分）	• 再次检查药液质量后将输液瓶挂于输液架上	1		
		• 检查并打开留置针包装，连接输液器	2		
		• 排空装置内气体	2		
		• 检查有无气泡	2		
	皮肤消毒（8 分）	• 协助患者取舒适体位；垫小垫枕与治疗巾	2		
		• 选择静脉，扎止血带（距穿刺点上方 10 cm）	3		
		• 消毒皮肤（直径不少于 8 cm；两次消毒或遵循消毒剂使用说明书）	3		
	静脉穿刺（16 分）	• 再次核对	2		
		• 去除针套，再次排气至有少量药液滴出	3		
		• 检查有无气泡，旋转松动外套管	3		
		• 固定血管，嘱患者握拳，进针	4		
		• 见回血后降低角度进针少许，将软管全部送入血管内	4		
	固定针头（6 分）	• 穿刺成功后，松开止血带，打开调节器，嘱患者松拳，撤出针芯	3		
		• 妥善固定，管道标签上注明置管日期、时间及签名	3		
	调节滴速（10 分）	• 根据患者的年龄、病情和药物性质调节滴速（口述）	2		
		• 调节滴速时间至少 15 s，并报告滴速	2		
		• 实际调节滴数与报告一致	2		
		• 操作后核对患者信息	2		
		• 告知注意事项	2		

Note

续表

项目名称	操作流程	技术要求	分值	扣分及说明	备注
操作过程（75分）	整理记录（9分）	• 安置患者于安全舒适体位，放呼叫器于易取处	2		
		• 整理床单位及用物	2		
		• 六步洗手	2		
		• 记录输液执行记录卡	2		
		• 15～30 min巡视病房一次（口述）	1		
停止输液（10分）	拔针按压（5分）	• 核对解释	1		
		• 揭去敷贴，用无菌干棉签轻压穿刺点上方，关闭调节夹，迅速拔出留置针	2		
		• 嘱患者按压至无出血，并告知注意事项	2		
	安置整理（2分）	• 协助患者取安全舒适体位，询问需要	1		
		• 清理治疗用物，分类放置	1		
	洗手记录（3分）	• 六步洗手，取下口罩	1		
		• 记录输液结束时间及患者反应	2		
综合评价（15分）	关键环节（12分）	• 查对到位	3		
		• 无菌观念强	3		
		• 一次排气成功	2		
		• 一次穿刺成功，皮下退针应减分	2		
		• 注意保护患者安全和职业防护	2		
	护患沟通（3分）	• 沟通有效、充分体现人文关怀	3		
操作时间		________ min			
总分			100		
得分					

（王秀琴）

三、经外周中心静脉导管（PICC）输液技术

【任务情景】

患者，女，60岁。因“无明显诱因出现乏力伴胸闷、气急，活动后症状加重3周”就诊。入院后被确诊为急性单核细胞白血病，医嘱：DAH方案化疗（D表示柔红霉素、A表示阿糖胞苷、H表示三尖杉酯碱），PICC置管。护士应怎么进行PICC置管？

【目的】

1. 外周静脉穿刺困难，为患者提供中长期的静脉输液治疗。
2. 静脉输注高渗性、有刺激性的药物（如化疗药物）或行静脉高营养者（如静脉营养液）等。
3. 为周围循环衰竭的危重患者测量中心静脉压。

【评估】

1. 患者病情、意识状态、生命体征状况、用药情况、心肺功能、心理状态及认知合作程度。
2. 穿刺部位皮肤、血管的情况及肢体活动度。

Note

【计划】

1. 护士准备　着装规范，洗手，戴口罩。

2. 用物准备　①PICC 1套、输液器1套、皮尺、20 mL 注射器2个；②PICC 穿刺包、注射盘1套、无菌敷贴、止血带、胶布、小垫枕、无菌手套、肝素帽、0.9%氯化钠溶液250 mL、无菌巾、洞巾；③输液液体及药物、医嘱执行单、输液记录卡；④必要时备2%利多卡因1支、1 mL 注射器、弹力绷带。

3. 环境准备　环境整洁、安静、安全，温湿度适宜。

4. 患者准备　了解输液目的、方法、注意事项及配合要点，取舒适卧位。

【实施】

操作步骤	技术要求
核对解释	• 核对患者床号、姓名、腕带信息，解释操作目的，取得患者理解和合作
知情同意	• 告知患者或家属置管穿刺时间及可能发生的情况，签署知情同意书
摆体位	• 患者取平卧位，穿刺侧上肢外展与躯干成90°角
选择血管	• 首选右上肢贵要静脉、其次为肘正中静脉、头静脉 • 确认穿刺点(肘窝下二横指处) • 避免在感染、有瘢痕或损伤的部位穿刺；避免在乳腺癌术后患侧上肢置管
测量定位	• 测量长度：①上腔静脉测量法；从穿刺点沿静脉走向至右胸锁关节在向下至第三肘间隙；②锁骨下静脉测量法；从预测穿刺点沿静脉走向至锁骨切迹，再减去2 cm，此方法肿瘤化疗者不适宜 • 测量臂围：于肘上9 cm 处测量臂围，用于监测可能发生的并发症，如渗出栓塞等：新生儿及小儿应测双臂臂围
消毒、备包	• 患者手臂下垫治疗巾、止血带，戴无菌手套 • 以穿刺点为中心消毒，消毒皮肤直径不小于20 cm，共消毒三次，待干 • 更换第二副无菌手套，用无菌生理盐水冲洗 • 打开 PICC 穿刺包，穿刺部位上方铺无菌巾和洞巾，形成无菌区域
预冲导管	• 取出注射器抽取0.9%氯化钠溶液20 mL，预冲导管
穿刺	• 助手在距离穿刺点上方12 cm 处扎止血带使静脉充盈 • 穿刺者一手固定患者皮肤，另一手以15°～30°角进针，行静脉穿刺术 • 见回血后，减小角度再进针0.5 cm，一手保持针芯的位置，另一手推进导管鞘
撤针	• 松开止血带 • 左手示指固定导管鞘，中指轻压导管末端处上方的血管，减少血液流出，另一手从导管鞘中退出穿刺针
置管	• 用镊子夹住导管尖端，将导管缓慢均匀地置于静脉 • 在插管过程冲以中指轻压导管鞘，避免移位
撤鞘	• 插管至预计长度后，在导管鞘末端用纱布压迫止血并固定导管，撤出导管鞘
撤导丝	• 分离导管与导丝金属柄，缓慢撤出金属丝
封管	• 用生理盐水注射器抽吸回血，确定是否畅通 • 连接肝素帽或正压接头，注入0.9%生理盐水20 mL 加压封管
擦拭皮肤	• 移去洞巾，用无菌生理盐水纱布擦拭穿刺点周围皮肤，必要时涂皮肤保护剂
固定导管	• 将体外导管呈"S"形弯曲放置，用透明薄膜固定导管及穿刺部位 • 外固定器固定
整理记录	• 整理用物，协助患者取舒适卧位 • 注明穿刺日期、时间、操作者姓名 • 洗手，记录

Note

续表

操作步骤	技术要求
X线确认	• 通过X线摄片确定导管尖端位置
输液	• 同密闭式静脉输液

【注意事项】

1. 在操作过程中应严格执行无菌操作原则及查对制度，预防感染。

2. 穿刺前评估患者的静脉情况，避免在感染、有瘢痕或损伤部位及静脉瓣处穿刺。

3. 置管前应向患者或家属详细说明PICC导管的特点、置管中和留置过程中可能发生的导管相关性并发症，让患者或家属在知情同意书上签字。

4. 避免穿刺过深而损伤神经，避免穿刺进入动脉，避免损伤静脉内膜或外膜。

5. 保持进针部位皮肤的清洁、干燥，穿刺后24 h更换一次敷料，以后每周常规更换敷料1～2次。发现透明贴膜被污染、潮湿、脱落等应及时更换。

6. 输血制品、脂肪乳等高黏性的液体后，应立即用0.9%氯化钠溶液冲管，防止管腔堵塞。

7. 输液结束后，用10 mL以上注射器抽吸生理盐水或肝素液10～20 mL，以脉冲方式进行冲管，正压封管。

8. 避免在置管侧肢体进行血压测量和静脉穿刺。

9. 置管后指导患者进行适当的功能锻炼，如置管侧肢体可做屈伸、握拳等动作；置管手臂尽量少下垂，不可用力过度或提重物。

10. 密切观察穿刺局部的皮肤有无异常，如穿刺点局部有渗血或穿刺侧肢体肿胀及患者感觉到心慌不适，应及时处理。

11. 每周进行PICC置管维护一次。

12. 为有出血倾向的患者拔管时，要进行加压止血。

【评价】

项目名称	操作流程	技术要求	分值	扣分及说明	备注
操作过程（80分）	评估准备（12分）	• 评估患者病情、意识及合作程度	2		
		• 向患者解释，取得合作	2		
		• 评估穿刺部位皮肤的情况，避免在感染、有瘢痕或损伤的部位穿刺	4		
		• 环境整洁、安静、安全，温湿度适宜	2		
		• 着装规范，洗手，戴口罩	2		
	备物检查（7分）	• 备物齐全，放置合理	5		
		• 检查装置性能	2		
	置管前（25分）	• 核对患者床号、姓名、腕带信息，解释操作目的，以取得患者理解和合作	3		
		• 请患者及家属签署知情同意书	2		
		• 安置患者体位正确；平卧位穿刺侧上肢外展与躯干成90°角	3		
		• 选择穿刺部位正确，首选右上肢贵要静脉，确认穿刺点（肘窝下二横指）	3		
		• 测量长度及测量臂围方法正确	3		
		• 消毒穿刺部位皮肤方法正确，直径为10 cm，共消毒三次，待干	5		
		• 用无菌生理盐水冲洗无菌手套方法正确，建立无菌区域	3		
		• 用无菌生理盐水预冲导管	3		

Note

续表

项目名称	操作流程	技术要求	分值	扣分及说明	备注
操作过程（80分）	置管（30分）	• 在穿刺点上方12 cm处扎止血带方法正确	3		
		• 以15°～30°角进针，静脉穿刺术操作正确	3		
		• 见回血后，减小角度再进针0.5 cm，一手保持针芯的位置，另一手推进导管鞘手法正确	3		
		• 松开止血带	3		
		• 从导管鞘中撤出穿刺针方法正确	3		
		• 将导管缓慢均匀地置入静脉	3		
		• 插管至预计长度后，固定导管，撤出导管鞘方法正确	3		
		• 撤出导丝方法正确	3		
		• 用生理盐水注射器抽吸回血，确定是否畅通	3		
		• 连接肝素帽或正压接头，正压封管	3		
	置管后（6分）	• 移去洞巾，用无菌生理盐水纱布擦拭穿刺点周围皮肤，必要时涂皮肤保护剂	2		
		• 将体外导管呈“S”形弯曲放置，用透明薄膜固定导管及穿刺部位	2		
		• 通过X线摄片确定导管尖端位置	2		
操作后（7分）	整理记录（7分）	• 床单位整理符合要求	2		
		• 清理用物，污物处理正确（符合医疗废物处理原则）	3		
		• 洗手，记录	2		
综合评价（13分）	操作质量（13分）	• 操作熟练、正确、轻稳	3		
		• 无菌观念强	4		
		• 关爱患者，患者无不舒适感	3		
		• 沟通技巧运用得当	3		
操作时间		________ min			
总分			100		
得分					

（王秀琴）

任务二十三　静脉输血

【任务情景】

患者，男，58岁。因车祸，当场意识不清，二便失禁。T 39.5 ℃，P 120次/分，R 12次/分，BP 90/50 mmHg，患者呼吸不规律，局部失血过多。紧急配血输血1000 mL，请正确执行医嘱。

【目的】

1. 补充血容量，增加有效循环血量，提高血压，增加心输出量，改善微循环，用于失血、失液引起的血容量不足或休克患者。

2. 补充血红蛋白，促进血液携氧功能，纠正贫血，用于血液系统疾病引起的严重贫血和某些慢性消耗性疾病的患者。

3. 补充血小板和各种凝血因子，改善凝血功能，预防和控制出血，用于凝血功能障碍的患者。

4. 补充血浆蛋白，维持胶体渗透压，减少组织液渗出和减轻水肿，改善营养，用于低蛋白血症的患者。

5. 补充抗体、补体，增强机体抵抗力，提高机体抗感染能力，用于严重感染、细胞或体液免疫力缺乏的患者。

【评估】

1. 患者病情、意识状态、治疗情况、过敏史、心理状态及认知自理程度。

2. 局部血管皮肤及血管情况。

【计划】

1. 护士准备　着装整洁，洗手，戴口罩。

2. 用物准备　①治疗盘：皮肤消毒液（安尔碘）、无菌干棉签（一次性）、一次性输血器、生理盐水、血袋、无菌手套、输液胶贴或胶带；②止血带、治疗巾、小垫枕、血管钳、弯盘、输液瓶贴、输液执行单、输液执行记录卡；③治疗车、免洗洗手液、锐器盒、医疗垃圾桶、生活垃圾桶；④输液架；⑤剪刀。

3. 环境准备　病室清洁、宽敞，温湿度适宜，光线充足。

【实施】

操作步骤	技术要求
核对检查	• 二人核对医嘱、输液卡和瓶贴信息 • 核对药液标签 • 检查药液质量 • 贴瓶贴
准备药液	• 开启生理盐水瓶盖 • 两次消毒瓶塞至瓶颈 • 检查输血器包装、有效期与质量 • 将输血器针头插入瓶塞
核对解释	• 备齐用物携至患者床旁，核对患者信息（床号、姓名、住院号）
初步排气	• 再次检查药液质量后将输液瓶挂于输液架上 • 排空装置内气体 • 检查有无气泡
皮肤消毒	• 协助患者取舒适体位；垫小垫枕与治疗巾 • 戴手套 • 选择静脉，扎止血带（穿刺点上方 6～8 cm） • 消毒皮肤（直径不小于 5 cm；两次消毒）
静脉穿刺	• 再次核对 • 再次排气至有少量药液滴出，去除针帽 • 固定血管，嘱患者握拳，以 15°～30°角进针 • 见回血后，放平针头继续进针少许
固定针头	• 穿刺成功后，松开止血带，打开调节器，嘱患者松拳 • 观察液体滴入情况，若良好，妥善固定
调节滴速	• 根据患者的年龄、病情调节滴速（口述） • 调节滴速时间至少 15 s，并报告滴速 • 实际调节滴速与报告一致

Note

续表

操作步骤	技术要求
再次核对	• 两名护士三查八对 • 核对无误后两名护士分别签名
摇匀血液	• 通过手腕旋转轻轻摇匀储血袋内的血液
连接血袋	• 打开血袋封口，常规消毒，将输血器针头从生理盐水瓶上拔出插入血袋开口塑料管内，缓缓挂上血袋
核对调速	• 再次三查八对 • 调节滴速，开始调滴速小于 20 滴/分，观察 10～15 min 以后根据患者病情、年龄调节滴速
整理记录	• 安置患者于舒适体位，放呼叫器于易取处 • 整理床单位及用物 • 脱手套，六步洗手 • 记录输血执行记录卡，并告知输血注意事项 • 严密巡视病房(口述)
续血处理	• 若输入两袋以及以上的血液，应在上一袋血液即将滴尽时输入少量生理盐水，再用输第一袋血的方法连接下一袋继续输血
冲管拔针	• 确认输血完毕后，在血液滴尽时更换生理盐水冲管，直至血液全部输入体内 • 核对解释后拔针 • 嘱咐患者按压片刻，直至无出血，并告知注意事项
安置管理	• 协助患者取舒适体位，询问需要 • 清理治疗用物，分类放置
洗手记录	• 六步洗手，取下口罩 • 记录输血结束时间及患者反应

【注意事项】

1. 根据配血单采集血标本，禁止同时采取两个患者的血标本，以免出现差错。

2. 严格执行查对制度和操作规程，输血前须经两人核对无误后方可输入。

3. 如用库血，认真检查库血质量。

4. 输血前后及输入两袋血液之间须输入少量生理盐水。

5. 输入血液内不可随意加入其他药品，如钙剂、酸性或碱性药物、高渗或低渗溶液，以防止血液变质。

6. 在输血过程中，密切观察有无输血反应，特别是输血开始 10～15 min 内，应耐心听取患者主诉，如发生输血反应，立即报告医生配合处理，并保留余血以供检查分析原因。

【评价】

项目名称	操作流程	技术要求	分值	扣分及说明	备注
操作过程(80分)	评估解释(4分)	• 核对患者信息，向患者解释并取得合作	1		
		• 评估患者病情及局部皮肤血管情况	2		
		• 六步洗手，戴口罩	1		
	核对检查(6分)	• 二人核对医嘱、输液卡和瓶贴信息	2		
		• 核对药液标签	1		
		• 检查药液质量	2		
		• 贴瓶贴	1		

Note

续表

项目名称	操作流程	技术要求	分值	扣分及说明	备注
操作过程（80分）	准备药液（6分）	• 开启生理盐水瓶盖	1		
		• 两次消毒瓶塞至瓶颈	2		
		• 检查输液器包装、有效期与质量	2		
		• 将输血器针头插入瓶塞	1		
	核对解释（2分）	• 备齐用物携至患者床旁，核对患者信息（床号、姓名、住院号）	2		
	初步排气（3分）	• 再次检查药液质量后将输液瓶挂于输液架上	1		
		• 排空装置内气体	1		
		• 检查有无气泡	1		
	皮肤消毒（5分）	• 协助患者取舒适体位；垫小垫枕与治疗巾	1		
		• 戴手套	1		
		• 选择静脉，扎止血带（穿刺点上方 6～8 cm）	1		
		• 消毒皮肤（直径不少于 5 cm；两次消毒）	2		
	静脉穿刺（8分）	• 再次核对	2		
		• 再次排气至有少量药液滴出，去除针帽	2		
		• 固定血管，嘱患者握拳，15°～30°角进针	2		
		• 见回血后，放平针头继续进针少许	2		
	固定针头（3分）	• 穿刺成功后，松开止血带，打开调节器，嘱患者松拳	2		
		• 观察液体滴入情况，若良好，妥善固定	1		
	调节滴速（7分）	• 根据患者的年龄、病情和药物性质调节滴速（口述）	2		
		• 调节滴速时间至少 15 s，并报告滴速	3		
		• 实际调节滴速与报告一致	1		
		• 操作后核对患者	1		
	再次核对（8分）	• 两名护士三查八对	4		
		• 核对无误后两名护士分别签名	4		
	摇匀血液（4分）	• 通过手腕旋转轻轻摇匀储血袋内的血液	4		
	连接血袋（4分）	• 戴手套，打开血袋封口，常规消毒，将输血器针头从生理盐水瓶上拔出插入血袋开口塑料管内，缓缓挂上血袋	4		
	核对调速（7分）	• 再次三查八对	4		
		• 调节滴速，开始调滴速小于 20 滴/分，观察 10～15 min，以后根据患者病情、年龄调节滴速	3		
	整理记录（5分）	• 安置患者于舒适体位，放呼叫器于易取处	1		
		• 整理床单位及用物	1		
		• 脱手套，六步洗手	1		
		• 记录输血执行记录卡，并告知输血注意事项	1		
		• 严密巡视病房（口述）	1		

Note

续表

项目名称	操作流程	技术要求	分值	扣分及说明	备注
操作过程（80分）	续血处理（3分）	• 若输入两袋以及以上的血液，应在上一袋血液即将滴尽时输入少量生理盐水，再用输第一袋血的方法连接下一袋继续输血	3		
	冲管拔针（5分）	• 确认输血完毕后，在血液滴尽时更换生理盐水冲管，直至血液全部输入体内	2		
		• 核对解释后拔针	2		
		• 嘱咐患者按压片刻，直至无出血，并告知注意事项	1		
操作后（5分）	安置整理（2分）	• 协助患者取舒适体位，询问需要	1		
		• 清理治疗用物，分类放置	1		
	洗手记录（3分）	• 六步洗手，取下口罩	1		
		• 记录输血结束时间及患者反应	2		
综合评价（15分）	关键环节（12分）	• 严格查对制度	5		
		• 无菌观念强	3		
		• 一次穿刺成功	2		
		• 注意保护患者安全和职业防护	2		
	护患沟通（3分）	• 沟通有效、充分体现人文关怀	3		
操作时间		________ min			
总分			100		
得分					

（李思思）

任务二十四　静脉采血

【任务情景】

患者，男，64岁。诉胸痛、气促、呼吸困难3天，以“胸痛待查”收入院，需紧急检查电解质等以明确诊断，请正确实施血标本的采集工作。

【目的】

1. 为患者采集、留取静脉血标本，协助临床诊断疾病，为临床治疗提供依据。
2. 全血标本用于测定血液中某些物质的含量，如血糖、尿素氮。
3. 血清标本用于测定血清酶、脂类、电解质及肝功能等。
4. 血培养标本用于培养、检测血液中的病原菌。

【评估】

1. 患者病情、意识状态、治疗情况、心理状态及认知自理程度。
2. 患者皮肤、血管情况。

【计划】

1. 护士准备　着装整洁，洗手，戴口罩。

2. 用物准备　①治疗盘：皮肤消毒液(安尔碘)、无菌干棉签(两根装)、止血带、一次性采血针、一次性治疗巾、一次性手套、弯盘、小垫枕。②真空采血试管、检验标本条码。③试管架、锐器盒、免洗洗手液、医疗垃圾桶、生活垃圾桶。

3. 环境准备　病室清洁、宽敞，温湿度适宜，光线充足。

【实施】

操作步骤	技术要求
核对检查	• 二人核对医嘱及化验单 • 根据检验标本条码选择试管 • 按要求贴条码标签
核对解释	• 备齐用物携至患者床旁，核对患者信息(床号、姓名、住院号)
皮肤消毒	• 协助患者取舒适体位，垫小垫枕与一次性治疗巾 • 戴手套 • 选择静脉，扎止血带(穿刺点上方 6 cm) • 消毒皮肤(直径不小于 5 cm；两次消毒)
静脉采血	• 再次核对 • 固定血管，嘱患者握拳，进针 • 见回血后，将采血针的另一端刺入真空采血试管，使血液沿管壁缓慢注入试管 • 采集适量血液(若需继续采血，可换另一真空采血试管，如为抗凝试管，立即轻轻旋转摇动试管 8～10 次，可口述) • 松止血带，嘱患者松拳 • 用无菌干棉签轻压穿刺点上方，快速拔出针头，按压至无出血并告知患者注意事项 • 再次核对，将试管放于试管架上，脱手套
安置整理	• 整理床单位 • 协助患者取舒适体位，询问需要 • 清理治疗用物，分类处置
洗手记录	• 六步洗手，取口罩 • 记录结束时间及患者反应 • 按要求正确处理血标本

【注意事项】

1. 严格执行无菌技术操作原则和查对制度。

2. 采集标本的方法、采血量和时间要准确。

(1) 做生化检验，应在患者空腹时采集血标本，以免因进食影响检验结果。

(2) 采集细菌培养标本应尽可能在使用抗生素前或伤口局部治疗前、高热寒战期。

3. 采血时，肘部采血不要拍打患者前臂，结扎止血带的时间以 1 min 为宜，过长可导致血液成分变化，影响检验结果。

4. 根据不同的检验目的准备标本容器(全血标本用抗凝管，血清标本用干燥试管，血培养标本用专用的无菌血培养瓶)。

5. 采全血标本时注意抗凝。血液注入容器后，立即轻轻旋转摇动试管 8～10 次，使血液和抗凝剂混匀，避免血液凝固，影响检验结果。抽血清标本需用干燥注射器、针头、干燥试管，避免溶血。采集血培养标本时，应防止污染，除严格执行无菌操作原则外，抽血前应检查培养基是否符合要求，瓶塞是否干燥，培养液不宜太少。血培养标本应注入无菌容器内，不可混入消毒剂、防腐剂及药物，以免影响检验结果。

Note

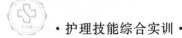

6. 严禁在输液、输血的针头处采集血标本，以免影响检验结果，最好在对侧肢体采集。

7. 同时抽取几个项目的血标本，应先注入血培养瓶，其次注入抗凝管，最后注入干燥试管，动作须迅速准确。

8. 采血时只能向外抽，而不能向静脉内推，以免注入空气，形成气栓而造成严重后果。

9. 如果使用止血带定位穿刺的静脉，再次使用时宜间隔 2 min 或以上；使用止血带时，患者不要放松拳头。

10. 用真空采血管采血时，不可先将真空采血管与采血针头相连，以免试管内负压消失而影响采血。

11. 采血部位通常为肘部静脉，当肘部静脉不明显时，可采用手背部、手腕部、腘窝部和外踝部静脉，幼儿可采用颈外静脉。

【评价】

项目名称	操作流程	技术要求	分值	扣分及说明	备注
操作过程（80 分）	评估解释（10 分）	• 二人核对患者信息，向患者解释并取得合作	2		
		• 评估患者皮肤、血管情况	2		
		• 评估患者对抽取血标本的心理反应与合作程度	2		
		• 评估患者是否按要求进行采血前准备，是否空腹	2		
		• 六步洗手，戴口罩	2		
	核对检查（8 分）	• 二人核对医嘱及化验单	2		
		• 根据检验标本条码选择试管	4		
		• 按要求贴条码标签	2		
	核对解释（6 分）	• 备齐用物携至患者床旁，核对患者信息（床号、姓名、性别、年龄、住院号）	6		
	定位消毒（10 分）	• 协助患者取舒适体位；垫小垫枕与一次性治疗巾	3		
		• 戴手套	2		
		• 选择静脉，扎止血带（穿刺点上方 6 cm）	3		
		• 消毒皮肤（直径不小于 5 cm；两次消毒）	2		
	采血（46 分）	• 再次核对	2		
		• 固定血管，嘱患者握拳，进针	2		
		• 见回血后，将采血针的另一端刺入真空采血试管，使血液沿管壁缓慢注入试管	8		
		• 按顺序拿取相应的试管	15		
		• 采集适量血液（若需继续采血，可换另一真空采血试管，如为抗凝试管，立即轻轻旋转摇动试管 8～10 次，可口述）	12		
		• 松止血带，嘱患者松拳	2		
		• 用无菌干棉签轻压穿刺点上方，快速拔出针头，按压至无出血，并告知注意事项	2		
		• 再次核对，将试管放于试管架上，脱手套	3		
操作后（10 分）	整理记录（10 分）	• 整理床单位	1		
		• 协助患者取舒适体位，询问需要	1		
		• 清理治疗用物，分类处置	2		
		• 六步洗手，取口罩	2		
		• 记录结束时间及患者反应	2		
		• 按要求正确处理血标本	2		

续表

项目名称	操作流程	技术要求	分值	扣分及说明	备注
综合评价（10分）	关键环节（7分）	• 无菌观念强	1		
		• 查对到位	1		
		• 一次穿刺成功，减轻患者痛苦	2		
		• 采血过程中避免溶血、凝血	2		
		• 注意保护患者安全和职业防护	1		
	护患沟通（3分）	• 沟通有效、充分体现人文关怀	3		
操作时间		________ min			
总分			100		
得分					

（李思思）

任务二十五　动脉血气标本采集

【任务情景】

患者，女，68岁。因出现发绀、呼吸困难来医院就诊，遵医嘱进行动脉血气标本采集。

【目的】

1. 判断呼吸功能。
2. 评估酸碱平衡状态。

【评估】

1. 患者的病情及吸氧状况。
2. 向患者解释动脉采血的目的及穿刺方法，取得患者配合。
3. 评估患者穿刺部位皮肤及动脉搏动情况。

【计划】

1. 护士准备　着装整洁，洗手，戴口罩。

2. 用物准备　①治疗盘：碘伏、棉签、2 mL肝素液、5 mL注射器（血分析专用注射器），无菌纱布、无菌木塞、带盖无菌治疗盘。②采血单、治疗巾、小垫枕、弯盘（必要时备手套）、耳温枪。③治疗车、免洗洗手液、锐气盒、医疗垃圾桶、生活垃圾桶。

3. 环境准备　病室清洁，温湿度适宜。

【实施】

主要步骤	技术要求
评估解释	• 询问、了解患者身体状况，了解患者吸氧状况或者呼吸机参数的设置，以及血红蛋白含量 • 向患者解释动脉采血的目的及穿刺方法，取得患者配合 • 评估患者穿刺部位皮肤及动脉搏动情况，选桡动脉穿刺时应先做艾伦试验 • 六步洗手，戴口罩

续表

主要步骤	技术要求
核对检查	• 二人核对医嘱、采血单 • 检查无菌物品是否在有效期 • 检查药液质量
核对解释	• 备齐用物携至患者床旁，核对患者信息(床号、姓名、住院号)
测量体温	• 用耳温枪为患者测量体温
皮肤消毒	• 协助患者取舒适体位；垫小垫枕与治疗巾，并准备无菌纱布放于治疗巾上 • 先抽取少量肝素液 0.5～1 mL 湿润注射器后排尽(或者使用专用血气针) • 消毒皮肤(直径不小于 8 cm；两次消毒)并消毒操作者示指和中指或者戴无菌手套
穿刺采血	• 再次核对 • 用已消毒的示指、中指摸清动脉搏动最强点，一手固定并绷紧患者皮肤，另一手持注射器，在搏动最强点处逆血流方向进针，进针角度分别为桡动脉 45°、股动脉 90°，缓慢进针 • 见回血时，保持该角度不变，固定，待动脉血自动顶入血气针 • 左手用无菌纱布按压穿刺点，右手拔针 • 迅速将针尖斜面全部插入橡皮塞内，已达到密封状态
标本处理	• 轻轻转动注射器将血摇匀(标本无凝固，严格隔绝空气)
整理记录	• 安置患者于舒适体位，放呼叫器于易取处 • 嘱患者按压 5～10 min，并告知注意事项 • 整理床单位及用物 • 六步洗手，取口罩 • 填写血气分析申请单 • 标本立即送检

【注意事项】

1. 严格注意无菌操作，预防感染，消毒面积为 8～10 cm。

2. 穿刺部位按压 5～10 min 至不出血为止。

3. 有出血倾向的患者慎用(不选用深动脉穿刺，按压时间延长或加压包扎)。

4. 若患者采血前饮热水、洗澡、运动，休息 30 min 后再采血。

5. 吸痰后 20 min 后再采血，呼吸机参数稳定 30 min 后，FiO_2 改变 15 min 后采血。

6. 采血前向患者解释，动作轻柔，操作熟练。

7. 做血气分析时注射器内勿有空气，必须用稀释的肝素液湿润注射器，且采血前必须将肝素液及空气排空，否则易引起酸碱失衡及氧浓度的判断误差。标本应立即送检，一般从标本采集至监测不超过 30 min，以免影响结果，特殊情况在冰箱冷藏(0～4 ℃)不超过 2 h，肝素比例控制在 1∶20，采血量在 1 mL 为宜。

8. 下肢静脉血栓患者，避免从股动脉及下肢动脉采血。

9. 如有特殊用药患者，应适当延长压迫止血时间，尽量避免进行股动脉穿刺。

10. 填写血气分析申请单时要注明采血时间、体温、患者吸氧方法、氧浓度、氧流量、机械呼吸机的各种参数等。

Note

【评价】

项目名称	操作流程	技术要求	分值	扣分及说明	备注
操作过程（65分）	评估解释（10分）	• 询问、了解患者身体状况，了解患者吸氧状况或者呼吸机参数的设置，以及血红蛋白含量	2		
		• 向患者解释动脉采血的目的及穿刺方法，取得患者配合	2		
		• 评估患者穿刺部位皮肤及动脉搏动情况，选桡动脉穿刺时应先做艾伦试验	4		
		• 六步洗手，戴口罩	2		
	核对检查（8分）	• 二人核对医嘱、采血单	2		
		• 检查无菌物品是否在有效期	4		
		• 检查药液质量	2		
	核对解释（2分）	• 备齐用物携至患者床旁，核对患者信息（床号、姓名、住院号）	2		
	测量体温（5分）	• 用耳温枪为患者测量体温	5		
	皮肤消毒（12分）	• 协助患者取舒适体位；垫小垫枕与治疗巾，并准备无菌纱布放于治疗巾上	2		
		• 先抽取少量肝素液 0.5～1 mL 湿润注射器后排尽（或者使用专用血气针）	4		
		• 消毒皮肤（直径不少于 8 cm；两次消毒）并消毒操作者示指和中指或者戴无菌手套	6		
	穿刺采血（22分）	• 再次核对	2		
		• 用已消毒的示指、中指摸清动脉搏动最强点，一手固定并绷紧患者皮肤，另一手持注射器，在搏动最强点处逆血流方向进针，进针角度分别为桡动脉 45°、股动脉 90°，缓慢进针	8		
		• 见回血时，保持该角度不变，固定，待动脉血自动顶入血气针	2		
		• 左手用无菌纱布按压穿刺点，右手拔针	4		
		• 充分排尽注射器内空气	4		
		• 迅速将针尖斜面全部插入橡皮塞内，已达到密封状态	2		
	标本处理（6分）	• 轻轻转动注射器将血摇匀（标本无凝固，严格隔绝空气）	6		
操作后（15分）	整理记录（15分）	• 安置患者于舒适体位，放呼叫器于易取处	2		
		• 嘱患者按压 5～10 min，并告知注意事项	2		
		• 整理床单位及用物	2		
		• 六步洗手，取口罩	3		
		• 填写血气分析申请单	3		
		• 标本立即送检	3		

Note

续表

项目名称	操作流程	技术要求	分值	扣分及说明	备注
综合评价（20分）	关键环节（18分）	• 一次性穿刺成功	4		
		• 标本有效	4		
		• 无菌观念强	4		
		• 查对到位	3		
		• 注意保护患者安全和职业防护	3		
	护患沟通（2分）	• 沟通有效、充分体现人文关怀	2		
操作时间		________ min			
总分			100		
得分					

（肖靖琼）

任务二十六　咽拭子标本采集

【任务情景】

患者，男，75岁。由于上呼吸道感染，出现咽部不适，护士遵医嘱进行咽拭子标本的采集。

【目的】

从咽部和扁桃体取分泌物做细菌培养或病毒分离。

【评估】

1. 患者的病情，心理状态及配合情况。
2. 患者口腔黏膜和咽部感染情况。

【计划】

1. 护士准备　衣帽整洁，洗手，戴口罩。
2. 用物准备　①化验单、咽拭子培养管、火柴、压舌板、生理盐水、手电筒、无菌生理盐水、酒精灯、小标签等；②一次性医用手套；③治疗车、免洗洗手液、锐器盒、医疗垃圾桶、生活垃圾桶。
3. 环境准备　病室清洁、安全，温湿度适宜。

【实施】

操作步骤	技术要求
核对医嘱	• 二人核对医嘱
评估解释	• 核对患者信息（床号、姓名、住院号），了解患者病情、口腔黏膜和咽部感染情况 • 向患者解释，取得合作
操作准备	• 护士准备：衣帽整洁，洗手，戴口罩 • 用物准备：化验单、咽拭子培养管、火柴、压舌板、生理盐水、手电筒、无菌生理盐水、酒精灯、小标签等

续表

操作步骤	技术要求
标本采集	• 备齐用物携至患者身旁，再次核对信息 • 戴一次性手套 • 协助患者取舒适体位，协助患者用清水漱口 • 点燃酒精灯，然后让患者张口发“啊”音，暴露喉咙（必要时用压舌板将舌头下压） • 取出培养管中的拭子，轻柔、迅速地擦拭两上腭弓、咽及腭扁桃体上的分泌物（做真菌培养时应在口腔溃疡面取分泌物） • 取毕，将试管在酒精灯火焰上消毒 • 将拭子插入试管中，塞紧瓶塞 • 贴小标签或条形码，注明标本留取时间，及时送检
整理床单位	• 操作结束后再次核对 • 向患者解释注意事项，清理用物 • 整理床单位，安置患者于舒适体位，放呼叫器于易取处
洗手、记录	• 分类处理用物 • 脱一次性手套，离手套边缘 2 cm 捏起手套污染面，翻转脱下第一只手套 • 清洁手插入第二只手套内面翻转脱下第二只手套，放入医疗垃圾桶内 • 六步洗手，干手 • 记录

【注意事项】

1. 采集标本时，方法应正确，注意培养瓶口消毒，保持容器无菌，以免影响检验结果。
2. 采集动作应轻柔，以免刺激患者咽部引起呕吐或不适。
3. 标本用于真菌培养时，应在口腔溃疡上取分泌物。
4. 最好在使用抗菌药物治疗前采集标本。
5. 避免在进食 2 h 内留取咽拭子标本，以防呕吐。棉签不要触及其他部位以免影响检验结果。

【评价】

项目名称	操作流程	技术要求	分值	扣分及说明	备注
操作过程（90 分）	核对医嘱（2 分）	• 二人核对医嘱	2		
	评估解释（10 分）	• 核对患者信息（床号、姓名、住院号），了解患者病情、口腔黏膜和咽部感染情况 • 向患者解释，取得合作	5 5		
	操作准备（10 分）	• 护士准备：衣帽整洁，洗手，戴口罩 • 用物准备：化验单、咽拭子培养管、火柴、压舌板、生理盐水、手电筒、无菌生理盐水、酒精灯、小标签等	5 5		

Note

续表

项目名称	操作流程	技术要求	分值	扣分及说明	备注
操作过程（90分）	标本采集（40分）	• 备齐用物携至患者床旁，再次核对信息	3		
		• 戴一次性手套	2		
		• 协助患者取舒适体位，协助患者用清水漱口	5		
		• 点燃酒精灯，然后让患者张口发“啊”音，暴露喉咙（必要时用压舌板将舌头下压）	5		
		• 取出培养管中的拭子，轻柔、迅速地擦拭两腭弓、咽及腭扁桃体上的分泌物（做真菌培养时应在口腔溃疡面取分泌物）	10		
		• 取毕，将试管在酒精灯火焰上消毒	5		
		• 将拭子插入试管中，塞紧瓶塞	5		
		• 贴小标签或条形码，注明标本留取时间，及时送检	5		
	整理床单位（12分）	• 操作结束后再次核对	2		
		• 向患者解释注意事项，清理用物	5		
		• 整理床单位，安置患者于舒适体位，放呼叫器于易取处	5		
	洗手、记录（16分）	• 分类处理用物	4		
		• 脱一次性手套，离手套边缘 2 cm 捏起手套污染面，翻转脱下第一只手套	3		
		• 清洁手插入第二只手套内面翻转脱下第二只手套，放入医疗垃圾桶内	3		
		• 六步洗手，干手	4		
		• 记录	2		
综合评价（10分）	关键环节（7分）	• 采集标本一次成功	3		
		• 严格执行无菌技术操作	2		
		• 职业防护观念强	2		
	护患沟通（3分）	• 沟通有效，充分体现人文关怀	3		
操作时间		________ min	100		
总分					
得分					

（肖靖琼）

任务二十七　有效咳嗽

【任务情景】

患者，男，65岁。因支气管肺炎入院，主诉有痰咳不出，请护理人员指导其进行有效咳嗽。

【目的】

1. 保持呼吸道通畅。

2. 预防患者发生窒息、吸入性肺炎、肺不张等并发症。

【评估】

1. 病室内环境整洁、通风，温湿度适宜。

2. 患者的年龄、病情、心理状态及配合情况。

【计划】

1. 护士准备 着装整洁，洗手，戴口罩。

2. 用物准备 听诊器、纸巾、治疗巾、漱口杯、弯盘，按需备枕头。

3. 环境准备 病室清洁、通风，温湿度适宜。

【实施】

操作步骤	技术要求
评估解释	• 抄写治疗单 • 检查听诊器性能 • 核对患者信息，向患者解释并取得合作 • 评估患者进食时间、肺部情况、病情、意识、合作程度 • 洗手，戴口罩
核对解释	• 备齐用物携至患者床旁，核对患者信息(床号、姓名、住院号)
安置体位	• 调节病房温度及湿度 • 询问患者需求，摇低床头，放下近侧床栏，妥善处理各种管道 • 协助患者翻身取侧卧位，面向操作者
叩背	• 检查患者背部皮肤情况 • 手掌微屈成杯状，用手腕力量，从肺底到肺尖，由外向内迅速有节奏地叩击胸背部，振动气道
铺治疗巾	• 将治疗巾铺于患者口旁，为患者准备纸巾
指导咳嗽	• 指导患者先深吸一口气，屏气 2～3 s，再用力咳嗽，并为患者示范，训练患者有效咳嗽 • 协助患者排痰，保护患者伤口，观察病情、呼吸情况 • 协助患者漱口 • 观察痰液的性状、量、颜色，听诊评估拍背排痰效果
整理记录	• 整理用物及患者床单位，协助患者取舒适卧位，按需使用床栏 • 向患者交代注意事项 • 将呼叫器放于患者易取处 • 洗手，取口罩，记录

【注意事项】

1. 拍背时体位合适，患者取半坐卧位或侧卧位、屈膝、上身前倾。

2. 指导有伤口患者双手按压在伤口部位，减轻咳嗽引起的伤口疼痛。

3. 胸部叩击时用单层薄布保护胸廓，叩击时避开乳房、心脏、骨突、拉链、纽扣处，力量适中。以患者无不适感为宜。

4. 胸部叩击每次 5～15 min，尽量安排在餐后 2 h 至餐前 30 min 完成，以免引起呕吐。

【评价】

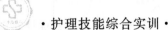

项目名称	操作流程	技术要求	分值	扣分及说明	备注
操作过程（75 分）	评估解释（16 分）	• 抄写治疗单	2		
		• 检查听诊器性能	2		
		• 核对患者信息，向患者解释并取得合作	4		
		• 评估患者进食时间、肺部情况、病情、意识、合作程度	6		
		• 洗手，戴口罩	2		
	核对检查（4 分）	• 备齐用物携至患者床旁，核对患者信息（床号、姓名、住院号）	4		
	安置体位（10 分）	• 调节病房温度及湿度	2		
		• 询问患者需求，摇低床头，放下近侧床栏，妥善处理各种管道	2		
		• 协助患者翻身取侧卧位，面向操作者	6		
	叩背（12 分）	• 检查患者背部皮肤情况	2		
		• 手掌微屈成杯状，用手腕力量，从肺底到肺尖，由外向内迅速有节奏地叩击胸背部振动气道	10		
	铺治疗巾（2 分）	• 将治疗巾铺于患者口旁，为患者准备纸巾	2		
	指导咳嗽（27 分）	• 指导患者先深吸一口气，屏气 2～3 s，再用力咳嗽，并为患者示范，训练患者有效咳嗽	9		
		• 帮助患者排痰，保护患者伤口，观察病情、呼吸情况	9		
		• 协助患者漱口	4		
		• 观察痰液的性状、量、颜色，听诊评估拍背排痰效果	5		
操作后（10 分）	整理记录（10 分）	• 整理用物及患者床单位，协助患者取舒适卧位，按需使用床栏	2		
		• 向患者交代注意事项	4		
		• 将呼叫器放于患者可及位置	2		
		• 洗手，取口罩，记录	2		
综合评价（15 分）	关键环节（10 分）	• 操作熟练、正确、轻稳	5		
		• 关爱患者，患者无不舒适感	5		
	护患沟通（5 分）	• 沟通有效、充分体现人文关怀	5		
操作时间		________ min			
总分			100		
得分					

（王秀琴）

任务二十八　呼吸功能锻炼

【任务情景】

患者，女，65 岁。由于慢性阻塞性肺疾病，反复咳嗽、咳痰，请护理人员指导其进行呼吸功能锻炼。

【目的】

1. 增加气道压力，加强胸、膈、腹肌的肌力。
2. 增大肺活量，改善心肺功能。
3. 减少发生肺部感染、肺心病、呼吸衰竭等并发症。

【评估】

1. 患者的年龄、病情、心理状态及配合情况。
2. 环境是否清洁，温湿度是否适宜。

【计划】

1. 护士准备　着装整洁，洗手，戴口罩。
2. 用物准备　多功能病床、床旁椅。
3. 环境准备　病室清洁，温湿度适宜。

【实施】

操作步骤	技术要求
评估	• 评估患者的年龄、病情、意识、治疗等情况，有无呼吸困难、窒息先兆等 • 评估心理反应和合作程度
核对解释	• 核对医嘱执行单、腕带信息、床头卡上的床号、姓名 • 解释呼吸功能锻炼的目的、方法和注意事项，取得患者配合
缩唇呼吸	• 指导患者取立位、平卧位或半卧位，两手分别放于前胸部和上腹部 • 用鼻缓慢吸气时，膈肌最大程度下降，腹肌松弛，腹部凸出，手感到腹部上抬 • 用口呼气时，腹肌收缩，膈肌松弛，膈肌随腹腔内压增加而上抬，手感到腹部下降
腹式呼吸	• 指导患者闭口经鼻吸气，然后缩唇（吹口哨样）缓慢呼气，同时收缩腹部 • 吸气与呼气时间比为 1∶2 或 1∶3
缩唇腹式呼吸	• 指导患者将缩唇呼吸和腹式呼吸的动作同时进行
观察、记录	• 观察、记录患者呼吸情况

【注意事项】

1. 缩唇大小程度与呼气流量，以能距口唇 15～20 cm 处，与口唇等高水平的蜡烛火焰随气流倾斜又不会熄灭为宜。

2. 缩唇呼吸和腹式呼吸每天训练 3～4 次，每次重复 8～10 遍，以不觉疲惫为宜。

3. 腹式呼吸需要增加能量消耗，因此指导患者只能在疾病恢复期进行训练。

【评价】

项目名称	操作流程	技术要求	分值	扣分及说明	备注
操作过程（75 分）	患者准备（10 分）	• 评估患者病情、心理	3		
		• 核对患者信息，向患者解释	4		
		• 评估患者知识水平、合作程度	3		
	环境准备（4 分）	• 整洁、安静、安全	2		
		• 温湿度适宜	2		
	护士准备（4 分）	• 着装规范	4		

Note

续表

项目名称	操作流程	技术要求	分值	扣分及说明	备注
操作过程（75分）	用物准备（7分）	• 备物齐全	3		
		• 检查装置性能	4		
	缩唇呼吸（15分）	• 指导吸气方法正确	5		
		• 指导呼气方法正确	5		
		• 吸呼气时间比正确(1∶2或1∶3)	5		
	腹式呼吸（15分）	• 指导患者取适宜体位	5		
		• 指导吸气抬腹方法正确	5		
		• 指导呼气收腹方法正确	5		
	缩唇腹式呼吸（20分）	• 指导同时进行缩唇呼吸和腹式呼吸方法正确	10		
		• 吸呼时间比正确	10		
操作后（10分）	整理（10分）	• 整理床单位符合要求	5		
		• 整理用物。污物处理正确(符合医疗废物处理原则)	5		
评价（15分）	操作质量（15分）	• 操作熟练、正确、轻稳	5		
		• 关爱患者，患者无不舒适感	5		
		• 沟通技巧运用适当	5		
操作时间		______ min			
总分					
得分					

（王秀琴）

任务二十九　呼吸机的使用

【任务情景】

患者，男，68岁。由于呼吸衰竭入院治疗，血氧饱和度85%，请护理人员遵医嘱给予患者呼吸机辅助呼吸。

【目的】

1. 改善通气功能，缓解呼吸困难。
2. 提高肺通气量，改善肺换气功能。
3. 对缺氧危象者及麻醉术中、心肺复苏、术后呼吸予以支持。

【评估】

1. 病室内环境清洁、温湿度适宜。
2. 评估患者的病情、年龄、心理状态及配合情况。

【计划】

1. 护士准备　着装整洁，洗手，戴口罩。
2. 用物准备　①无创呼吸机、一次性呼吸机管道、口鼻面罩、湿化罐、听诊器、灭菌注射用水；②治疗盘，内放75%的酒精、棉签、输液器；③治疗车、免洗洗手液、锐器盒、医疗垃圾桶、生活垃圾桶；④治疗单。

3. 环境准备　病室清洁、温湿度适宜。

【实施】

操作步骤	技术要求
评估解释	• 核对患者信息，向患者解释并取得合作 • 评估病情、意识、合作程度 • 六步洗手，戴口罩
核对检查	• 二人核对医嘱 • 检查无菌物品
核对解释	• 备齐用物携至患者床旁，核对患者信息（床号、姓名、住院号）
安置体位	• 协助患者取舒适体位，必要时协助患者排痰 • 将无创呼吸机安置于患者床的右侧，连接电源、氧源 • 六步洗手，戴口罩
安置湿化罐	• 将湿化罐打开安置于加湿器上
连接呼吸机	• 连接呼吸机各个管道及口鼻面罩 • 检查呼吸机管路分水器是否严密
准备湿化罐	• 打开无菌注射用水，用酒精棉签消毒 • 取输液器连接无菌注射用水 • 将连接好的无菌注射用水挂于呼吸机的固定架上 • 将输液器乳头部与湿化罐的注水端连接，注水至水位线 • 开湿化器，调节温度为32 ℃
调节呼吸机	• 打开呼吸机开关，调节呼吸机工作参数 • 确认呼吸机正常工作，按暂停送气键
固定面罩	• 再次核对患者 • 将呼吸机与患者正确连接 • 调节面罩松紧度，打开呼吸机送气键
整理记录	• 安置患者于舒适体位，放呼叫器于易取处 • 指导呼吸技巧，告知注意事项 • 整理床单位及用物 • 六步洗手，取口罩 • 记录

【注意事项】

1. 患者自主呼吸达不到12次/分、神志不清、烦躁不合作是绝对禁忌证。
2. 吃饭喝水时一定暂停通气，以免引起呛咳导致窒息。
3. 停电或机器故障时迅速解下头带，打开面罩。
4. 及时添加灭菌注射用水，以利痰液湿化。
5. 管道内冷凝水不可倒流入湿化器内。
6. 注意卧位合适，气道处于打开状态。
7. 上机撤机时一定先保证面罩和机器断开连接再上机和撤机，以免引起患者不适。

8. 及时评估上机后患者病情改善状况，若无改善及时通知医生准备有创机械通气。

【评价】

项目名称	操作流程	技术要求	分值	扣分及说明	备注
操作过程（73分）	评估解释（8分）	• 核对患者信息，向患者解释并取得合作	4		
		• 评估病情、意识、合作程度	2		
		• 六步洗手，戴口罩	2		
	核对检查（6分）	• 二人核对医嘱	2		
		• 检查无菌物品	4		
	核对解释（2分）	• 备齐用物携至患者床旁，核对患者信息（床号、姓名、住院号）	2		
	安置体位（8分）	• 协助患者取舒适体位，必要时协助患者排痰	4		
		• 将无创呼吸机安置于患者床的右侧，连接电源、氧源	2		
		• 六步洗手，戴口罩	2		
	安置湿化罐（2分）	• 将湿化罐打开安置于加湿器上	2		
	连接呼吸机（10分）	• 连接呼吸机各个管道及口鼻面罩	8		
		• 检查呼吸机管路分水器是否严密	2		
	准备湿化罐（14分）	• 打开无菌注射用水，用酒精棉签消毒	2		
		• 取输液器连接无菌注射用水	2		
		• 将连接好的无菌注射用水挂于呼吸机的固定架上	2		
		• 将输液器乳头部与湿化罐的注水端连接，注水至水位线	4		
		• 开湿化器，调节适宜温度为 32 ℃	4		
	调节呼吸机（13分）	• 打开呼吸机开关，调节呼吸机工作参数	8		
		• 确认呼吸机正常工作，按暂停送气键	5		
	固定面罩（10分）	• 再次核对患者	2		
		• 将呼吸机与患者正确连接	4		
		• 调节面罩松紧度，打开呼吸机送气键	4		
操作后（12分）	整理记录（12分）	• 安置患者于舒适体位，放呼叫器于易取处	2		
		• 指导呼吸技巧，告知注意事项	4		
		• 整理床单位及用物	2		
		• 六步洗手，取口罩	2		
		• 记录	2		
综合评价（15分）	关键环节（13分）	• 呼吸机管道连接正确、严密	3		
		• 呼吸机参数设置合理	3		
		• 面罩松紧适宜	3		
		• 查对到位	2		
		• 注意呼吸机报警，并及时排除	2		
	护患沟通（2分）	• 沟通有效、充分体现人文关怀	2		

Note

续表

项目名称	操作流程	技术要求	分值	扣分及说明	备注
操作时间		________ min			
总分			100		
得分					

（肖靖琼）

任务三十　常规痰标本采集

【任务情景】

患者，女，68岁。咳嗽、咳痰5天，今高热来医院就诊，护士遵医嘱进行痰标本的采集。

【目的】

1. 明确致病菌或者癌细胞，问诊断治疗提供依据。
2. 病情追踪，减少细菌耐药性。

【评估】

患者病情　意识状态、治疗情况、心理状态及认知自理程度。

【计划】

1. 护士准备　衣帽整洁，洗手，戴口罩。
2. 用物准备　治疗盘，内放化验单、痰标本容器、漱口液、小标签或条形码等；一次性橡胶手套；治疗车、免洗洗手液、锐器盒、医疗垃圾桶、生活垃圾桶；必要时备吸痰装置。
3. 环境准备　环境安全、温湿度适宜。

【实施】

操作步骤	技术要求
核对医嘱	• 二人核对医嘱
评估解释	• 核对患者信息（床号、姓名、住院号） • 向患者解释，取得合作
操作准备	• 护士准备：衣帽整洁，洗手，戴口罩 • 用物准备：化验单，痰标本容器、漱口液、小标签或条形码等。必要时备吸痰装置
标本采集	• 备齐用物携至患者床旁，再次核对患者信息 • 贴小标签或者条形码于容器上 • ①能自行留痰者： 戴一次性手套。嘱患者用温开水漱口，观察有无食物残渣 帮助患者拍背 嘱患者深呼吸数次后用力咳出气管深处的痰液于无菌痰液收集器内，盖好瓶盖 ②人工辅助呼吸者： 戴无菌手套 将无菌痰液收集器连接在负压吸引器上 打开吸引器开关，将导管插入咽喉深部，留取痰液标本5～10 mL后加盖 • 擦净患者口唇 • 注明标本留取时间，及时送检

续表

操作步骤	技术要求
整理床单位	• 操作结束后再次核对 • 向患者解释注意事项,清理用物 • 整理床单位,安置患者于舒适体位,放呼叫器于易取处
洗手、记录	• 分类处理用物 • 脱手套,离手套边缘 2 cm 捏起手套污染面,翻转脱下第一只手套 • 清洁手插入第二只手套内面翻转脱下第二只手套,放入医疗垃圾桶内 • 六步洗手,干手 • 记录

【注意事项】

1. 采集标本时,方法应正确,注意培养瓶口消毒,保持容器无菌,以免影响检验效果。
2. 标本容器加盖,避免痰中微生物散播。避免将唾液、漱口水、鼻涕等混入痰中。
3. 留取 24 h 痰液时,要注明起止时间。除 24 h 痰标本外,痰液收集时间应在清晨。
4. 查痰培养及肿瘤细胞的标本应立即送检。
5. 遵循无菌原则,每次吸痰时均需更换吸痰管,应先吸气管内,再吸口鼻处;吸痰前整理呼吸机管路,倾倒冷凝水。
6. 掌握适宜的吸痰时间。注意吸痰管插入是否顺利,遇有阻力时,应分析原因,不得粗暴操作。选择型号适宜的吸痰管,吸痰管外径应小于等于气管插管内径的 1/2。
7. 保护胸部、腹部有伤口者,防止咳嗽时伤口疼痛、裂开。

【评价】

项目名称	操作流程	技术要求	分值	扣分及说明	备注
操作过程(90 分)	核对医嘱(2 分)	• 二人核对医嘱	2		
	评估解释(10 分)	• 核对患者信息(床号、姓名、住院号) • 向患者解释,取得合作	5 5		
	操作准备(10 分)	• 护士准备:衣帽整洁,洗手,戴口罩 • 用物准备:化验单,痰标本容器、漱口液、小标签或条形码等。必要时备吸痰装置	5 5		
	标本采集(40 分)	• 备齐用物携至患者床旁,再次核对患者信息 • 贴小标签或者条形码于容器上 • ①能自行留痰者: 戴一次性手套。嘱患者用温开水漱口,观察有无食物残渣 帮助患者拍背 嘱患者深呼吸数次后用力咳出气管深处的痰液于无菌痰液收集器内,盖好瓶盖 ②人工辅助呼吸者: 戴无菌手套 将无菌痰液收集器连接在负压吸引器上 打开吸引器开关,将导管插入咽喉深部,留取痰液标本 5～10 mL 后加盖 • 擦净患者口唇 • 注明标本留取时间,及时送检	3 2 3 5 5 2 5 10 3 2		

续表

项目名称	操作流程	技术要求	分值	扣分及说明	备注
操作过程（90分）	整理床单位（12分）	• 操作结束后再次核对	2		
		• 向患者解释注意事项，清理用物	5		
		• 整理床单位，安置患者于舒适体位，放呼叫器于易取处	5		
	洗手，记录（16分）	• 分类处理用物	4		
		• 脱手套，离手套边缘 2 cm 捏起手套污染面，翻转脱下第一只手套	3		
		• 清洁手插入第二只手套内面翻转脱下第二只手套，放入医疗垃圾桶内	3		
		• 六步洗手，干手	4		
		• 记录	2		
综合评价（10分）	关键环节（7分）	• 采集标本一次成功	3		
		• 严格执行无菌技术操作	2		
		• 职业防护观念强	2		
	护患沟通（3分）	• 沟通有效、充分体现人文关怀	3		
操作时间		________ min			
总分			100		
得分					

（肖靖琼）

任务三十一 氧气吸入

【任务情景】

患者，男，65岁。由于上呼吸道感染入院治疗，今晨出现血氧饱和度偏低，遵医嘱进行吸氧。

【目的】

1. 纠正各种原因造成的缺氧状态，提高动脉血氧分压和动脉血氧饱和度，增加动脉血氧含量。
2. 促进组织的新陈代谢，维持机体生命活动。

【评估】

1. 核对患者信息，向患者解释并取得合作。
2. 评估患者缺氧、鼻腔等情况。

【计划】

1. 护士准备 着装整洁，洗手，戴口罩。

2. 用物准备 ①氧气筒及氧气架。②治疗车上层：氧气表安装盘，包括氧表装置1套（含通气管）、扳手、湿化瓶内盛1/3～1/2冷蒸馏水、弯盘、“四防”卡、输氧导管。③输氧盘：一次性单侧鼻塞、小杯（内盛清水）、电筒、剪刀、胶布、别针、棉签、输氧单、笔、弯盘。④停氧盘：纱布、弯盘、松节油、棉签。⑤治疗车下层：生活垃圾桶、医疗垃圾桶。

3. 环境准备 病室清洁、安全适宜操作。

Note

【实施】

操作步骤	技术要求
评估解释	• 核对患者信息,向患者解释并取得合作 • 评估患者缺氧、鼻腔等情况 • 六步洗手,戴口罩
核对检查	• 二人核对医嘱 • 用物准备齐全,检查所有用物完好,均在有效期内可以使用
安装氧表	• 选择挂有“满”字的氧气筒,将“四防”卡挂于氧气筒上 • 打开总开关,使小量气体从气门流出,随即迅速关上 • 安装氧表装置 • 连接通气管,安装湿化瓶 • 输氧导管连接于流量表后的输出端 • 关流量表开关,打开总开关,再开流量表开关 • 检查氧气是否畅通,有无漏气 • 关流量表开关,将输氧导管盘旋后挂在氧表装置上
给氧	• 推氧气筒至床旁 • 携输氧盘至患者床旁桌上,再次核对解释,备胶布 2 根 • 取合适体位,协助患者头部转向操作者 • 选择并清洁鼻腔 • 连接鼻塞,打开流量开关,将鼻塞没入小杯水中,观察鼻塞是否通畅,并湿润鼻塞 • 根据医嘱调节流量 • 将鼻塞轻塞入鼻孔,尾部挂于耳廓,观察患者无呛咳后,将鼻塞管用胶布固定于鼻翼及面颊部,用别针将氧气导管固定于枕旁
告知注意事项	• 观察患者面色、呼吸 • 交代患者不要随意调节流量,翻身时注意避免导管脱落
整理记录	• 在输氧单上记录,并将输氧单悬挂于氧表上 • 安置患者于舒适体位,放呼叫器于易取处 • 整理床单位及用物 • 六步洗手,取口罩 • 填写护理记录单
停止吸氧	• 六步洗手,戴口罩 • 备齐用物,携至患者床旁桌上,核对床号、姓名,向患者做好解释 • 取纱布,用纱布包裹鼻塞拔出并擦净分泌物 • 分离输氧导管 • 关流量表开关,关总开关 • 打开流量表开关,将余气放尽后,再关流量表开关 • 必要时用松节油擦去胶布痕迹 • 取下输氧单,记录停氧时间 • 安置患者于舒适体位,放呼叫器于易取处 • 整理床单位及用物 • 六步洗手,取口罩 • 填写护理记录单

Note

【注意事项】

1. 注意用氧安全，切实做好四防：防火、防油、防热、防振。

2. 使用及停用氧气时严格执行操作程序：使用氧气时，先调后用；停用氧气时，先拔后关。

3. 在使用过程中，观察患者缺氧改善情况。排除影响用氧效果的因素，按需调节流量，保持导管通畅。

4. 氧气筒内氧气不可用尽，压力表数值降至 5 kg/cm^2 即不可再用。

5. 氧气筒吸氧时悬挂有氧、无氧标志。

【评价】

项目名称	操作流程	技术要求	分值	扣分及说明	备注
给氧过程（62分）	评估解释（5分）	• 核对患者信息，向患者解释并取得合作	1		
		• 评估患者缺氧、鼻腔等情况	3		
		• 六步洗手，戴口罩	1		
	核对检查（4分）	• 二人核对医嘱	2		
		• 用物准备齐全，检查所有用物完好，均在有效期内可以使用	2		
	安装氧表（22分）	• 选择挂有“满”字的氧气筒，将“四防”卡挂于氧气筒上	2		
		• 打开总开关，使小量气体从气门流出，随即迅速关上	2		
		• 安装氧表装置	5		
		• 连接通气管，安装湿化瓶	2		
		• 输氧导管连接于流量表后的输出端	2		
		• 关流量表开关，打开总开关，再开流量表开关	5		
		• 检查氧气是否畅通，有无漏气	2		
		• 关流量表开关，将输氧导管盘旋后挂在氧表装置上	2		
	给氧（20分）	• 推氧气筒至床旁	2		
		• 携输氧盘至患者床旁桌上，再次核对解释，备胶布2根	2		
		• 取合适体位，协助患者头部转向操作者	2		
		• 选择并清洁鼻腔	4		
		• 连接鼻塞，打开流量开关，将鼻塞没入小杯水中，观察鼻塞是否通畅，并湿润鼻塞	5		
		• 根据医嘱调节流量，将鼻塞轻塞入鼻孔，尾部挂于耳廓，观察患者无呛咳后，将鼻塞管用胶布固定于鼻翼及面颊部，用别针将氧气导管固定于枕旁	5		
	告知注意事项（6分）	• 观察患者面色、呼吸	3		
		• 交代患者不要随意调节流量和翻身时注意避免导管脱落	3		
	整理记录（5分）	• 在输氧单上记录，并将输氧单悬挂于氧表上	1		
		• 安置患者于舒适体位，放呼叫器于易取处	1		
		• 整理床单位及用物	1		
		• 六步洗手，取口罩	1		
		• 填写护理记录单	1		

Note

续表

项目名称	操作流程	技术要求	分值	扣分及说明	备注
停氧过程（23分）	停止吸氧（23分）	• 六步洗手，戴口罩	2		
		• 备齐用物，携至患者床旁桌上，核对床号、姓名，向患者做好解释工作	2		
		• 取纱布，用纱布包裹鼻塞拔出并擦净分泌物	2		
		• 分离输氧导管	3		
		• 关流量表开关，关总开关	3		
		• 打开流量表开关，将余气放尽后，再关流量表开关	1		
		• 必要时用松节油擦去胶布痕迹	2		
		• 取下输氧单，记录停氧时间	2		
		• 安置患者于舒适体位，放呼叫器于易取处	2		
		• 整理床单位及用物	2		
		• 六步洗手，取口罩	1		
		• 填写护理记录单	1		
综合评价（15分）	关键环节（12分）	• 熟练安装、使用氧气表及各附件	5		
		• 湿化液配制及氧流量调节符合病情需要	3		
		• 插入鼻塞时患者无不适，鼻塞固定良好	2		
		• 用氧效果好，各种缺氧症状有所改善	2		
	护患沟通（3分）	• 沟通有效、充分体现人文关怀	3		
操作时间		________ min			
总分			100		
得分					

（王　芃）

任务三十二　雾化吸入

【任务情景】

患者，男，65岁。反复咳白色黏稠痰，痰多不易咳出，遵医嘱给予雾化吸入。

【目的】

1. 湿化气道，改善通气功能。
2. 控制和预防呼吸道感染，消除炎症。
3. 解除支气管痉挛，改善呼吸道通气状况。

【评估】

1. 核对患者信息，向患者解释并取得合作。
2. 评估患者呼吸道情况及配合程度。

【计划】

1. 护士准备　着装整洁，洗手，戴口罩。

2. 用物准备　①治疗车上层：超声雾化吸入器一套、螺纹管、口含嘴、治疗盘、冷蒸馏水、吸水管、治疗碗、弯盘、水温计、治疗巾、消毒液，按医嘱准备药液、注射器、手电筒、手消毒液、按需备电源插座。②治疗车下层：生活垃圾桶、医疗垃圾桶。

3. 环境准备　病室清洁、安全、温湿度适宜。

【实施】

操作步骤	技术要求
评估解释	• 核对患者信息，向患者解释并取得合作 • 评估患者呼吸道及配合程度 • 六步洗手，戴口罩
核对检查	• 二人核对医嘱 • 核对药液标签 • 检查药液质量
准备	• 检查机器性能 • 向水槽内加入冷蒸馏水 • 遵医嘱将药液稀释至 10～20 mL 并注入雾化器雾化罐内
雾化吸入	• 携用物至患者床旁，再次核对患者信息 • 超声雾化吸入器插电源 • 协助患者取舒适的体位，将治疗巾垫于患者颌下 • 消毒手后连接螺纹管及口含嘴 • 打开雾化开关，调节雾化时间、雾量 • 协助患者将口含嘴放入口中，指导患者紧闭嘴唇深吸气，用鼻呼气，如此反复，直到药液吸完为止
停止雾化	• 治疗完毕协助患者取下口含嘴 • 先关雾化开关，再关电源开关 • 协助患者擦干面部 • 进行健康指导或协助患者排痰（根据情况给予拍背、指导有效咳嗽）
整理记录	• 安置患者于舒适体位，放呼叫器于易取处 • 整理床单位及用物 • 六步洗手 • 填写护理记录单

【注意事项】

1. 使用前检查雾化器各部件是否完好，有无松动、脱落等异常情况。

2. 水槽底部的晶体换能器和雾化罐底部的透声膜薄而脆，易碎，操作及清洗时注意动作轻稳，避免损坏。

3. 水槽内应保持足够的水量，虽有缺水保护装置，但不可在缺水状态下长时间开机，水槽内切忌加入温水或热水，使用时水温不宜超过 50 ℃。连续使用时中间需间隔 30 min。

4. 雾化器使用后，雾化罐、螺纹管、面罩或口含嘴应浸泡消毒 1 h，防止交叉感染。

5. 观察患者痰液排出是否困难，若因黏稠的分泌物经湿化后膨胀致痰液不易咳出时，应予以拍背协助痰液排出，必要时吸痰。

【评价】

项目名称	操作流程	技术要求	分值	扣分及说明	备注
操作流程（85分）	评估解释（9分）	• 核对患者信息，向患者解释并取得合作	3		
		• 评估患者呼吸道情况及配合程度	3		
		• 六步洗手，戴口罩	3		
	核对检查（9分）	• 二人核对医嘱	3		
		• 核对药液标签	3		
		• 检查药液质量	3		
	准备（14分）	• 检查机器性能	3		
		• 向水槽内加入冷蒸馏水	5		
		• 遵医嘱将药液稀释至10～20 mL并注入雾化器雾化罐内	6		
	雾化吸入（30分）	• 携用物至患者床旁，再次核对患者信息	4		
		• 超声雾化吸入器插电源	3		
		• 协助患者取舒适的体位，将治疗巾垫于患者颌下	5		
		• 消毒手后连接螺纹管及口含嘴	6		
		• 打开雾化开关，调节雾化时间、雾量	6		
		• 协助患者将口含嘴放入口中，指导患者紧闭嘴唇深吸气，用鼻呼气，如此反复，直到药液吸完为止	6		
	停止雾化（15分）	• 治疗完毕协助患者取下口含嘴	3		
		• 先关雾化开关，再关电源开关	4		
		• 协助患者擦干面部	2		
		• 进行健康指导或协助患者排痰（根据情况给予拍背、指导有效咳嗽）	6		
	整理记录（8分）	• 安置患者于舒适体位，放呼叫器于易取处	2		
		• 整理床单位及用物	2		
		• 六步洗手	2		
		• 填写护理记录单	2		
综合评价（15分）	评价（12分）	• 患者/家属对所给予的解释和护理表示理解和满意	4		
		• 操作规范、安全，达到预期目标	4		
		• 选择的雾化装置和设置的雾化参数合适、正确	4		
	护患沟通（3分）	• 沟通有效，充分体现人文关怀	3		
操作时间		________ min			
总分			100		
得分					

（肖靖琼）

Note

任务三十三　经口、鼻腔吸痰

【任务情景】

患者，男，60 岁。由于上呼吸道感染，痰液黏稠不易咳出，护士遵医嘱进行吸痰。

【目的】

1. 清除呼吸道分泌物，保持呼吸道通畅。

2. 促进呼吸功能，改善肺通气。

3. 预防并发症发生。

【评估】

1. 核对患者信息，向患者及其家属解释并取得合作。

2. 评估患者痰液部位、缺氧状况、鼻腔状况等情况。

【计划】

1. 护士准备　着装整洁，洗手，戴口罩。

2. 用物准备　①电动吸引器或中心吸引。②治疗车上层：治疗盘、弯盘、治疗碗 2 个、吸引管、试管（内盛有 0.5%优氯净消毒液，置于床头栏处，可消毒吸引接头）、一次性使用吸痰管至少 2 套（每套内含无菌手套 1 只、消毒无菌润滑吸痰管 1 根）、听诊器、快速手消毒液、手电筒、护理记录单、卫生纸，必要时备压舌板、开口器、舌钳、口咽通气管、鼻咽通气管及电源插线板等。③治疗车下层：生活垃圾桶、医疗垃圾桶。

3. 环境准备　病室清洁、安全，温湿度适宜。

【实施】

操作步骤	技术要求
评估解释	• 核对患者信息，向患者及其家属解释并取得合作 • 评估患者痰液部位、缺氧状况、鼻腔状况等情况 • 六步洗手，戴口罩
核对检查	• 二人核对医嘱 • 检查用物均在有效期内可以使用
吸痰前准备	• 备齐用物携至患者床旁，再次核对患者信息（床号、姓名、住院号） • 再次六步洗手 • 协助患者取舒适卧位，头转向一侧，面向操作者并稍向后仰，铺治疗巾于患者颌下 • 连接吸引装置，打开吸痰器开关，检查吸痰器性能，调节压力（成人为 100～200 mmHg，小儿小于 100 mmHg） • 核对吸痰管型号、有效期，打开吸痰管，戴无菌手套，右手持吸痰管，将吸痰管盘绕在手中，左手连接负压管，必要时润滑吸痰管
吸痰操作	• 嘱患者头略向后仰、张口，昏迷患者可用压舌板和开口器协助张口 • 未戴无菌手套的手翻折吸痰管末端，戴无菌手套的手持吸痰管前段，插入口咽部（10～15 cm），清醒患者鼓励其咳嗽 • 松开吸痰管末端，将吸痰管左右旋转、向上提拉，先吸口咽部分泌物，再吸气管内分泌物，每次吸引时间不超过 15 s，两次间隔 3～5 min • 冲洗吸痰管和负压吸引管 • 更换吸痰管，同法插入鼻腔吸出鼻咽部分泌物 • 吸痰结束，取下吸痰管，关闭负压 • 观察患者呼吸道通畅情况，有无吸痰导致的并发症

续表

操作步骤	技术要求
整理记录	• 安置患者于舒适体位,放呼叫器于易取处 • 整理床单位及用物 • 六步洗手,取口罩 • 填写护理记录单

【注意事项】

1. 吸痰前,检查电动吸引器性能是否良好,连接是否正确。

2. 吸痰动作轻稳,防止呼吸道黏膜损伤。

3. 吸痰前后应给予高流量吸氧,吸痰时间不宜超过 15 s,如痰液较多,需要再次吸引,应间隔 3～5 min,待 SpO_2 上升后再吸。

4. 严格执行无菌操作,一根吸痰管只能使用一次。

5. 患者痰液黏稠时可以配合翻身叩背、雾化吸入。

6. 患者发生缺氧,如出现发绀、心率下降等症状时,应当立即停止吸痰,休息后再吸。

7. 电动吸引器连续使用时间不宜过久;储液瓶内液体达 2/3 满时,应及时倾倒,以免液体过多吸入马达内损坏仪器。储液瓶内应放少量消毒液,使吸出液不致黏附于瓶底,便于清洗消毒。

8. 观察患者痰液性状、颜色、量。

【评价】

项目名称	操作流程	技术要求	分值	扣分及说明	备注
操作步骤(80 分)	评估解释(6 分)	• 核对患者信息,向患者家属解释并取得合作	2		
		• 评估患者痰液部位、缺氧状况、鼻腔状况等情况	3		
		• 六步洗手,戴口罩	1		
	核对检查(4 分)	• 二人核对医嘱	2		
		• 检查用物均在有效期内可以使用	2		
	二次核对(2 分)	• 备齐用物携至患者床旁,再次核对患者信息(床号、姓名、住院号)	2		
	吸痰前准备(23 分)	• 再次六步洗手	3		
		• 协助患者取舒适卧位,头转向一侧,面向操作者并稍向后仰,铺治疗巾于患者颌下	3		
		• 连接吸引装置,打开吸痰器开关,检查吸痰器性能,调节压力(成人为 100～200 mmHg,小儿小于 100 mmHg)	5		
		• 核对吸痰管型号、有效期,打开吸痰管,戴无菌手套	6		
		• 右手持吸痰管,将吸痰管盘绕在手中,左手连接负压管,必要时润滑吸痰管	6		
	吸痰操作(40 分)	• 嘱患者头略向后仰、张口,昏迷患者可用压舌板和开口器协助张口	4		
		• 未戴无菌手套的手翻折吸痰管末端,戴无菌手套的手持吸痰管前段,插入口咽部(10～15 cm),清醒患者鼓励其咳嗽	8		
		• 松开吸痰管末端,将吸痰管左右旋转、向上提拉,先吸口咽部分泌物,再吸气管内分泌物,每次吸引时间不超过 15 s,两次间隔 3～5 min	8		

续表

项目名称	操作流程	技术要求	分值	扣分及说明	备注
操作步骤（80分）	吸痰操作（40分）	• 冲洗吸痰管和负压吸引管	4		
		• 更换吸痰管，同法插入鼻腔吸出鼻咽部分泌物	8		
		• 吸痰结束，取下吸痰管，关闭负压	4		
		• 观察患者呼吸道通畅情况，有无吸痰导致的并发症	4		
	整理记录（5分）	• 安置患者于舒适体位，放呼叫器于易取处	2		
		• 整理床单位及用物	1		
		• 六步洗手，取口罩	1		
		• 填写护理记录单	1		
综合评价（20分）	关键环节（17分）	• 吸痰动作轻稳，防止呼吸道黏膜损伤	3		
		• 吸痰前后应给予高流量吸氧，吸痰时间不宜超过 15 s，如痰液较多，需要再次吸引，应间隔 3～5 min，待 SpO_2 上升后再吸	3		
		• 严格执行无菌操作，一根吸痰管只能使用一次	3		
		• 患者痰液黏稠时可以配合翻身叩背、雾化吸入	4		
		• 患者发生缺氧，如出现发绀、心率下降等症状时，应当立即停止吸痰，休息后再吸	4		
	护患沟通（3分）	• 沟通有效、充分体现人文关怀	3		
操作时间		______ min			
总分			100		
得分					

（肖靖琼）

任务三十四　自动洗胃机洗胃

【任务情景】

患者，女，62 岁。因为和家人吵架，赌气喝农药，遵医嘱给予患者洗胃。

【目的】

1. 清除胃内毒物，减少毒物吸收。
2. 减轻胃黏膜水肿和炎症，利于吻合口的愈合。

【评估】

1. 评估患者年龄、病情、意识状态、生命体征、口鼻黏膜有无损伤、有无活动义齿、有无洗胃禁忌证。
2. 向神志清楚的患者解释洗胃的目的、方法、步骤及注意事项，以取得合作。

【计划】

1. 护士准备　着装整洁，洗手，戴口罩。
2. 用物准备　①自动洗胃机装置一套、电源、接线板；②治疗盘、手套、听诊器、电筒、一次性胃管、

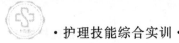

50 mL 注射器、口含嘴、洗胃包(标本瓶、石蜡油棉签、纱布、弯盘、治疗碗)一次性治疗巾 2 块、胶布、别针、水温计、毛巾、漱口液、吸管、酌情备压舌板、开口器、舌钳;③橡胶围裙、洗胃液 10000～20000 mL(温度 25～38 ℃)、清洁及污物桶;④治疗车、免洗洗手液、医疗垃圾桶、生活垃圾桶。

3. 环境准备　病室清洁、安全,适宜操作。

【实施】

操作步骤	技术要求
评估解释	• 评估患者年龄、病情、意识状态、生命体征、口鼻黏膜有无损伤、有无活动义齿、有无洗胃禁忌证 • 向神志清楚的患者解释洗胃的目的、方法、步骤及注意事项,以取得合作 • 洗手,戴口罩
置胃管	• 正确连接自动洗胃机各管路,检查自动洗胃机运转情况,测水温、携用物至床旁 • 再次核对并解释 • 轻症患者取坐位或半坐卧位,头偏向一侧;中毒较重的患者取左侧卧位;昏迷患者取去枕平卧位,头偏向一侧,必要时约束 • 插管:经口腔或鼻腔插入 45～55 cm • 初步固定 • 确认胃管在胃内:抽胃液(留标本送检)、有无气泡冒出、听气过水声
洗胃	• 将胃管与自动洗胃机上对应的胃管软管相接,各管道放入相应的桶内 • 按下“手吸”键,吸出胃内容物,再按“自控”键进行反复冲洗,直至洗出液澄清无味为止。每次进液量成人 300～500 mL,小儿 50～200 mL,不宜过多,注意进出平衡 • 洗胃完毕,断开胃管,根据病情或遵医嘱从胃管注入解毒剂、活性炭、导泻药等(50%硫酸镁或 20%甘露醇 250 mL),然后翻折胃管,嘱患者深呼吸并迅速拔出胃管
停机整理	• 协助患者取舒适卧位 • 将自动洗胃机连接管(3 根)同时放入清水桶,按“自控”键清洗自动洗胃机 • 断开电源,随后将连接管及储物瓶取下,洗净泡在消毒液中,30 min 后取出安装好,使机器处于备用状态
记录	• 洗手,脱口罩 • 记录洗胃液名称、量,洗出液的颜色、气味、性状、量,患者的全身反应 • 清醒患者要与其交代注意事项

【注意事项】

1. 宜选用粗口径胃管。

2. 机器工作时要水平放置;灌洗液与自动洗胃机处于同一水平并与患者在相近高度,排水管低于患者。

3. 严格遵医嘱配制洗胃液,洗胃液入量与出量要相等。

4. 毒物不明时洗胃液可暂时使用温开水或等渗盐水。

5. 洗胃过程中患者出现腹痛、洗出液呈现血性或患者出现神志不清、虚脱表现,应立即停止,并通知医生处理。

6. 吞服强酸强碱者禁忌洗胃,消化道溃疡、食管胃底静脉曲张、胃癌患者一般不予洗胃。

7. 清醒合作的患者可取半坐卧位,操作时注意安全。

8. 洗胃液温度为 25～38 ℃。

9. 洗胃结束后及时清洗、消毒机器并登记。

Note

【评价】

项目名称	操作流程	技术要求	分值	扣分及说明	备注
操作前（7分）	仪表（2分）	• 着装规范	2		
	用物准备（5分）	• 用物齐全	5		
操作过程（80分）	洗手核对（4分）	• 洗手，戴口罩	2		
		• 核对医嘱	2		
	评估病情（15分）	• 患者年龄、病情、意识状态、生命体征、口鼻黏膜有无损伤、有无活动义齿	5		
		• 有无洗胃禁忌证	5		
		• 向神志清楚的患者解释洗胃的目的、方法、步骤及注意事项，以取得合作	5		
	连接自动洗胃机（9分）	• 正确连接自动洗胃机各管路	4		
		• 接通电源，检查自动洗胃机运行是否正常	3		
		• 测洗胃液温度	2		
	置胃管（18分）	• 携用物至床旁	1		
		• 再次核对	2		
		• 协助患者取合适体位（轻症患者取坐位或半坐卧位，头偏向一侧；中毒较重的患者取左侧卧位；昏迷患者取去枕平卧位，头偏向一侧。必要时约束）	3		
		• 颌下垫治疗巾	1		
		• 检查洗鼻孔	2		
		• 检查胃管，测量胃管长度，并置管	5		
		• 检查胃管是否在胃内（做一种，口述另外两种）	2		
		• 留取标本送检	2		
	洗胃（19分）	• 将胃管与自动洗胃机上对应的胃管软管相接，各管道放入相应的桶内	3		
		• 按下“手吸”键，吸出胃内容物，再按“自控”键进行反复冲洗，直至洗出液澄清无味为止。每次进液量成人300～500 mL，小儿50～200 mL，不宜过多，注意进出平衡	9		
		• 洗胃完毕，断开胃管，根据病情或遵医嘱从胃管注入解毒剂、活性炭、导泻药等（50%硫酸镁或20%甘露醇250 mL），然后翻折胃管，嘱患者深呼吸并迅速拔出胃管	7		
操作后（15分）	整理、消毒（8分）	• 协助患者取舒适卧位	2		
		• 将自动洗胃机连接管（3根）同时放入清水桶，按“自控”键清洗自动洗胃机	3		
		• 断开电源，随后将连接管及储物瓶取下洗净泡在消毒液中，30 min后取出安装好，使机器处于备用状态	3		
	记录（7分）	• 洗手，脱口罩	2		
		• 记录洗胃液名称、量，洗出液的颜色、气味、性状、量，患者的全身反应	3		
		• 清醒患者要与其交代注意事项，报告操作完毕（计时结束）	2		

Note

续表

项目名称	操作流程	技术要求	分值	扣分及说明	备注
综合评价（13分）	关键环节（13分）	• 用物齐全，一项不齐扣0.5分	1		
		• 评估全面完整	2		
		• 沟通交流恰当，充分体现人文关怀	3		
		• 仪器连接，使用正确，遵循先吸后洗的原则	2		
		• 洗胃溶液选择正确	2		
		• 记录及时、完整	2		
		• 按时完成，超时30 s扣1分	1		
操作时间		________ min			
总分			100		
得分					

（肖靖琼）

任务三十五　压疮护理

【任务情景】

患者，男，65岁。因消化道肿瘤入院。患者进食少，营养状况差，压疮评估为高风险，伴发热，患者心情抑郁，拒绝配合。作为护士应注意什么？该如何进行皮肤护理？

【目的】

1. 促进皮肤血液循环，使卧床患者舒适，防止压疮发生。
2. 为有压疮的患者实施恰当的护理措施，促进压疮愈合。

【评估】

1. 患者病情、意识状况、治疗情况、心理状态及认知合作程度。
2. 评估患者受压部位的皮肤及肢体活动情况。

【计划】

1. 护士准备　衣帽整洁，洗手，戴口罩。
2. 用物准备　①护理车；②浴巾、小毛巾；③面盆（内盛50～52 ℃温水）；④翻身记录卡、笔；⑤视病情准备防压用具：透明贴或减压贴、保护膜等；⑥翻身枕；⑦酌情备屏风、床刷、床单。
3. 环境准备　环境安全，温湿度适宜。

【实施】

操作步骤	技术要求
核对准备	• 核对医嘱、治疗卡信息 • 六步洗手，戴口罩

续表

操作步骤	技术要求
翻身观察	• 备齐用物携至患者床旁,核对患者信息(床号、姓名、性别、年龄、住院号) • 移开床旁桌,距床约 20 cm,将已备好温水的面盆放于床旁桌上 • 移开床旁椅至适当处 • 松开床尾盖被,解开患者衣领,松裤带,撤去翻身枕或将防压用具置于床旁椅上 • 根据病情,协助患者取适当卧位,依次观察患者一侧身体突出部位(耳廓、肩、肘、腕、指关节、髋、膝、踝、足跟、趾关节),温水擦洗,必要时使用透明贴或减压贴
擦洗按摩	• 露出患者背部、盖好浴巾,观察患者枕部、肩胛、骶尾部和肛周等部位,温水擦洗,必要时使用透明贴或减压贴 • 协助患者翻身,依次观察患者另一侧身体突出部位(耳廓、肩、肘、腕、指关节、髋、膝、踝、足跟、趾关节),温水擦洗,必要时使用透明贴或减压贴 • 按摩全背部及骨隆突处,局部以手掌大小鱼际紧贴皮肤,压力由轻到重,再由重到轻做环行按摩,每次 3～5 min
擦干穿衣	• 协助患者穿好衣裤,按翻身记录卡上的记录取合适体位 • 保护骨隆突处及易受压部位,避免局部受压,可在身体空隙处垫软垫等保护,有条件者给予气垫床 • 定时翻身(每 2 h 翻身 1 次,必要时 1 h 翻身 1 次)
整理床单位	• 扫净、拉平床单 • 还原床旁桌和床旁椅
安置整理	• 协助患者取舒适体位,询问需要 • 酌情开门窗及拆去屏风 • 清理治疗用物,分类处置
洗手记录	• 六步洗手,取口罩 • 记录护理时间及患者反应

【注意事项】

1. 协助患者翻身时应避免拖、拉、推等动作,以防擦破皮肤。
2. 保持床铺清洁、干燥、平整、无碎屑。
3. 保持患者皮肤清洁、干燥,大小便失禁、呕吐及出汗者,应及时用温热水擦洗干净,及时更换衣裤、被褥。
4. 如局部出现压疮的早期症状,不要在该处按摩。
5. 翻身、按摩时,注意保暖,勿使患者受凉。
6. 操作过程中注意观察患者病情。
7. 操作中进行有效的护患沟通。

【评价】

项目名称	操作流程	技术要求	分值	扣分及说明	备注
操作过程(80分)	评估解释(5分)	• 二人核对患者信息,向患者解释并取得合作	1		
		• 评估患者受压部位的皮肤情况	2		
		• 关好门、窗,必要时用屏风遮挡	1		
		• 按需给患者使用便器	1		

Note

续表

项目名称	操作流程	技术要求	分值	扣分及说明	备注
操作过程（80分）	核对准备（5分）	• 核对医嘱、治疗卡	3		
		• 六步洗手，戴口罩	2		
	翻身观察（26分）	• 备齐用物携至患者床旁，核对患者信息（床号、姓名、住院号）	3		
		• 移开床旁桌，距床约 20 cm，将已备好温水的面盆放于床旁桌上	4		
		• 移开床旁椅至适当处	2		
		• 松开床尾盖被，解开患者衣领，松裤带，撤去翻身枕或将防压用具置于床旁椅上	4		
		• 根据病情，协助患者取适当卧位，依次观察患者一侧身体突出部位（耳廓、肩、肘、腕、指关节、髋、膝、踝、足跟、趾关节），温水擦洗，必要时使用透明贴或减压贴	13		
	擦洗按摩（30分）	• 露出患者背部、盖好浴巾，观察患者枕部、肩胛、骶尾部和肛周等部位，温水擦洗，必要时使用透明贴或减压贴	10		
		• 协助患者翻身，依次观察患者另一侧身体突出部位（耳廓、肩、肘、腕、指关节、髋、膝、踝、足跟、趾关节），温水擦洗，必要时使用透明贴或减压贴	10		
		• 按摩全背部及骨隆突处：局部以手掌大小鱼际紧贴皮肤，压力由轻到重，再由重到轻做环行按摩，每次 3～5 min	10		
	擦干穿衣（10分）	• 协助患者穿好衣裤，按翻身记录卡上的记录取合适体位	3		
		• 保护骨隆突处及易受压部位，避免局部受压，可在身体空隙处垫软垫等保护，有条件者给予气垫床	4		
		• 定时翻身（每 2 h 翻身 1 次，必要时 1 h 翻身 1 次）	3		
	整理床单位（4分）	• 扫净、拉平床单	2		
		• 还原床旁桌和床旁椅	2		
操作后处理（10分）	安置处理（6分）	• 协助患者取舒适体位，询问需要	2		
		• 酌情开门窗及拆去屏风	2		
		• 清理治疗用物，分类处置	2		
	洗手记录（4分）	• 六步洗手，取口罩	2		
		• 记录护理时间及患者反应	2		
综合评价（10分）	关键环节（7分）	• 操作熟练、规范、手法正确	2		
		• 了解患者感受	1		
		• 皮肤清洁、无压红	2		
		• 护理压疮患者方法正确，注意保暖	1		
		• 注意保护患者安全，防止坠床，注意保护隐私	1		
	护患沟通（3分）	• 沟通有效、充分体现人文关怀	3		
操作时间		________ min			
总分			100		

续表

项目名称	操作流程	技术要求	分值	扣分及说明	备注
得分					

（李思思）

任务三十六　人工气道(气管切开)护理技术

【任务情景】

患者，男，75岁。因“反复咳嗽、咳痰10余年，加重伴气促”2天入院，医生诊断：慢性支气管炎、肺源性心力衰竭。入院后经抗感染、氧气吸入、去痰等治疗后，痰液黏稠，加上患者身体虚弱，咳声无力，痰液不能咳出，听诊肺底痰鸣音明显。医嘱：吸痰。

【目的】

1. 清理呼吸道分泌物，保持呼吸道通畅。
2. 预防吸入性肺炎和窒息等并发症的发生。
3. 促进有效供氧。

【评估】

1. 患者意识状态、心理状态、合作程度、呼吸道分泌物情况等。
2. 气管切开周围伤口、皮肤情况等。
3. 环境是否符合无菌操作和病情要求。

【计划】

1. 护士准备　着装整洁、洗手、戴口罩。
2. 用物准备　①气管切开护理盘：开口纱布、无菌纱布、无菌治疗碗(内置碘伏棉球)、血管钳、镊子。②吸痰护理盘：一次性吸痰管(内含无菌手套一只)、无菌治疗碗、镊子、无菌纱布、治疗巾。③听诊器、0.9%氯化钠(瓶装)、弯盘、记录单、标签纸、治疗车、速干手消毒剂、医疗垃圾桶、生活垃圾桶。④电动吸痰器，包括连接管、干燥无菌的空瓶(备于床头)。
3. 环境准备　整洁宽敞、光线充足、温湿度适宜。
4. 患者准备　合适体位，如有活动义齿取下；吸痰前高浓度吸氧3～5 min。

【实施】

操作步骤	技术要求
评估解释	• 核对患者信息 • 评估患者病情、意识、生命体征、SpO_2 • 评估气管切口敷料、气管套管固定情况 • 向患者解释并取得合作
吸痰准备	• 给予患者高流量吸氧3～5 min(口述) • 检查吸引器各处连接是否正确、有无漏气 • 打开电动吸痰器开关，反折连接管前端，调节负压 • 六步洗手，戴口罩 • 检查药液标签、药液质量 • 打开生理盐水瓶，倒生理盐水(瓶签向掌心，冲洗瓶口，从原处倒出) • 注明开瓶日期和时间

Note

续表

操作步骤	技术要求
吸痰操作	• 协助患者取去枕仰卧位，铺治疗巾于颌下 • 取下患者气管切开口处敷料 • 检查吸痰管型号、有效期 • 打开吸痰管包装，戴无菌手套，取出吸痰管 • 连接管与吸痰管连接 • 试吸生理盐水，检查吸痰管是否通畅 • 阻断负压，将吸痰管经气管套管插入气管内，遇阻力后略上提 • 吸痰时左右旋转，自深部向上吸净痰液 • 每次吸痰时间不超过 15 s • 吸痰过程中密切观察患者痰液情况、生命体征、SpO_2（口述） • 吸痰后给予患者高流量吸氧 3～5 min（口述） • 抽吸生理盐水冲洗吸痰管，将吸痰管与连接管断开 • 将吸痰管连同手套弃于医疗垃圾桶内，关闭吸引器，将连接管放置妥当 • 洗手
更换敷料	• 取下开口纱布，评估气管切口伤口情况 • 用碘伏棉球擦拭气管套管周围皮肤消毒，一次一个棉球，擦拭直径超过 8 cm，方向从内向外，消毒两遍 • 重新垫入无菌开口纱布衬于套管和皮肤中间 • 套管口覆盖湿润纱布并固定 • 检查气管套管的固定带松紧度
评价效果	• 观察患者生命体征、SpO_2 变化 • 肺部听诊判断吸痰效果（左右锁骨中线上、中、下）
整理记录	• 安置患者于舒适体位，放呼叫器于易取处 • 整理床单位及用物 • 告知注意事项 • 六步洗手，脱口罩 • 记录痰液量、色、性状、黏稠度，气管切开伤口情况

【注意事项】

1. 严格执行无菌技术操作，预防感染。

2. 动作轻稳，避免套管活动引起患者疼痛等不适。

3. 预防切口感染，每天 2～3 次切口护理，内套管每天更换 3～4 次。若气管内有干痂、分泌物多而黏稠时，以及敷料有痰液或污染时，应及时更换。

4. 妥善固定防止套管滑脱，必要时约束患者以防止意外拔管。

5. 及时吸痰，配合翻身、气道湿化，清醒患者指导有效咳嗽，遵医嘱予以雾化吸入和排痰治疗。

6. 密切观察患者病情、生命体征、切口及周围皮肤有无异常，如患者出现呼吸困难、切口红肿、皮下气肿等情况，及时汇报医生，做好抢救工作和记录。

7. 堵管和拔管　遵医嘱试行部分堵管 1～2 天，无呼吸困难及缺氧症状时再完全堵管 2～4 天，仍无不良反应即可拔管，拔管后 24 h 床边备气管切开包。

【评价】

项目名称	操作流程	技术要求	分值	扣分及说明	备注
操作过程（78分）	评估解释（8分）	• 核对患者信息	2		
		• 评估患者病情、意识、生命体征、SpO_2	2		
		• 评估气管切口敷料、气管套管固定情况	2		
		• 向患者解释并取得合作	2		
	吸痰准备（18分）	• 给予患者高流量吸氧 3～5 min（口述）	2		
		• 检查吸引器各处连接是否正确、有无漏气	2		
		• 打开电动吸痰器开关，反折连接管前端，调节负压	4		
		• 六步洗手，戴口罩	2		
		• 检查药液标签、药液质量	2		
		• 打开生理盐水瓶，倒生理盐水（瓶签向掌心，冲洗瓶口，从原处倒出）	4		
		• 注明开瓶日期和时间	2		
	吸痰操作（34分）	• 协助患者取去枕仰卧位，铺治疗巾于颌下	2		
		• 取下患者气管切开口处敷料	2		
		• 检查吸痰管型号、有效期	2		
		• 打开吸痰管包装，戴无菌手套，取出吸痰管	4		
		• 连接管与吸痰管连接	2		
		• 试吸生理盐水，检查吸痰管是否通畅	2		
		• 阻断负压，将吸痰管经气管套管插入气管内，遇阻力后略上提	4		
		• 吸痰时左右旋转，自深部向上吸净痰液	4		
		• 每次吸痰时间不超过 15 s	2		
		• 吸痰过程中密切观察患者痰液情况、生命体征、SpO_2（口述）	2		
		• 吸痰后给予患者高流量吸氧 3～5 min（口述）	2		
		• 抽吸生理盐水冲洗吸痰管，将吸痰管与连接管断开	2		
		• 将吸痰管连同手套弃于医疗垃圾桶内，关闭吸引器，将连接管放置妥当	2		
		• 洗手	2		
	更换敷料（12分）	• 取下开口纱布，评估气管切口伤口情况	2		
		• 用碘伏棉球擦拭气管套管周围皮肤消毒，一次一个棉球，擦拭直径超过 8 cm，方向从内向外，消毒两遍	4		
		• 重新垫入无菌开口纱布衬于套管和皮肤中间	2		
		• 套管口覆盖湿润纱布并固定	2		
		• 检查气管套管的固定带松紧度	2		
	评价效果（6分）	• 观察患者生命体征、SpO_2 变化	2		
		• 肺部听诊判断吸痰效果（左右锁骨中线上、中、下）	4		

续表

项目名称	操作流程	技术要求	分值	扣分及说明	备注
操作后（10分）	整理记录（10分）	• 安置患者于舒适体位，放呼叫器于易取处	2		
		• 整理床单位及用物	2		
		• 告知注意事项	2		
		• 六步洗手，脱口罩	2		
		• 记录痰液量、色、性状、黏稠度，气管切开伤口情况	2		
综合评价（12分）	规范熟练（2分）	• 程序正确，操作规范，动作熟练，注意安全，按时完成	2		
	护患沟通（2分）	• 沟通有效、充分体现人文关怀	2		
	关键环节（8分）	• 无菌观念强	2		
		• 查对到位	2		
		• 注意保护患者安全和职业防护	2		
		• 垃圾分类处理	2		
操作时间		＿＿＿＿ min			
总分			100		
得分					

（王秀琴）

任务三十七　心肺复苏技术

【任务情景】

患者，男，65岁。静脉输液中，突然意识丧失、呼吸骤停、颈动脉搏动消失。立即给予心肺复苏。

【目的】

恢复患者有效循环和呼吸功能，保证全身的血氧供应。

【评估】

1. 患者病情、意识状态、生命体征，有无颈椎、胸骨或肋骨骨折等。
2. 环境安全。

【计划】

1. 护士准备　着装整洁、大方，洗手。
2. 用物准备　①心肺复苏模拟人、诊察床（硬板床）、脚踏垫。②治疗盘：人工呼吸膜（纱布）、纱布（用于清除口腔异物）、血压计、听诊器。③手电筒、弯盘、抢救记录卡（单）。④治疗车、免洗洗手液、医疗垃圾桶、生活垃圾桶。
3. 环境准备　整洁宽敞、安全，便于抢救。

【实施】

操作步骤	技术要求
判断与呼救	• 判断意识,5 s 内完成,报告结果 • 同时判断呼吸、大动脉搏动情况,5～10 s 完成,报告结果 • 立即呼叫
安置体位	• 将患者安置于硬板床,取仰卧位 • 去枕,头、颈、躯干在同一轴线上 • 双手放于两侧,身体无扭曲(口述)
心脏按压	• 抢救者立于患者右侧 • 解开衣领、腰带,暴露患者胸腹部 • 按压部位:胸骨中下 1/3 交界处 • 按压方法:两手掌根部重叠,手指翘起不接触胸壁,上半身前倾,两臂伸直,垂直向下用力 • 按压幅度:胸骨下陷 5～6 cm • 按压频率:100～120 次/分
开放气道	• 检查口腔,清除口腔异物 • 取出活动义齿(口述) • 检查颈部有无损伤,根据不同情况采取合适方法开放气道
人工呼吸	• 捏住患者鼻孔 • 用力吹气,直至患者胸廓抬起 • 吹气同时,观察胸廓情况 • 连续 2 次 • 按压与人工呼吸之比为 30∶2,连续 5 个循环
判断复苏效果	• 操作 5 个循环后,判断并报告复苏效果 • 颈动脉恢复搏动 • 自主呼吸恢复 • 散大的瞳孔缩小,对光反射存在收缩压大于 60 mmHg(体现测血压动作) • 面色、口唇、甲床和皮肤色泽转红
整理记录	• 整理用物,分类放置 • 六步洗手 • 记录患者病情变化和抢救情况

【注意事项】

1. 迅速判断患者意识、呼吸、脉搏情况,不可反复判断延误抢救时机。

2. 遵循"C-A-B",即胸外按压—开放气道—人工呼吸顺序,尽量不中断按压,如有中断,时间控制在 10 s 以内。

3. 按压部位、按压方法、按压深度及按压频率规范。每次按压后保证胸廓充分回弹。

4. 人工呼吸 吹气与呼气时间比为 1∶1,持续时间 1～2 s,每次通气量为 500～600 mL。吹气过程要注意观察患者气道是否通畅,胸廓是否起伏。

5. 心肺复苏按压与通气比为 30∶2。

Note

【评估】

项目名称	操作流程	技术要求	分值	扣分及说明	备注
操作过程（82分）	准备（4分）	• 护士自身准备	2		
		• 用物准备	2		
	判断与呼救（8分）	• 判断意识，5 s内完成，报告结果	3		
		• 同时判断呼吸、大动脉搏动情况，5～10 s完成，报告结果	3		
		• 立即呼叫	2		
	安置体位（6分）	• 将患者安置于硬板床，取仰卧位	2		
		• 去枕，头、颈、躯干在同一轴线上	2		
		• 双手放于两侧，身体无扭曲（口述）	2		
	心脏按压（24分）	• 抢救者立于患者右侧	2		
		• 解开衣领、腰带，暴露患者胸腹部	2		
		• 按压部位：胸骨中下1/3交界处	5		
		• 按压方法：两手掌根部重叠，手指翘起不接触胸壁，上半身前倾，两臂伸直，垂直向下用力	5		
		• 按压幅度：胸骨下陷5～6 cm	5		
		• 按压频率：100～120次/分	5		
	开放气道（10分）	• 检查口腔，清除口腔异物	3		
		• 取出活动义齿（口述）	3		
		• 检查颈部有无损伤，根据不同情况采取合适方法开放气道	4		
	人工呼吸（15分）	• 捏住患者鼻孔	2		
		• 用力吹气，直至患者胸廓抬起	3		
		• 吹气同时，观察胸廓情况	3		
		• 连续2次	3		
		• 按压与人工呼吸之比为30∶2，连续5个循环	4		
	判断效果（15分）	操作5个循环后，判断并报告复苏效果			
		• 颈动脉恢复搏动	2		
		• 自主呼吸恢复	4		
		• 散大的瞳孔缩小，对光反射存在	5		
		• 收缩压大于60 mmHg（体现测血压动作）	2		
		• 面色、口唇、甲床和皮肤色泽转红	2		
操作后（6分）	整理记录（6分）	• 整理用物，分类放置	2		
		• 六步洗手	2		
		• 记录患者病情变化和抢救情况	2		
综合评价（12分）	复苏评价（6分）	• 正确完成5个循环复苏，人工呼吸与心脏按压指标显示有效（以打印单为准）	6		
	规范熟练（6分）	• 抢救及时，程序正确，操作规范，动作迅速	2		
		• 注意保护患者安全和职业防护	2		
		• 按时完成	2		

Note

续表

项目名称	操作流程	技术要求	分值	扣分及说明	备注
操作时间		________ min			
总分			100		
得分					

（王秀琴）

任务三十八　绷带包扎法

【任务情景】

黄先生，56岁。工地中不慎摔倒，诉疼痛难忍，无法行走。请你为患者在现场做好初步的包扎处理。

【目的】

1. 保护伤口，减少污染。

2. 固定敷料、夹板或骨折部位，限制活动，避免再损伤。

3. 压迫止血、减轻肿胀、疼痛。

【评估】

1. 患者病情　意识、生命体征、治疗情况、心理状态和认知合作程度。

2. 局部关节、皮肤、伤口及出血情况。

【计划】

1. 护士准备　着装整洁，修剪指甲，洗手，戴口罩。

2. 用物准备　①治疗盘：纱布绷带或弹力绷带两卷、无菌纱布、剪刀、胶布、别针、弯盘，必要时备夹板、三角巾。②治疗车、生活垃圾桶、医疗垃圾桶。

3. 环境准备　环境安全宽敞，光线充足，温湿度适宜。

【实施】

操作步骤	技术要求
评估检查	• 判断意识，确认患者意识清楚能够配合护士工作 • 迅速评估患者伤情：受伤部位，有无肿胀、触痛，有无畸形等，报告结果 • 评估周围环境是否安全 • 向患者解释并取得合作
安置体位	• 协助患者取坐位，患肢抬高 • 六步洗手
包扎固定	• 绷带自患肢足背至足弓缠绕2圈 • 经足背-足踝骨内侧、外侧-足背-足弓行“8”字形缠绕，如此再重复缠绕2次。每一圈覆盖前一圈的1/2～2/3 • 于足踝骨上方、足腕部环绕2圈（注意不要压住足踝骨） • 用绷带扣固定 • 检查确保包扎牢固且松紧适宜

Note

续表

操作步骤	技术要求
安置整理	• 撤除用物，安置好患者（患肢抬高）并交待注意事项 • 六步洗手 • 记录伤肢情况及包扎日期和时间

【注意事项】

1. 维持患者舒适体位，扶托肢体并保持其功能位置。

2. 选择干燥、清洁、宽度适宜的卷轴带，潮湿、污染的卷轴带均不能使用。

3. 先止血，再清洗，最后包扎。选择合适的绷带、夹板，根据身体不同部位选择合适的包扎方法，出血较多者可在伤口处适当加压。

4. 包扎部位必须清洁干燥，若有伤口，须先换药再包扎，若为骨突处，应垫以棉垫再包扎。

5. 出血部位若为肢体应先将肢体抬高后再包扎，且宜露出肢体末端，便于观察，一旦发现异常，应松开卷带，重新包扎。

6. 包扎方向一般自下向上、由远及近向心进行。

7. 包扎者应立于包扎部位前方或侧方，包扎时要求用力均匀，松紧适度，动作轻快，双手交错使绷带转向，达到包扎牢固、舒适、整齐、美观。

8. 包扎起、止部位均须环绕 2 圈，包扎过程中每一圈应覆盖前一圈部位的 1/2～2/3；需加绷带时，可将两端重叠 6 cm；包扎完毕用胶布粘贴固定，或撕开末端在肢体外侧打结，避开伤口或骨突处。

9. 包扎时每一周的压力要均等，且不可太轻，以免脱落。亦不可太紧，以免发生循环障碍。

10. 戒指、金镯及手表项链等于包扎前除去。

11. 在没有绷带而必须急救的情况下，可用毛巾、手帕、床单（撕成窄条），长筒尼龙袜子等代替绷带包扎。

【评价】

项目名称	操作流程	技术要求	分值	扣分及说明	备注
操作过程（82 分）	准备（10 分）	• 仪表端庄，服装整洁	5		
		• 用物齐全	5		
	评估解释（20 分）	• 判断意识	5		
		• 迅速评估患者伤情：受伤部位，有无肿胀、触痛，有无畸形等，报告结果	5		
		• 评估周围环境是否安全	5		
		• 向患者解释并取得合作	5		
	安置体位（8 分）	• 协助患者取坐位、患肢抬高	5		
		• 六步洗手	3		
	包扎固定（24 分）	• 绷带自患肢足背至足弓缠绕 2 圈	3		
		• 经足背-足踝骨内侧、外侧-足背-足弓行“8”字形缠绕，如此再重复缠绕 2 次，每一圈覆盖前一圈的 1/2～2/3	8		
		• 于足踝骨上方、足腕部环绕 2 圈（注意不要压住足踝骨）	5		
		• 用绷带扣固定	3		
		• 检查确保包扎牢固且松紧适宜	5		

Note

续表

项目名称	操作流程	技术要求	分值	扣分及说明	备注
操作过程（82分）	选择合适的包扎方法（15分）	• 环形包扎法：环形缠绕，下一圈将上一圈绷带完全遮盖，用于绷扎开始与结束时固定带端，以及包扎额、颈、腕处	15		
		• 蛇形包扎法（斜绷法）：斜形延伸，各圈互不遮盖：用于需由一处迅速伸至另一处时，或做简单的固定	15		
		• 螺旋形包扎法：以稍微倾斜螺旋形向上缠绕，每一圈遮盖上一圈的1/2到2/3；用于包扎身体直径基本相同的部位，如上臂、手指、躯干、大腿等	15		
		• 螺旋回返包扎法（折转法）：每一圈均向下翻折，遮盖其上一圈的1/2。用于直径大小不等的部位，如前臂、小腿等，使绷带更加贴合。但注意不可在伤口上或骨隆处回返，而且回返应成一直线	15		
		• “8”字形包扎法：重复以“8”字形在关节上、下做斜倾旋转，每一圈遮盖上一圈的1/3～1/2。用于肢体直径不一致的部位，或屈曲的关节，如肩、髋、膝等部位，应用范围较广	15		
		• 回返绷扎法：大多用于包扎顶端的部位，如指端、头部或截肢残端	15		
	解除绷带（5分）	• 解除绷带时，先解开固定结或取下胶布，然后以两手互传递松解，勿使绷带脱落在地上	3		
		• 紧急时或绷带已被伤口分泌物浸透干固时，可用剪刀剪开	2		
操作后（8分）	安置整理（8分）	• 撤除用物，安置好患者（患肢抬高）并交待注意事项	3		
		• 六步洗手	2		
		• 记录伤肢情况及包扎日期和时间	3		
综合评价（10分）	规范熟练（8分）	• 注意遵循节力原则	2		
		• 注意保护患者安全	2		
		• 患者肢体放置合理	2		
		• 按时完成	2		
	护患沟通（2分）	• 沟通有效、充分体现人文关怀	2		
操作时间		________ min			
总分			100		
得分					

（白　柳）

任务三十九　简易呼吸器的应用

【任务情景】

患者，男，58岁。护士巡视病房时，发现患者面色青紫，呼吸停止，颈动脉搏动微弱。请你正确使用简易呼吸器辅助患者呼吸。

【目的】

1. 维持和增加机体有效通气。

2. 纠正威胁生命的低氧血症。

【评估】

1. 患者病情　意识、生命体征、治疗情况、缺氧程度、心理状态和认知合作程度。

2. 局部　鼻腔是否通畅,鼻中隔有无偏曲,有无伤口出血。

【计划】

1. 护士准备　着装整洁,修剪指甲,洗手,戴口罩。

2. 用物准备　①治疗盘:简易呼吸器、氧气连接管,必要时备口咽通气管。②治疗碗、纱布、弯盘。③治疗车、免洗洗手液、医疗垃圾桶、生活垃圾桶。④氧气装置。

3. 环境准备　整洁、宽敞、安全,光线充足,温湿度适宜。

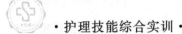

【实施】

操作步骤	技术要求
核对检查	• 呼唤患者无意识,立即呼救,看抢救时间
开放气道	• 洗手,戴口罩 • 拉上床帘,移开床旁桌,去枕平卧,掀开被子,暴露胸廓,松开裤腰带 • 头偏向一侧,清除口鼻腔分泌物,呕吐物,有义齿的应取下 • 开放气道(仰头抬颏法),判断患者呼吸(10 s):看胸廓无起伏;听无呼吸音;感觉无气流逸出;摸一侧颈动脉有搏动(5 s)
连接氧气	• 环视周围用氧环境安全;检查用氧装置性能完好 • 将简易呼吸器接上氧气,调节氧流量为 8～10 L/min,确定给氧管道通畅,放置于患者床头处
辅助通气	• 护士站在患者床头 • 一手以“EC”手法固定面罩,另一手挤压简易呼吸囊,反复有规律地挤压与放松 • 观察患者胸廓是否随着呼吸囊的挤压而起伏 • 观察在呼气时面罩内部是否有雾气 • 观察频率为成人 12～16 次/分,小儿 14～20 次/分,挤压与放松比为(1～1.5):1 • 观察每次送气量 400～600 mL
观察效果	• 在挤压过程中密切观察患者反应、效果 • 患者面色转红、口唇红润,移开面罩,保持气道开放。看胸廓有起伏;听有呼吸音;感觉有气流逸出,自主呼吸恢复 • 抢救成功,根据医嘱改鼻导管给氧,氧流量为 4～6 L/min
安置整理	• 根据病情取合适体位,询问需要 • 清理用物,分类放置
洗手记录	• 六步洗手,取口罩 • 核对记录

【注意事项】

1. 选择合适的面罩,以便得到最佳使用效果。

2. 如外接氧气,应调节氧流量至储氧袋充满氧气鼓起。氧流量 8～10 L/min。

3. 挤压呼吸囊时,压力不可过大,以挤压呼吸囊的 1/3～2/3 为宜;每次送气量 400～600 mL,挤压频率每分钟 16～20 次。

4. 发现患者有自主呼吸时,应按患者的呼吸动作加以辅助,以免影响患者的自主呼吸。

5. 对清醒患者做好心理护理,解释应用呼吸器的目的和意义,缓解紧张情绪,使其主动配合,并边挤压呼吸囊边指导患者"吸—呼"。

6. 应用过程中要注意观察患者胸廓起伏是否与送气节奏一致；口唇与面色是否由青紫转为红润；呼气时面罩内是否有雾气以判断有无自主呼吸；各安全阀的工作状态是否正常。

7. 若气管插管或气管切开患者使用简易呼吸器，则应先将痰液吸净，不必连接面罩，待气囊充气后再将单向压力安全阀处的接口直接与气管插管或气管套管连接，即可应用。

8. 呼吸器使用后，将呼吸活瓣、接头、面罩等拆开，用酒精擦拭消毒，装配好备用；储气袋用清水擦拭即可。

9. 简易呼吸器要定时检查、测试、维修和保养。

【评价】

项目名称	操作流程	技术要求	分值	扣分及说明	备注
操作过程（76分）	准备（8分）	• 仪表端庄，服装整洁	2		
		• 用物齐全	2		
		• 检查简易呼吸器各配件性能并连接（面罩完好无漏气；饱和度适当；单向阀工作正常；气囊及储氧袋完好无漏气）	4		
	评估患者（5分）	• 呼唤患者无意识，立即呼救，看抢救时间（如为清醒患者应核对患者床号、姓名，向清醒患者或家属解释简易呼吸器辅助呼吸的目的、方法、配合要点，取得患者或家属的合作）	5		
	开放气道（17分）	• 洗手，戴口罩	2		
		• 推车至床旁，拉上床帘，移开床旁桌，去枕平卧	3		
		• 掀开被子，暴露胸廓，松开裤腰带	2		
		• 头偏向一侧，清除口鼻腔分泌物，呕吐物	3		
		• 有义齿的应取下	2		
		• 开放气道（仰头抬颏法），判断患者呼吸（10 s）。看胸廓无起伏；听无呼吸音；感觉无气流逸出；摸一侧颈动脉有搏动（10 s）	5		
	连接氧气（12分）	• 环视周围用氧环境安全	2		
		• 检查用氧装置性能完好	3		
		• 将简易呼吸器接上氧气，调节氧流量为 8～10 L/min，确定给氧管道通畅	5		
		• 放置于患者床头处	2		
	辅助通气（24分）	• 护士站在患者床头	4		
		• 一手以"EC"手法固定面罩，另一手挤压简易呼吸囊，反复有规律地挤压与放松	4		
		• 观察患者胸廓是否随着呼吸囊的挤压而起伏	4		
		• 在呼气时观察面罩内部是否有雾气	4		
		• 观察频率为成人 12～16 次/分，小儿 14～20 次/分，挤压与放松比为 1∶1	4		
		• 每次送气量 400～600 mL（口述）	4		
	观察疗效（10分）	• 患者面色转红、口唇红润，移开面罩，保持气道开放。看胸廓有起伏；听有呼吸音；感觉有气流逸出，自主呼吸恢复	5		
		• 抢救成功，根据医嘱改鼻导管给氧，氧流量为 4～6 L/min	5		

续表

项目名称	操作流程	技术要求	分值	扣分及说明	备注
操作后（10分）	安置整理（4分）	• 协助患者取舒适体位，询问需要	2		
		• 清理治疗用物，分类放置：将呼吸活瓣、接头、面罩等拆开，用酒精擦拭消毒，清水冲净、晾干、装好备用；储气袋用清水擦拭即可（口述）	2		
	洗手记录（6分）	• 六步洗手，取下口罩	2		
		• 完整正确记录抢救全过程，抢救成功后仍需密切观察患者的病情变化，如有异常，立即报告医生，及时处理	4		
综合评价（14分）	关键环节（11分）	• 仪表端庄，认真严肃	2		
		• 关心患者，观察病情细致	3		
		• 动作敏捷，迅速准确	3		
		• 注意保护患者安全和职业防护	3		
	护患沟通（3分）	• 沟通有效、充分体现人文关怀	3		
操作时间		________ min			
总分			100		
得分					

（关　凌）

任务四十　胃肠减压

【任务情景】

患者，男，60岁。术后患者腹胀难忍。医生给予胃肠减压，请问护士该如何进行胃肠减压技术操作？

【目的】

1. 解除或者缓解肠梗阻所致的症状。
2. 进行胃肠道手术的术前准备，以减少胃肠胀气。
3. 术后吸出胃肠内气体和胃内容物，减轻腹胀，减少缝线张力和伤口疼痛，促进伤口愈合，改善胃肠壁血液循环，促进消化功能的恢复。
4. 通过对胃肠减压吸出物的判断，可观察病情变化和协助诊断。

【评估】

1. 患者病情　意识状态、身体状况、治疗情况、心理状态及认知合作程度。
2. 评估患者鼻孔是否通畅、有无破溃等情况。

【计划】

1. 护士准备　衣帽整洁，洗手、戴口罩。
2. 用物准备　治疗盘、治疗碗2个，内盛生理盐水或凉开水、治疗巾、小药杯（内放石蜡油棉球）、弯盘；12～14号胃管、20 mL注射器、纱布、胶布、鼻贴、镊子、止血钳、弯盘、压舌板、听诊器、胃肠减压器、无菌手套、执行单。

3. 环境准备 环境安全宽敞，光线充足，温湿度适宜。

4. 患者准备 了解目的、过程及操作中配合方法。

【实施】

操作步骤	技术要求
评估准备	• 核对医嘱及执行单 • 环境清洁、无异味 • 护士衣帽整洁，修剪指甲，洗手，戴口罩 • 用物齐全，放置合理
卧位	• 备齐用物携至床旁，查对患者床号、姓名、住院号，备胶布 • 患者取半卧位或平卧位，颌下铺治疗巾，弯盘置于口角旁，清洁鼻孔 • 戴无菌手套
润滑胃管	• 检查胃管是否通畅，测量插管长度(耳垂至鼻尖再至剑突下的长度)，必要时用胶布做标记 • 润滑胃管前端
插管	• 再次核对床号、姓名 • 左手以纱布托住胃管，右手持镊子夹住胃管前端，沿一侧鼻孔缓缓插入，到咽喉部时(约 15 cm)，嘱患者做吞咽动作，随后迅速将胃管插入所需长度 • 插管时出现恶心不适应休息片刻，嘱患者做深呼吸，随后再插入 • 插入不畅时应检查胃管是否盘在口中 • 插管过程中如果出现呛咳、呼吸困难、发绀等情况，表示误入气管，应立即拔出，休息后重插
验证胃管	• 验证胃管是否在胃内，证实在胃内后，脱手套，胶布固定胃管 • 调节胃肠减压器的负压，将胃管与负压装置连接，妥善固定
整理记录	• 再次核对床号、姓名、执行单，擦净患者口鼻，询问患者感受，整理床单位 • 注意观察和记录引流液的颜色、量、性质 • 整理用物并按消毒原则处理 • 洗手，记录

【注意事项】

1. 应用前应了解患者有无上消化道出血史、严重的食管静脉曲张、食管梗阻、鼻腔出血，以防发生损伤。

2. 插管时应注意胃管插入的长度是否适宜，胃肠减压管插入深度为 55～68 cm，能使胃液引流量增多，起到良好的减压效果。

3. 胃肠减压期间，患者应停止进食和口服药物，若需从胃管内注入药物，应夹管 1～2 h，以免注入药物被吸出。中药应浓煎，每次 1 mL 左右，防止量过多引起呕吐、误吸。

4. 要随时保持胃管的通畅和持续有效的负压，经常挤压胃管，勿使管腔堵塞，胃管不通畅时，可用少量生理盐水低压冲洗并及时回抽，避免胃扩张增加吻合张力而并发吻合瘘。胃管脱出后应严密观察病情，不应再盲目插入，以免戳穿吻合口。

5. 妥善固定胃肠减压管，避免受压、扭曲，留有一定的长管，以免翻身或活动时胃管脱出。负压引流器应低于头部。

6. 观察引流液的颜色、性质和引流量，并正确记录，如引流出胃肠液过多应注意有无体液不足和电解质失衡，结合血清电解质和血气分析合理安排输液种类和调节输液量。一般胃肠术后 6～12 h 内可由胃管引流出少量血液或咖啡样液体，以后引流液颜色将逐渐变浅。若引流出大量鲜血，患者出现烦躁、血压下降、脉搏增快、尿量减少等，应警惕有吻合口出血的可能。对肠梗阻患者，密切观察腹胀等症状有无好转，若引流出血性液体，应考虑有绞窄性肠梗阻的可能。有消化道出血史的患者，出现鲜血流

Note

出时，应立即停止吸引并积极处理。胃肠减压的同时，还要密切观察病情变化。

7. 每日给予雾化吸入和插管鼻腔滴石蜡油，以帮助痰液咳出和减少胃管对鼻黏膜的刺激，减轻患者咽喉部疼痛。鼓励患者深呼吸，有效咳嗽排痰，预防肺部并发症。

8. 做好口腔护理，防止口腔炎、腮腺炎。口腔不洁可能成为术后吻合口感染的危险因素；术后因禁食等因素，细菌容易在口腔内滋生繁殖，易引起吻合口感染，所以做好口腔护理至关重要。

9. 当病情好转，无明显腹胀，肠蠕动恢复和肛门排气后应及时停止胃肠减压。拔管时，应先将吸引装置与减压管分离，钳闭减压管，嘱患者屏气，迅速拔除减压管。若为肠内减压，使用双腔管者，腹胀消除后，将双腔气囊内空气抽尽，双腔管仍留在肠内 1～2 天，待肠梗阻解除后再拔出。

【评价】

项目名称	操作流程	技术要求	分值	扣分及说明	备注
操作过程（75 分）	评估准备（10 分）	• 核对医嘱及执行单	3		
		• 环境清洁、无异味	2		
		• 护士衣帽整洁，修剪指甲，洗手，戴口罩	2		
		• 用物齐全，放置合理	3		
	卧位（12 分）	• 备齐用物携至床旁，查对床号、姓名、住院号，备胶布	5		
		• 患者取半卧位或平卧位，颌下铺治疗巾，弯盘置于口角旁，清洁鼻孔	5		
		• 戴无菌手套	2		
	润滑胃管（8 分）	• 检查胃管是否通畅，测量插管长度（耳垂至鼻尖再至剑突下的长度），必要时用胶布做标记	5		
		• 润滑胃管前端	3		
	插管（30 分）	• 再次核对床号、姓名	3		
		• 左手以纱布托住胃管，右手持镊子夹住胃管前端，沿一侧鼻孔缓缓插入，到咽喉部时（约 15 cm），嘱患者做吞咽动作，随后迅速将胃管插入所需长度	9		
		• 插管时出现恶心不适应应休息片刻，嘱患者做深呼吸，随后再插入	6		
		• 插入不畅时应检查胃管是否盘在口中	6		
		• 插管过程中如果出现呛咳、呼吸困难、发绀等情况，表示误入气管，应立即拔出，休息后重插	6		
	验证胃管（15 分）	• 验证胃管是否在胃内，证实在胃内后，脱手套，胶布固定胃管	10		
		• 调节胃肠减压器的负压，将胃管与负压装置连接，妥善固定	5		
操作后（10 分）	整理记录（10 分）	• 再次核对床号、姓名、执行单，擦净患者口鼻，询问患者感受，整理床单位	3		
		• 注意观察和记录引流液的颜色、量、性质	3		
		• 整理用物并按消毒原则处理	2		
		• 洗手，记录	2		
综合评价（15 分）	关节环节（15 分）	• 无菌观念	5		
		• 动作轻稳、熟练、测量准确	5		
		• 患者安全、舒适，沟通有效，患者及家属对服务满意	5		
操作时间		________ min			

Note

续表

项目名称	操作流程	技术要求	分值	扣分及说明	备注
总分			100		
得分					

(白　柳)

任务四十一　造口护理

【任务情景】

患者,男,65岁。1个月前无明显诱因出现大便次数增多,便中带黏液,有时腹泻与便秘交替出现,体重下降3 kg。入院检查,结肠镜显示:直肠中分化腺癌。已在全麻下行经腹会阴联合直肠癌根治术(Miles术)。请为患者做好术后造口护理。

【目的】

1. 保持造口周围皮肤的清洁,观察并预防造口并发症的发生。
2. 指导患者掌握造口护理的方法。

【评估】

1. 患者病情　意识状态、治疗情况、心理状况及认知自理程度。
2. 评估造口类型、功能情况及有无并发症;周围皮肤情况以及造口排泄情况。

【计划】

1. 护士准备　衣帽整洁,洗手、戴口罩。
2. 用物准备　①治疗盘、治疗碗、0.9%氯化钠溶液、棉球、镊子、棉签、一次性中单、量尺、笔、剪刀、造口袋、方便夹、卫生纸、手套。根据需要准备造口辅助用品。②治疗车、免洗洗手液、医疗垃圾桶、生活垃圾桶。
3. 环境准备　环境安全宽敞,光线充足,温湿度适宜。
4. 患者准备　了解造口护理的目的和护理操作方法。

【实施】

操作步骤	技术要求
评估	• 评估患者对造口护理知识了解程度及对造口心理接受程度 • 评估患者自理程度,决定给予护理的方式 • 评估患者病情,造口类型,造口周围皮肤及造口血运情况
核对解释	• 核对医嘱执行单、床号、姓名、腕带信息 • 向患者及家属解释操作目的和注意事项及相关知识
体位	• 协助患者取舒适卧位 • 必要时使用屏风遮挡
铺单取袋	• 铺一次性中单 • 戴手套,由上至下取下原有的造口袋,防止袋内容物污染造口或周围皮肤
清洁皮肤	• 用9%氯化钠溶液棉球清洁造口及周围皮肤 • 观察造口周围皮肤及造口情况

Note

续表

操作步骤	技术要求
测量剪裁	• 用造口尺度表量造口直径大小、形状 • 在造口袋底板保护纸上做好记号并剪裁
贴造口袋	• 造口周围涂氧化锌软膏，保持造口周围皮肤干燥 • 揭去造口袋底板保护纸，按照造口的位置将造口袋粘贴 • 确定粘贴好造口袋，将袋内空气排出
整理	• 协助患者采取舒适体位，整理床单位 • 用物分类处置
记录	• 洗手、记录

【注意事项】

1. 耐心向患者解释进行造口管理的重要性，并鼓励患者学会自我操作。

2. 更换造口袋时应当防止袋内容物排出污染伤口。

3. 撕离造口袋时注意保护皮肤，防止皮肤损伤。

4. 注意造口与伤口距离，保护伤口，防止污染伤口。

5. 贴造口袋前要保证造口周围皮肤干燥。

6. 造口袋底盘与造口黏膜之间应保证适当空隙（1～2 mm），缝隙过大粪便刺激皮肤易引起皮炎，缝隙过小底盘边缘与黏膜摩擦将会导致不适甚至出血。

7. 如使用造口辅助用品应当在使用前认真阅读产品说明书，如使用防漏膏应当按压底盘 15～20 min。

8. 指导患者学会观察造口周围皮肤的血运情况，并定期手扩造口，防止造口狭窄。

【评价】

项目名称	操作流程	技术要求	分值	扣分及说明	备注
操作过程（75分）	评估准备（20分）	• 评估患者病情，意识、治疗情况	3		
		• 评估患者对造口护理知识了解程度及对造口心理接受程度	3		
		• 评估患者自理程度	2		
		• 评估造口类型、造口周围皮肤及造口处血运情况	4		
		• 整洁、安静、安全，温湿度适宜	2		
		• 着装规范，洗手、戴口罩	2		
		• 备物齐全，放置合理，检查装置性能	4		
	核对解释（10分）	• 核对医嘱执行单、床号、姓名、住院号	5		
		• 向患者及家属解释操作目的和注意事项及相关知识	5		
	舒适卧位（10分）	• 协助患者取舒适卧位，必要时使用屏风遮挡	5		
		• 铺一次性中单，戴无菌手套	5		
	更换造口袋（25分）	• 由上至下取下原有的造口袋，防止袋内容物污染造口或周围皮肤	5		
		• 用无菌生理盐水棉球清洁造口及周围皮肤	5		
		• 测量造口直径	5		
		• 剪裁造口底板保护纸	5		
		• 粘贴造口袋，将袋内空气排出	5		

Note

续表

项目名称	操作流程	技术要求	分值	扣分及说明	备注
操作过程（75分）	核对观察（10分）	• 再次核对患者	3		
		• 协助患者取舒适卧位	3		
		• 观察患者反应	4		
操作后（11分）	整理记录（11分）	• 整理床位	3		
		• 清理用物，污染物处理正确（符合医疗废物处理原则）	3		
		• 洗手、记录	5		
综合评价（14分）	操作质量（14分）	• 操作熟练、正确、轻稳	5		
		• 关爱患者，患者无不舒适感	5		
		• 沟通技巧运用适当	4		
操作时间		________ min			
总分			100		
得分					

（王秀琴）

任务四十二　脑室引流的护理

【任务情景】

患者，男，68岁。入院前4 h患者外出时突发潜意识丧失，趴伏在路边，呼之不应、四肢强直，左口角流涎。症状呈持续性，急入院就诊。入院后急行“脑室微创穿刺引流术”，手术顺利，首次引流暗红色不凝血约20 mL。请你为该患者更换脑室引流瓶。

【目的】

1. 排放脑脊液，暂时缓解各种病变导致的脑室系统扩大而引起的脑积水、脑疝，是一种紧急抢救措施。

2. 开颅手术时或术后引流血性脑脊液。

3. 脑室内注入药物以治疗颅内感染。

4. 进行脑室系统安全检查。

【评估】

1. 患者病情　有无头痛呕吐症状，检查神志、瞳孔、生命体征、治疗情况、肢体活动情况、心理状态及认知、自理程度。

2. 观察切口渗出情况及脑引流管是否通畅。

【计划】

1. 护士准备　着装整洁、大方，洗手，戴口罩。

2. 用物准备　①治疗盘，内盛碘伏、无菌干棉签（一次性）、皮尺、电筒、弯盘、胶布、一次性脑室引流装置、引流瓶（袋）、治疗巾；②无菌换药碗，内盛无菌纱布数块及无菌镊、卵圆钳或血管钳、一次性手套、无菌手套、绷带；③手消毒液、医疗垃圾桶、生活垃圾桶、剪刀。

3. 环境准备　清洁、宽敞、安全，温湿度适宜，光线充足。

4. 患者准备　了解更换脑室引流袋的日的和注意事项。

【实施】

操作步骤	技术要求
评估解释	• 询问患者有无头痛、呕吐症状，检查神志、瞳孔、生命体征、肢体活动情况 • 观察切口渗出情况及脑室引流管是否通畅 • 测量脑室引流管悬挂的高度 • 告诉患者更换脑室引流袋的目的，取得患者配合
核对检查	• 二人核对医嘱 • 检查用物
核对告知	• 备齐用物携至患者床旁，核对患者信息(床号、姓名、住院号) • 向患者及家属解释目的和注意事项及相关知识
铺治疗巾	• 患者取合适体位，戴手套，垫治疗巾于脑室引流管与引流袋连接口下适宜处 • 取卵圆钳(血管钳)夹闭引流管连接口适当处
测量高度	• 用皮尺从眼外眦作水平线至输液架 • 再向上于 15 cm 处(一般应高于脑平面 10～20 cm)，并用胶布做好标记
固定装置	• 检查一次性脑室引流装置有效期、包装是否完好 • 用绷带将引流瓶(袋)吊在输液架上 • 引流瓶(袋)滴管处平胶布 • 将引流袋固定在床边 • 固定妥善后向医生确定高度是否恰当
分离消毒	• 取无菌纱布包裹无菌引流袋与脑室外引流管的连接处并分离 • 将引流袋连接管前端向上提起，使引流液全部流入引流袋内 • 将换下的引流袋放入医疗垃圾桶内 • 用碘伏消毒脑室引流管接口周围 2 遍 • 取无菌纱布包裹
连接装置	• 取一次性脑室引流装置，去除连接端保护帽 • 将引流装置与引流管连接牢固
调节速度	• 松卵圆钳，打开三通总开关及调速开关，确定引流通畅后调节引流速度 • 观察引流液的性状、颜色及引流液量
更换治疗巾	• 撤治疗巾，更换头部无菌治疗巾 • 脱手套
健康指导	• 引流管不可受压、扭曲、成角、折叠 • 适当限制患者头部活动范围，活动及翻身时避免牵拉引流管 • 不可随意调节引流瓶高度 • 外出检查前关闭开关，返回后及时打开
整理记录	• 协助患者取舒适体位，整理床单位 • 按要求分类处理用物 • 六步洗手，取下口罩 • 做好记录

【注意事项】

1. 液面最高点高于侧脑室平面 15～20 cm，不可随意移动引流瓶的高度。

Note

2. 注意控制引流速度，每日引流量不超过 500 mL。

3. 保持引流通畅，引流管不可受压、扭曲、成角、折叠，适当限制患者头部活动范围，活动及翻身时避免牵拉引流管。

4. 观察并记录脑脊液的颜色、量及性状。

5. 严格遵守无菌操作原则。

【评价】

项目名称	操作流程	技术要求	分值	扣分及说明	备注
操作过程（70分）	评估解释（8分）	• 询问患者有无头痛、呕吐症状，检查神志、瞳孔、生命体征、肢体活动情况	2		
		• 观察切口渗出情况及脑室引流管是否通畅	2		
		• 测量脑室引流管悬挂的高度	2		
		• 告诉患者更换脑室引流袋的目的，取得患者配合	2		
	核对检查（4分）	• 二人核对医嘱	2		
		• 检查用物有效期	2		
	核对告知（4分）	• 备齐用物携至患者床旁，核对患者信息（床号、姓名、住院号）	2		
		• 向患者及家属解释目的、注意事项和相关知识	2		
	铺治疗巾（6分）	• 患者取合适体位，戴手套，垫治疗巾于脑室引流管与引流袋连接口下适宜处	3		
		• 取卵圆钳（血管钳）夹闭引流管连接口适当处	3		
	测量高度（6分）	• 用皮尺从眼外眦作水平线至输液架	3		
		• 再向上于 15 cm 处（一般应高于脑平面 10～20 cm 并用胶布做好标记）	3		
	固定脑室引流装置（15分）	• 检查一次性脑室引流装置有效期、包装是否完好	3		
		• 用绷带将引流瓶（袋）吊在输液架上	3		
		• 引流瓶（袋）滴管处平胶布	3		
		• 将引流袋固定在床边	3		
		• 固定妥善后向医生确定高度是否恰当	3		
	分离消毒（12分）	• 取无菌纱布包裹无菌引流袋与脑室外引流管的连接处并分离	3		
		• 将引流袋连接管前端向上提起，使引流液全部流入引流袋内	3		
		• 将换下的引流袋放入医疗垃圾桶内	2		
		• 用碘伏消毒脑室引流管接口周围 2 遍	2		
		• 取无菌纱布包裹	2		
	连接引流装置（4分）	• 取一次性脑室引流装置，去除连接端保护帽	2		
		• 将引流装置与引流管连接牢固	2		
	调节引流速度（6分）	• 松卵圆钳，打开三通总开关及调速开关，确定引流通畅后调节引流速度	3		
		• 观察引流液的性状、颜色及引流液量	3		
	更换治疗巾（5分）	• 撤治疗巾，更换头部无菌治疗巾	3		
		• 脱手套	2		

Note

续表

项目名称	操作流程	技术要求	分值	扣分及说明	备注
操作后（15分）	健康指导（8分）	• 引流管不可受压、扭曲、成角、折叠	2		
		• 适当限制患者头部活动范围，活动及翻身时避免牵拉引流管	2		
		• 不可随意调节引流瓶高度	2		
		• 外出检查前关闭个开关，返回后及时打开开关	2		
	整理（4分）	• 协助患者取舒适体位，整理床单位	2		
		• 按要求分类处理用物	2		
	洗手记录（3分）	• 六步洗手，取下口罩	1		
		• 做好记录	2		
综合评价（15分）	关键环节（12分）	• 取卵圆钳（血管钳）夹闭引流管连接口适当处	2		
		• 测量高度方法准确	2		
		• 无菌观念强	2		
		• 查对到位	3		
		• 注意保护患者安全和职业防护	3		
	护患沟通（3分）	• 沟通有效、充分体现人文关怀	3		
操作时间		________ min			
总分			100		
得分					

（王秀琴）

任务四十三　三腔二囊管的护理

【任务情景】

患者，男，63岁。既往有慢性胃炎病史3年，突发呕血500 mL、黑便4 h入院，初步诊断为“上消化道大出血”，遵医嘱予以置入三腔二囊管局部压迫止血，应如何进行此项操作呢？

【目的】

1. 抽吸胃内积液（血）积气，减轻胃扩张。
2. 肝硬化患者食管胃底静脉破裂出血的压迫止血。
3. 了解胃液的量及性状，为临床诊断疾病和治疗提供依据。

【评估】

1. 评估患者病情、意识、鼻腔通畅情况、呼吸状况、配合程度。
2. 了解患者既往有无插管经历，向患者解释，取得患者合作。

【计划】

1. 护士准备　衣帽整洁，洗手、戴口罩。
2. 用物准备　治疗盘、治疗巾、三腔二囊管、石蜡油、纱布、棉签、50 mL注射器、血管钳2把、沙袋（0.5 kg）、胶布、治疗碗内盛开水、胃肠减压器、滑车牵引固定架、绳、剪刀。

3. 环境准备　环境安全宽敞,光线充足,温湿度适宜。

【实施】

操作步骤	技术要求
评估	• 患者病情、意识、鼻腔通畅情况、呼吸状况 • 了解患者既往有无插管经历,向患者解释,取得患者合作
准备	• 护士衣帽整洁,洗手、戴口罩 • 用物准备齐全,放置合理
检查气囊	• 检查三腔二囊管质量及有无漏气
留置导管	• 携用物至患者床旁,查对患者姓名、床号,检查吸引器 • 取下义齿,检查患者鼻腔,清洁鼻腔。患者取卧位,铺中单 • 戴手套,充分润滑食管囊以下的导管壁及气囊壁,嘱患者深呼吸,自鼻腔将三腔二囊管插入 • 管端达咽喉部 14～16 cm 时,嘱患者做吞咽动作 • 插管 65～70 cm 时,经过检查确认以达到胃腔,用止血钳夹住管口。准确地注入气量,先向胃囊注气 200～300 mL,压迫到位 • 正确连接管路,如仍有出血再向食管囊注气 100～150 mL • 使用正确的方法洗胃 • 反复冲洗,并记录颜色、性状、量,标明日期、时间及深度 • 置管后患者取侧卧位避免分泌物误入气管
置管后护理	• 每间隔一段时间应放松食管囊及胃囊以缓解压迫压力,以防发生压迫性溃疡。具体操作如下。一般初始留置后 12 h 放气一次,继而逐渐缩短放气时间,后固定为每 6 h 放气一次。放气前需做评估,了解有无活动性出血、凝血功能情况,无异常时方可进行。放气时应缓慢抽气(抽气过急易致胃食管黏膜撕脱伤),注意观察胃管内是否突然发生出血增多现象,若出现需重新充涨气囊) • 若置管 12 h 且放食管囊及胃囊气体 30 min 后仍无明显出血者,可向前送管 2～3 cm • 固定管道,观察 24 h,无继续出血者可考虑拔除三腔二囊管 • 放气完后再次充气需重新测压、固定,维持原态以达止血目的 • 生命体征监测:严密观察患者生命体征的变化,详细记录胃肠减压引流液及呕血的颜色、性状及量,判断出血进展情况 • 动态观察导管置入深度,警惕发生导管脱出,若气囊破裂,导管可上滑堵塞咽喉引起严重的呼吸困难,甚至窒息。一旦有上述情况发生,应立即用剪刀剪断两个气囊(气囊迅速排气)并拔除三腔二囊管 • 若超过 3 天仍不能止血,则应考虑手术治疗
拔管流程	• 拔管前评估胃管内无血性胃内容抽出,无呕血,粪便转黄;12 h 内胃潜血、血常规、血色素无明显变化,凝血功能正常;血压、心率等生命体征稳定 • 在胃囊、食管囊放气状态下,沿绑于三腔二囊管食管囊后端的小儿吸痰管打入石蜡油 20～30 mL,向前送管 2～3 cm,10 min 后,缓慢、轻巧、连续不停顿地拔管,以免拔管时损伤黏膜引起再次出血 • 观察囊壁下的血迹,了解出血的部位,协助诊断 • 拔管后清洁口鼻腔,嘱患者及时吐出口咽部分泌物,咳出痰液,或用负压清除
整理观察记录	• 再次核对床号、姓名、执行单,询问患者感受,整理床单位 • 整理观察记录。整理用物并按消毒原则处理(口述) • 洗手,记录(口述)

【注意事项】

1. 置三腔二囊管压迫时间不超过 48 h,每隔 12 h 放气 5～10 min,以防食管胃底黏膜发生糜烂、

Note

坏死。

2. 记录每日胃液吸出量及性质，以供每日补充水、电解质时参考。

3. 每日口腔护理 2～4 次，从鼻腔沿三腔管二囊滴石蜡油数滴。

4. 防止过度牵拉或滑脱而造成食管囊堵塞咽喉导致窒息，特别是在气囊注气牵引时，如患者发生呼吸困难，要立即放松牵引和抽出食管囊内空气，如发生严重呼吸困难或窒息，应立即剪断三腔二囊管。

5. 胃肠减压器负压维持在 8 kPa，以利引流，用毕按要求处理。

6. 出血停止 12 h 后，方可从胃管内注入药液，注入前要认清标记，严防灌错到食管囊或胃囊引起气囊破裂。

7. 肝病患者为避免诱发肝性脑病，可通过胃管注入药液，促使肠道内积血和其他含氨物质排出，同时抑制肠道细菌以减少氨的生成。

8. 出血 48～72 h 后，可考虑拔管，拔管前先完全抽去气囊内空气，继续观察 12 h，如无出血可吞服石蜡油 30～50 mL，润滑管壁后再拔管，以免因血块的黏滞拉破黏膜再次出血。

【评价】

项目名称	操作流程	技术要求	分值	扣分及说明	备注
操作过程（85 分）	评估解释（5 分）	• 患者病情、意识、鼻腔通畅情况、呼吸状况	3		
		• 了解患者既往有无插管经历，向患者解释，取得患者合作	2		
	准备（5 分）	• 护士衣帽整洁，洗手、戴口罩	2		
		• 用物准备齐全，放置合理	3		
	检查气囊（5 分）	• 检查三腔二囊管质量及有无漏气	5		
	留置导管（25 分）	• 携用物至患者床旁，查对患者姓名、床号，检查吸引器	3		
		• 取下义齿，检查患者鼻腔，清洁鼻腔。患者取卧位，铺中单	2		
		• 戴手套，充分润滑食管囊以下的导管壁及气囊壁，嘱患者深呼吸，自鼻腔将三腔二囊管插入	5		
		• 管端达咽喉部 14～16 cm 时，嘱患者做吞咽动作	2		
		• 插管 65～70 cm 时，经过检查确认以达到胃腔，用止血钳夹住管口。准确注入气量，先向胃囊注气 200～300 mL，压迫到位	3		
		• 正确连接管路，如仍有出血再向食管囊注气 100～150 mL	2		
		• 洗胃方法正确	3		
		• 反复冲洗，并记录颜色、性状、量，标明日期、时间及深度	3		
		• 置管后患者取侧卧位避免分泌物误入气管	2		
	置管护理（30 分）	• 每间隔一段时间应放松食管囊及胃囊以缓解压迫压力，以防发生压迫性溃疡。具体操作如下。	5		
		一般初始留置后 12 h 放气一次，继而逐渐缩短放气时间，后固定为每 6 h 放气一次。放气前需做评估，了解有无活动性出血、凝血功能情况，无异常时方可进行。放气时应缓慢抽气（抽气过急易致胃食管黏膜撕脱伤），注意观察胃管内是否突然发生出血增多现象，若出现需重新充涨气囊			
		• 若置管 12 h 且放食管囊及胃囊气体 30 min 后仍无明显出血者，可向前送管 2～3 cm	5		
		• 固定管道，观察 24 h，无继续出血者可考虑拔除三腔二囊管	5		
		• 放气完后再次充气需重新测压、固定，维持原态以达止血目的	5		

Note

续表

项目名称	操作流程	技术要求	分值	扣分及说明	备注
操作过程（85分）	置管护理（30分）	• 生命体征监测：严密观察患者生命体征的变化，详细记录胃肠减压引流液及呕血的颜色、性状及量，判断出血进展情况	5		
		• 动态观察导管置入深度，警惕发生导管脱出，若气囊破裂，导管可上滑堵塞咽喉引起严重的呼吸困难，甚至窒息。一旦有上述情况发生，应立即用剪刀剪断两个气囊（气囊迅速排气）并拔除三腔二囊管	5		
		若超过3天仍不能止血，则应考虑手术治疗			
	拔管（15分）	• 拔管前评估胃管内无血性胃内容抽出，无呕血，粪便转黄；12 h内胃潜血、血常规、血色素无明显变化，凝血功能正常；血压、心率等生命体征稳定	4		
		• 在胃囊、食管囊放气状态下，沿绑于三腔二囊管食管囊后端的小儿吸痰管打入石蜡油20～30 mL，向前送管2～3 cm，10 min后，缓慢、轻巧、连续不停顿地拔管，以免拔管时损伤黏膜引起再次出血	4		
		• 观察囊壁下的血迹，了解出血的部位，协助诊断	3		
		• 拔管后清洁口鼻腔，嘱患者及时吐出口咽部分泌物，咳出痰液或用负压清除	4		
操作后（5分）	整理记录（5分）	• 再次核对床号、姓名、执行单，询问患者感受，整理床单位	2		
		• 整理用物并按消毒原则处理（口述）	2		
		• 洗手，记录（口述）	1		
综合评价（10分）	操作质量（10分）	• 无菌观念强	5		
		• 动作轻稳、熟练，测量准确	2		
		• 患者安全、舒适，沟通有效，患者及家属对服务满意	3		
操作时间		________ min			
总分			100		
得分					

（肖靖琼）

任务四十四　肠外营养技术

【任务情景】

患者，女，68岁。晚期肺癌伴胸膜、心脏、淋巴结转移，进食困难。作为该患者的责任护士，需遵医嘱对患者进行静脉营养输注，请为患者执行此项技术操作。

【目的】

通过静脉途径输注各种营养素，补充和维持患者的营养。

【计划】

1. 护士准备　衣帽整洁，修剪指甲，洗手、戴口罩。

2. 环境准备　环境清洁、无异味。

3. 用物准备　治疗盘、碘伏、棉签、生理盐水、输液器、营养液、输液泵、弯盘、执行单等。

【实施】

操作步骤	技术要求
评估解释	• 核对患者信息，评估患者营养需要、意识状态以及合作程度 • 评估患者中心静脉通道情况，导管有无裂损、是否通畅、固定是否牢固，局部皮肤有无红肿等。观察导管的外露刻度并做好记录 • 告知患者及家属进行肠外营养的目的，指导其配合方法
准备	• 环境准备：环境清洁、无异味 • 操作者准备：衣帽整洁，修剪指甲，洗手、戴口罩 • 用物准备：治疗盘、碘伏、棉签、生理盐水、输液器、营养液、输液泵、弯盘、执行单等
检查准备	• 核对营养液处方，按要求备好，检查营养液的质量
消毒导管	• 消毒中心静脉导管，用生理盐水 50～100 mL 冲管
连接营养液	• 备好输液泵，连接营养液，按要求调节泵速，营养液应该 24 h 内输注完毕
病情观察	• 输注过程中密切监测患者的病情变化，如意识状态、生命体征、尿量、血糖、电解质等，及时发现有无相关不适症状，如恶心、出汗、胸闷、寒战、高热等。同时警惕高渗性非酮性昏迷
冲管并封管	• 输注完毕，用生理盐水 50～100 mL 冲管，再用肝素钠稀释液 10 mL 进行脉冲式正压封管
观察记录	• 准确记录 24 h 液体出入量，记录输注的开始时间、速度、结束时间以及输注过程中患者的反应 • 给予相关知识宣教

【注意事项】

1. 营养液一般应在 24 h 内输注完毕，如有特殊情况输注不完，应放冰箱内冷藏，下次输注前在室温下复温后再输注，保存时间不超过 24 h。

2. 等渗或稍高渗性溶液可从周围静脉输注，高渗性溶液须经中心静脉输注，并明确标识。

3. 输注营养液应专用通路，并单独使用，不可用于输血及采血。

【评价】

项目名称	操作流程	技术要求	分值	扣分及说明	备注
评估准备（20 分）	核对评估（10 分）	• 核对，评估患者营养需要、意识状态以及合作程度	3		
		• 评估患者中心静脉通道情况，导管有无裂损、是否通畅，固定是否牢固，局部皮肤有无红肿等。观察导管的外露刻度并做好记录	4		
		• 告知患者及家属进行肠外营养的目的，指导其配合方法	3		
	准备（10 分）	• 环境准备：环境清洁、无异味	2		
		• 操作者准备：衣帽整洁，修剪指甲，洗手、戴口罩	3		
		• 用物准备：治疗盘、碘伏、棉签、生理盐水、输液器、营养液等	5		
实施（70 分）	检查准备（10 分）	• 核对营养液处方，按要求备好，检查营养液的质量	10		
	消毒导管（10 分）	• 消毒中心静脉导管，用生理盐水 50～100 mL 冲管	10		
	连接营养液（10 分）	• 备好输液泵，连接营养液，按要求调节泵速，营养液应 2 h 内输注完毕	10		

续表

项目名称	操作流程	技术要求	分值	扣分及说明	备注
实施（70分）	病情观察（10分）	• 输注过程中密切监测患者的病情变化，如意识状态、生命体征、尿量、血糖、电解质等，及时发现有无相关不适症状，如恶心、出汗、胸闷、寒战、高热等。同时警惕易高渗性非酮性昏迷	10		
	冲管并封管（10分）	• 输注完毕，用生理盐水 50～100 mL 冲管，再用肝素钠稀释液 10 mL 进行脉冲式正压封管	10		
	观察记录及宣教（20分）	• 准确记录 24 h 液体出入量，记录输注的开始时间、速度、结束时间以及输注过程中患者的反应	10		
		• 给予相关知识宣教	10		
综合评价（10分）	操作质量（10分）	• 动作轻稳、熟练，测量准确	3		
		• 患者安全、舒适，沟通有效，患者及家属对服务满意	3		
		• 时间 6 min（核对、整理用物）	4		
操作时间		________ min			
总分			100		
得分					

（王秀琴）

任务四十五　T管引流护理

【任务情景】

患者，女，48岁。因胆囊结石行胆囊切除、胆总管切开取石、胆肠吻合T管引流术，作为该患者的责任护士，请问术后应如何进行T管引流护理？

【目的】

1. 防止患者发生胆道逆行感染，保证引流的有效性。
2. 观察胆汁的量、颜色、性质。
3. 引流残余结石。
4. 支撑胆道，预防胆道狭窄。

【计划】

1. 护士准备　洗手、戴口罩。

2. 用物准备　①治疗盘、棉签、弯盘、剪刀、碘伏、一次性引流袋、无菌换药碗内有无菌纱布2块及无菌镊、卵圆钳、治疗巾、一次性无菌手套、快速手消毒剂。②其他：医嘱单、医疗垃圾桶、生活垃圾桶。

3. 环境准备　关窗、屏风遮挡。

【实施】

操作步骤	技术要求
评估解释	• 评估环境（安静、整洁、舒适、安全） • 携病历至患者床旁，核对患者床号、姓名等 • 观察患者引流管是否通畅

续表

操作步骤	技术要求
用物准备	• 准备用物 • 洗手、戴口罩 • 在治疗室按无菌方法打开换药盘，将碘伏倒在换药盘内的棉球上
安置体位	• 携用物至患者床旁，再次核对患者床号、姓名 • 关窗、屏风遮挡 • 协助患者取合适体位
更换引流袋	• 将治疗巾垫于患者引流管下方，暴露引流管及腹部 • 用止血钳夹闭引流管近端适宜处 • 打开一次性引流袋并将其固定在患者床旁 • 打开换药盘于治疗巾上 • 戴好无菌手套 • 取无菌纱布包裹住引流管的连接处，一手捏住引流管，另一手捏住引流袋自接口处分离上提引流袋前段使液体流入引流袋内 • 取碘伏棉球以螺旋方式消毒引流管关口周围 • 与T管相连接 • 松开止血钳 • 观察引流液是否引流通畅 • 撤去治疗巾，脱手套 • 在引流袋上写明更换日期及时间
整理记录	• 收拾用物 • 开窗，收起屏风，整理床单位 • 告知患者注意事项 • 消毒液喷手，推治疗车回治疗室 • 收拾用物(医疗垃圾、生活垃圾分类放置，由院感科统一回收处理) • 消毒液擦拭治疗车、治疗盘，治疗盘反扣晾干备用 • 洗手 • 取口罩 • 记录患者引流液的颜色、性状、量

【注意事项】

1. 严格无菌操作，保持胆道引流管通畅。
2. 保护患者引流口周围皮肤，局部涂氧化锌软膏，防止胆汁浸渍引起局部皮肤破溃和感染。

【评价】

项目名称	操作流程	技术要求	分值	扣分及说明	备注
操作过程(80分)	评估解释(6分)	• 评估环境(安静、整洁、舒适、安全)	2		
		• 携病历至病床核对患者床号、姓名等	2		
		• 观察患者引流管是否通畅	2		
	用物准备(12分)	• 准备用物	7		
		• 洗手、戴口罩	2		
		• 在治疗室按无菌方法打开换药盘，将碘伏倒在换药盘内的棉球上	3		

Note

续表

项目名称	操作流程	技术要求	分值	扣分及说明	备注
操作过程（80 分）	安置体位（6 分）	• 携用物至患者床旁再次核对患者床号、姓名	2		
		• 关窗、屏风遮挡	2		
		• 协助患者取合适体位	2		
	更换引流袋（56 分）	• 将一次性治疗巾垫于患者引流管下方	3		
		• 暴露引流管及腹部用止血钳夹闭引流管近端适宜处	5		
		• 打开一次性引流袋，并将其固定在患者床旁	5		
		• 打开换药盘于治疗巾上	3		
		• 戴好无菌手套	4		
		• 取无菌纱布包裹住引流管的连接处	4		
		• 一手捏住引流管，另一手捏住引流袋自接口处分离，上提引流袋前段使液体流入引流袋内	5		
		• 取碘伏棉球以螺旋方式消毒引流管口周围	5		
		• 与 T 管相连接	4		
		• 松开止血钳	3		
		• 观察引流液是否引流通畅	5		
		• 撤去治疗巾，脱手套	5		
		• 在引流袋上写明更换日期及时间	5		
操作后（10 分）	整理记录（10 分）	• 开窗，收起屏风，整理床单位	2		
		• 告知患者注意事项	2		
		• 处理用物	2		
		• 洗手取口罩	2		
		• 记录患者引流液的颜色、性状、量	2		
综合评价（10 分）	关键步骤（10 分）	• 态度：严肃认真、关心患者	2		
		• 要求：稳重、轻柔、熟练、准确	2		
		• 严格遵守无菌操作规程	3		
		• 沟通有效，体现人文关怀	3		
操作时间		________ min			
总分			100		
得分					

（李思思）

任务四十六　腹膜腔穿刺术的配合

【任务情景】

患者，男，38 岁。肝硬化，近两个月来腹水逐渐增多，腹部逐渐膨隆，经检查确诊后，现需做腹膜腔诊断性穿刺，作为该患者的责任护士，应如何配合医生进行操作？

【目的】

1. 协助医生做腹水的病因诊断：癌性腹水、炎性腹水、非炎性腹水。

2. 配合医生腹腔内给药，治疗腹水。

3. 疑有腹腔内出血者，配合医生做诊断性穿刺检查。

【计划】

1. 护士准备　着装整洁，洗手、戴口罩。

2. 用物准备　①一次性无菌腹穿包一套、针栓连接着胶管的腹腔穿刺针、5 mL 和 50 mL 注射器各 2 个、12 G 套管针和 16 G 的深静脉穿刺针、血管钳、无菌洞巾、纱布；②无菌试管、量杯，局麻药、无菌手套 1 副、消毒物品 1 套；③多头腹带、皮尺、胶布和敷贴，如做腹水浓缩回输应备无菌溶液瓶。

3. 环境准备　清洁、安全、适宜操作。

【实施】

操作步骤	技术要求
术前准备	• 向患者解释穿刺的目的、方法及操作中可能会产生不适，并在治疗同意书上签字 • 评估患者病情及生命体征 • 检查所需物品：治疗车或治疗盘、穿刺包、手套、碘伏、局麻药、记号笔、棉签、胶布、纱布、砂轮、盛放胸水的容器、注射器、必备的抢救药品 • 检查前嘱患者排尿，以免穿刺时损伤膀胱 • 放液前测量腹围、脉搏、血压，检查腹部体征，以观察病情的变化
术中配合	• 摆体位：患者取坐位面向椅背，两前臂置于椅背上，前额伏于前臂上。不能起床者可取半坐卧位，患侧前臂上举双手抱于枕部 • 选择适宜穿刺点：选在左侧髂前上棘与脐连线中 1/3 与外 1/3 交叉点或由 B 超定位确定 • 常规消毒：以穿刺点为中心用碘伏消毒 3 遍，直径约 15 cm • 戴无菌手套 • 打开穿刺包并铺巾：检查包内物品是否完善，铺无菌洞巾 • 固定穿刺针 • 计量或送检标本 • 术中应密切观察患者有无恶心、头晕、心悸、气短、面色苍白等，一旦出现应立即停止操作，并对症处理
术后护理	• 穿刺放液后平卧 24 h，密切观察体温、脉搏、呼吸、血压、神志、尿量及腹围的变化 • 密切观察穿刺部位有无渗液、渗血，有无腹部压痛、反跳痛及腹肌紧张的腹膜感染征象 • 保持局部敷料清洁干燥 • 防止便秘，避免剧烈咳嗽，防止腹内压增高 • 肝功能差者要注意肝性脑病的先兆症状，如有异常，及时处理

【注意事项】

1. 术中应密切观察患者情况，如有头晕、心悸、恶心、气短、脉搏增快及面色苍白等，应立即停止操作，并进行适当处理。

2. 放液不宜过快、过多，肝硬化患者一次放液量一般不超过 3000 mL，放液过多可诱发肝性脑病和电解质紊乱；但在维持大量输入白蛋白基础上，也可大量放液。

3. 放腹水时若流出不畅，可将穿刺稍作移动或稍变换体位。

4. 术后嘱患者平卧，并使穿刺针孔位于上方以免腹水继续漏出；对腹水量较多者，为防止漏出，在穿刺时即应注意勿使自皮肤到壁层腹膜的针眼位于一条直线上；方法是当针尖通过皮肤到达皮下后，即

Note

在另一手协助下，稍向周围移动一下穿刺针头，然后再向腹腔刺入。如仍有漏出，可用蝶形胶布或火棉胶粘贴。

5. 放液前后均应测量腹围、脉搏、血压，检查腹部体征，以观察病情变化。

6. 有肝性脑病先兆、结核性腹膜炎粘连包块、包虫病及卵巢囊肿者禁忌穿刺。

【评价】

项目名称	操作流程	技术要求	分值	扣分及说明	备注
术前准备（25分）	评估解释（10分）	• 向患者解释穿刺的目的、方法及操作中可能产生的不适，并在治疗同意书上签字 • 评估患者病情及生命体征	5 5		
	准备（15分）	• 检查所需物品：治疗车或治疗盘、穿刺包、手套、碘伏、局麻药、记号笔、棉签、胶布、纱布、砂轮、盛放胸水的容器、注射器、必备的抢救药品 • 检查前嘱患者排尿，以免穿刺时损伤膀胱 • 放液前测量腹围、脉搏、血压，检查腹部体征，以观察病情的变化	5 5 5		
术中配合（40分）	摆体位（5分）	• 患者取坐位面向椅背，两前臂置于椅背上，前额伏于前臂上。不能起床者可取半坐卧位，患侧前臂上举双手抱于枕部	5		
	协助穿刺（35分）	• 选择适宜穿刺点，选在左髂前上棘与脐连线中 1/3 与外 1/3 交叉点或由 B 超定位确定 • 常规消毒：以穿刺点为中心用碘伏消毒 3 遍，直径约 15 cm • 戴无菌手套 • 打开穿刺包并铺巾：检查包内物品是否完善，铺无菌洞巾 • 固定穿刺针 • 计量或送检标本 • 术中应密切观察患者有无恶心、头晕、心悸、气短、面色苍白等，一旦出现应立即停止操作，并对症处理	5 5 5 5 5 5 5		
术后护理（25分）	病情观察（15分）	• 穿刺放液后平卧 24 h，密切观察体温、呼吸、脉搏、血压、神志、尿量及腹围的变化 • 密切观察穿刺部位有无渗液、渗血，有无腹部压痛、反跳痛及腹肌紧张的腹膜感染征象 • 保持局部敷料清洁干燥	5 5 5		
	健康教育（10分）	• 防止便秘，避免剧烈咳嗽，防止腹内压增高 • 肝功能差者要注意肝性脑病的先兆症状，如有异常，及时处理	5 5		
综合评价（10分）	操作质量（10分）	• 动作轻稳、熟练、测量准确 • 患者安全、舒适，沟通有效，患者及家属对服务满意	5 5		
操作时间		________ min			
总分			100		
得分					

（李思思）

任务四十七　患者入出院护理

【任务情景】

刘某，男，74 岁。因腹泻收入院，护理人员如何做好该患者的入院护理及出院护理？

【目的】

1. 协助患者熟悉医院环境，适应医院生活。
2. 满足患者各种合理需求；做好健康指导，促进早日康复。

【评估】

1. 评估患者入院原因、病情、意识、生命体征、用药情况、过敏史等。
2. 评估患者的康复情况、心理状态和社会适应能力、情绪变化等。

【计划】

1. 护士准备　着装整洁，洗手，戴口罩。
2. 用物准备　出入院相关资料。
3. 环境准备　病区整洁、宽敞、光线适宜。

【实施】

操作步骤	技术要求
评估准备	• 评估患者入院原因、病情、意识、生命体征、用药情况、过敏史等 • 评估出院患者的康复情况、心理状态和社会适应能力、情绪变化等
操作准备	• 着装整洁，洗手，戴口罩 • 准备出入院相关资料 • 病区整洁、宽敞、光线适宜
入院护理	• 核对患者姓名、床号，向患者介绍入院和出院的流程 • 准备床单位，根据病情准备急需药品和物品 • 热情接待患者，核对姓名和相关信息 • 通知医生接诊 • 自我介绍，介绍主管医生、护士长、主任及病友、病区规章制度、环境等 • 完成入院护理评估，测量生命体征并记录 • 填写入院相关资料，并协助患者戴腕带 • 实施治疗和护理，提供健康指导
出院护理	• 遵医嘱通知患者及家属出院 • 停止各种治疗和护理，完善出院护理记录，做好出院登记 • 填写满意度调查表，征求患者或家属对治疗、护理、服务态度等有关意见 • 做好出院健康教育指导，告知复查时间 • 整理出院病历 • 协助清理用物，解下腕带，办理出院手续，根据病情用轮椅或平车护送患者离开病区 • 终末处理床单位和用物，病室开窗通风
整理记录	• 整理床单位，准备备用床 • 洗手，记录入出院时间

Note

【注意事项】

1. 准备床单位

(1) 根据患者病情及治疗情况准备床单位,急诊手术后入院的患者准备麻醉床;有传染病者安置在隔离病室。

(2) 出院患者床单位要进行终末处理,特殊感染患者按院内感染要求进行终末消毒,开窗通风。

2. 正确排列病案顺序

(1) 住院病案:体温单、医嘱单、入院记录、病史及体格检查、病程记录(手术、分娩记录等)、各种检验检查报告单、护理病案、住院病案首页、门诊病历。

(2) 出院病案:住院病案首页、出院记录或死亡记录、入院记录、病史及体格检查、病程记录、各种检验检查报告单、护理病案、医嘱单、体温单。

3. 健康宣教要点

(1) 合理解释　入院时向患者解释本次住院要解决的主要问题,住院期间的配合事务,介绍主管医生、护士、护士长、科主任,介绍病区环境、作息时间及各种规章制度;出院时针对患者病情及康复程度制定合理的康复计划,教会患者和家属有关后续的护理知识、技能和护理要求,告知患者复诊时间及地点。

(2) 入出院指导　除介绍病室人员和各种制度外,还应教会患者及家属正确使用床单位及其相关设备,如呼叫系统、费用查询系统等;指导患者正确留取各种标本,告知各种检查时间、地点和注意事项等;对病情转归无明显好转、转院、自动离院的患者应做好心理护理;对需要继续治疗和康复的患者指导出院后在生活、治疗和康复功能锻炼等方面的注意事项。

【评价】

项目名称	操作流程	技术要求	分值	扣分及说明	备注
操作过程(94分)	评估准备(8分)	• 评估患者入院原因、病情、意识、生命体征、用药情况、过敏史等	4		
		• 评估出院患者的康复情况、心理状态和社会适应能力、情绪变化等	4		
	操作准备(8分)	• 着装整洁,洗手,戴口罩	2		
		• 准备出入院相关资料	4		
		• 病区整洁、宽敞、光线适宜	2		
	入院护理(36分)	• 核对患者姓名、床号,向患者介绍入院和出院的流程	4		
		• 准备床单位,根据病情准备急需药品和物品	4		
		• 热情接待患者,核对姓名和相关信息	4		
		• 通知医生接诊	4		
		• 自我介绍,介绍主管医生、护士长、主任及病友、病区规章制度、环境等	6		
		• 完成入院护理评估,测量生命体征并记录	4		
		• 填写入院相关资料,并协助患者戴腕带	4		
		• 实施治疗和护理,提供健康指导	4		
	出院护理(38分)	• 遵医嘱通知患者及家属出院	5		
		• 停止各种治疗和护理,完善出院护理记录,做好出院登记	6		
		• 填写满意度调查表,征求患者或家属对治疗、护理、服务态度等有关意见	4		
		• 做好出院健康教育指导,告知复查时间	4		
		• 整理出院病历	4		

Note

续表

项目名称	操作流程	技术要求	分值	扣分及说明	备注
操作过程（94分）	出院护理（38分）	• 协助清理用物，解下腕带，办理出院手续，根据病情用轮椅或平车护送患者离开病区	5		
		• 终末处理床单位和用物，病室开窗通风	5		
		• 整理床单位，准备备用床	5		
	洗手记录（4分）	• 洗手、记录入出院时间	4		
综合评价（6分）	关键环节（6分）	• 举止端庄，仪表大方，操作规范，熟练有序	3		
		• 沟通有效，充分体现人文关怀	3		
操作时间		________ min			
总分			100		
得分					

（肖靖琼）

任务四十八　物理降温

【任务情景】

王某，女，63岁。因肺炎入院治疗，现出现高热，遵医嘱进行物理降温。

【目的】

为高热患者降温。

【评估】

1. 评估患者的病情和认知合作程度。
2. 评估患者的治疗情况、损伤部位、手术部位。
3. 评估患者的局部皮肤颜色、温度、完整性等。

【计划】

1. 护士准备　衣帽整洁，修剪指甲，洗手，戴口罩。

2. 用物准备　①治疗盘内：大毛巾、小毛巾、热水袋及套、冰袋及套。②治疗盘外：脸盆内盛25%～35%酒精200～300 mL，免洗手消毒液，治疗车。酌情备干净衣裤、屏风、便器。

3. 环境准备　室温适宜，关闭门窗，床帘或屏风遮挡。

【实施】

操作步骤	技术要求
评估准备	• 评估患者的体温、意识状况、心理状态、躯体活动能力、对酒精拭浴的认知合作程度 • 评估患者的损伤部位、手术部位 • 评估患者的皮肤颜色、温度、完整性等

续表

操作步骤	技术要求
操作准备	• 衣帽整洁,修剪指甲,洗手,戴口罩 • 准备用物,酌情备干净衣裤、屏风、便器 • 调节室温、关闭门窗,用床帘或屏风遮挡
核对	• 患者姓名、床号、腕带信息、执行单及医嘱
松被尾	• 松开床尾被盖
脱衣	• 协助患者脱去上衣
置冰袋、热水袋	• 冰袋置于头部,热水袋置于足底
擦拭方法	• 脱去衣裤,大毛巾垫在擦拭部位下方,小毛巾浸入温水或酒精中,拧至半干,缠于手上呈手套状,以离心方向拭浴,拭浴毕,用大毛巾擦干皮肤
擦拭顺序	• 双上肢:患者取仰卧位,按如下顺序擦拭。颈外侧→肩→上臂外侧→前臂外侧→手背,侧胸→腋窝→上臂内侧→前臂内侧→手心 • 腰背部:患者取侧卧位,从颈下肩部→背部→臀部,擦拭毕,穿好上衣 • 双下肢:患者取仰卧位,脱去裤子,按如下顺序擦拭。 外侧:髂部→下肢外侧→足背。 内侧:腹股沟→下肢内侧→内踝。 后侧:臀下→大腿后侧→腘窝→足跟。 时间:每侧(四肢、腰背部)3 min,全过程 20 min 以内
观察	• 患者有无寒战、面色苍白,脉搏及呼吸有无异常
整理处理	• 拭浴毕,取下热水袋。根据需要更换干净衣裤,协助患者取舒适体位 • 毛巾、浴巾、热水袋及冰袋套放入容器中待清洗或消毒

【注意事项】

1. 观察病情变化,并给予适当处理,如在擦浴过程中患者病情突然加重,应立即停止,通知医生及时处理。酒精过敏的患者可用温水拭浴。

2. 拭浴时,以轻拍或(拍拭)方式进行,避免用摩擦的方式,因为摩擦易生热。

【评价】

项目名称	操作流程	技术要求	分值	扣分及说明	备注
操作过程(78分)	评估准备(8分)	• 评估患者的体温、意识状况、心理状态、躯体活动能力、对酒精拭浴的认知合作程度	2		
		• 评估患者的损伤部位、手术部位	3		
		• 评估患者的皮肤颜色、温度、完整性等	3		
	操作准备(8分)	• 衣帽整洁,修剪指甲,洗手,戴口罩	2		
		• 准备用物,酌情备干净衣裤、屏风、便器	4		
		• 调节室温、关闭门窗,用床帘或屏风遮挡	2		
	核对(4分)	• 患者姓名、床号、腕带信息、执行单及医嘱	4		

续表

项目名称	操作流程	技术要求	分值	扣分及说明	备注
操作过程（78分）	松被尾（4分）	• 松开床尾被盖	4		
	脱衣（4分）	• 协助患者脱去上衣	4		
	置冰袋、热水袋（2分）	• 冰袋置于头部，热水袋置于足底	2		
	擦拭方法（10分）	• 脱去衣裤，大毛巾垫在擦拭部位下方，小毛巾浸入温水或酒精中，拧至半干，缠于手上呈手套状，以离心方向拭浴，拭浴毕，用大毛巾擦干皮肤	10		
	擦拭顺序（32分）	• 双上肢：患者取仰卧位，按如下顺序擦拭。颈外侧→肩→上臂外侧→前臂外侧→手背，侧胸→腋窝→上臂内侧→前臂内侧→手心	8		
		• 腰背部：患者取侧卧位，从颈下肩部→背部→臀部，擦拭毕，穿好上衣	8		
		• 双下肢：患者取仰卧位，脱去裤子，按如下顺序擦拭。 外侧：髂部→下肢外侧→足背。 内侧：腹股沟→下肢内侧→内踝。 后侧：臀下→大腿后侧→腘窝→足跟。 时间：每侧（四肢、腰背部）3 min，全过程 20 min 以内	16		
	观察（6分）	• 患者有无寒战、面色苍白，脉搏及呼吸有无异常	6		
操作后（10分）	整理用物（10分）	• 拭浴毕，取下热水袋。根据需要更换干净衣裤，协助患者取舒适体位	4		
		• 毛巾、浴巾、热水袋及冰袋套放入容器中待清洗或消毒	4		
		• 洗手，取口罩	2		
综合评价（12分）	关键环节（12分）	• 举止端庄，仪表大方，操作规范，熟练有序	4		
		• 操作过程中注意保护患者隐私	4		
		• 沟通有效，充分体现人文关怀	4		
操作时间		________ min			
总分			100		
得分					

（肖靖琼）

任务四十九　备皮技术

【任务情景】

患者，女，65岁。心动过速。拟定明日行射频消融术手术，请为患者做好术前备皮准备。

【目的】

去除手术区毛发及污垢，清洁皮肤，为手术时皮肤消毒做准备，预防手术后切口感染。

【评估】

1. 患者病情　意识、治疗情况、心理状态、认知状态及合作程度。

2. 局部皮肤。

【计划】

1. 护士准备　着装整洁，修剪指甲，洗手，戴口罩。

2. 用物准备　①治疗盘：一次性备皮包（剃刀、滑石粉、纱布、弯盘、手套）、酒精、松节油、棉签、治疗巾、电筒、卫生纸、脸盆、温水、毛巾。②治疗车、免洗洗手液、锐器盒、医疗垃圾桶、生活垃圾桶。③必要时备屏风、肥皂液。

3. 环境准备　环境安全宽敞，光线充足，温湿度适宜。

4. 患者准备　卧位舒适。

【实施】

操作步骤	技术要求
评估解释	• 核对医嘱 • 核对患者信息，手术方式及手术部位 • 评估患者病情、治疗、意识和合作能力，对备皮的了解程度 • 向患者解释备皮目的，告知备皮范围和配合要求 • 评估患者手术部位皮肤 • 协助患者饮水、如厕等 • 环境光线充足、温湿度适宜
检查准备	• 洗手，戴口罩 • 备齐用物，携至床旁 • 再次核对患者信息，做好解释 • 关门窗，调节室温、拉床帘（必要时用屏风遮挡）
备皮	• 戴手套 • 协助患者取舒适卧位，需备皮部位下垫治疗巾，充分暴露备皮区的皮肤，注意保暖 • 用纱蘸肥皂水（或滑石粉）涂擦局部皮肤 • 打开备皮刀，检查备皮刀完整性 • 一手持纱布紧绷皮肤，另一手持备皮刀，刀架与皮肤成45°，从上到下，从左往右净毛发，注意动作轻柔，不要划伤皮肤 • 用温水纱布擦净皮肤，用电筒检查皮肤的毛发是否清除干净 • 嘱患者进行沐浴或擦浴，必要时协助
清洁整理	• 撤去治疗巾，处理用物 • 脱手套 • 协助患者穿好衣物，取舒适卧位，整理床单位，询问需求 • 拉开窗帘，开窗通风
记录	• 洗手，取口罩 • 再次核对患者信息 • 记录

Note

相关链接

手术备皮范围

手术备皮范围原则是超出切口四周 15 cm 以上。

1. 颅脑手术　术前一天剃净头发及项部毛发，包括全部头皮，前额，两鬓及颈后皮肤，保留眉毛。

2. 眼部手术　前额发际至鼻毛，保留眉毛，内眼手术应剪睫毛。

3. 颈部手术　自唇下至乳头水平线，两侧斜方肌前缘。

4. 乳腺癌根治术　自锁骨上至脐水平，患侧至腋后线，对侧至锁骨中线或腋前线，包括患侧上臂、肩和腋窝，剃腋毛。

5. 胸部手术　自锁骨上、肩上至脐水平，前至对侧锁骨中线或腋前线，后至对侧，肩胛下角。包括胸部、上腹、患侧腋下和上臂，前后胸范围均应超过中线 5 cm 以上。

6. 上腹手术　自乳头连线至耻骨联合，两侧至腋后线。

7. 下腹手术　自剑突至大腿上 1/3 前内侧及外阴部，两侧至腋后线。

8. 腹股沟及阴囊部手术　自脐水平线至大腿上 1/3，包括外阴部。

9. 肾区手术　乳头水平至耻骨联合，前后均过中线，包括外阴部并剔除阴毛。

10. 会阴及肛门部手术　自髂前上棘水平线至大腿上 1/3 的内、前、后侧，包括会阴区及臀部。

11. 四肢手术　以切口为中心，上下各 20 cm 以上，一般为整个肢体。

12. 骨科患者手术前皮肤备皮范围

(1) 颈部手术(前路)：上至颌下缘，下至乳头水平线，左右过腋中线。

(2) 颈部手术(后路)：剃头，头顶至肩胛下缘，左右过腋中线。

(3) 胸椎手术(后路)：第 7 颈椎至第 12 肋缘，左右过腋中线。

(4) 胸椎手术(侧后方)：上至锁骨上及肩上，下至肋缘下，前后胸都超过正中线 20 cm。

(5) 腰椎手术(前路)：乳头下方至大腿上 1/3，左右过腋中线，包括剃去阴毛。

(6) 腰椎手术(后路)：肩胛下角至臀沟，左右过腋中线。

(7) 上肢前臂手术：上臂下 1/3 至手部，剪指甲，如果是臂丛麻醉则包括剃去腋毛。

(8) 上肢手术肩：关节至前臂中段，如果是臂丛麻醉则包括剃去腋毛。

(9) 手指手术：肘关节至手指，剪指甲，臂丛麻醉则包括剃去腋毛。

(10) 下肢髋关节手术：肋缘至膝关节，前后过正中线，剃阴毛。

(11) 膝部手术：患侧腹股沟至踝关节。

(12) 小腿手术：大腿中段至足部。

(13) 足部手术：膝关节至足趾。

【注意事项】

1. 尊重并保护患者隐私。
2. 不要过多暴露患者，注意保暖，避免着凉。
3. 使患者舒适，嘱患者备皮后全身沐浴或局部擦浴，更换衣物。
4. 切勿剃伤皮肤，遇有瘢痕、结痂或突起处应避开，或者变换角度再剃。
5. 皮肤污垢较多者，应先擦净再剃毛发。
6. 有伤口者要按换药原则，重新换药包扎伤口。
7. 有牵引或石膏者，要在清洁皮肤后进行备皮，然后重新包石膏或维持牵引。
8. 腹部手术应用棉签蘸松节油清除脐部污垢和油脂。
9. 病灶在四肢的患者应指导每日温水浸泡手脚 20 min，并用肥皂水刷洗，剪去指(趾)甲和浸软的

Note

膑胝；骨、关节、肌腱手术需术前三天开始准备皮肤，前两天用肥皂水洗干净并用70%酒精消毒，再用无菌巾、绷带包裹，第三天进行剃毛刷洗、70%酒精消毒后用无菌巾包扎手术野，术晨重新消毒后用无菌巾包扎。

【评价】

项目名称	操作流程	技术要求	分值	扣分及说明	备注
操作过程（82分）	准备（8分）	• 仪表规范	2		
		• 用物准备齐全	2		
		• 环境准备：光线充足、温湿度适宜	2		
		• 两人核对医嘱（患者信息、手术名称、备皮要求）	2		
	评估解释（13分）	• 核对患者信息，手术方式及手术部位	2		
		• 评估患者病情、治疗、意识和合作能力，对备皮的了解程度	2		
		• 向患者解释备皮目的	2		
		• 告知备皮范围和配合要求	3		
		• 评估患者手术部位皮肤	2		
		• 协助患者饮水、如厕等	2		
	核对检查（9分）	• 洗手，戴口罩	2		
		• 备齐用物，携至床旁	2		
		• 再次核对患者信息，做好解释	2		
		• 关门窗，调节室温、拉床帘（必要时用屏风遮挡）	3		
	备皮（35分）	• 戴手套	2		
		• 协助患者取舒适卧位，需备皮部位下垫治疗巾，充分暴露备皮区的皮肤，注意保暖	3		
		• 用纱蘸肥皂水（或滑石粉）涂擦局部皮肤	3		
		• 打开备皮刀，检查备皮刀完整性	3		
		• 一手持纱布紧绷皮肤，另一手持备皮刀，刀架与皮肤成45°，从上到下，从左往右依次剃净毛发，注意动作轻柔，不要划伤皮肤（面部、颅脑手术应保留眉毛；腹部手术应用棉签蘸松节油清除脐部污垢和油脂；皮肤污垢较多者应先擦洗再剔除毛发）	16		
		• 用温水纱布擦净皮肤，用电筒检查皮肤的毛发是否清除干净	5		
		• 嘱患者进行沐浴或擦浴，必要时协助	3		
	整理（10分）	• 撤去治疗巾，处理用物	2		
		• 脱手套	2		
		• 协助患者穿好衣物，取舒适卧位	2		
		• 整理床单位，询问需求	2		
		• 拉开窗帘，开窗通风	2		
	核对记录（7分）	• 放呼叫器于易取处，六步洗手	2		
		• 再次核对患者信息及备皮要求	3		
		• 记录	2		

Note

续表

项目名称	操作流程	技术要求	分值	扣分及说明	备注
综合评价（18分）	关键环节（15分）	• 操作熟练，有条不紊	3		
		• 备皮范围正确	3		
		• 患者无不适主诉	3		
		• 动作轻柔规范，皮肤无划伤	3		
		• 注意保护患者隐私和职业防护	3		
	护患沟通（3分）	• 关心爱护患者、充分体现人文关怀	3		
操作时间		______ min			
总分			100		
得分					

（肖靖琼）

模块二　母婴护理技能

任务一　听胎心音技术

【任务情景】

孕妇，29岁。二胎，足月临产入院，为了解胎儿在宫内的情况，护士可采取哪种快速便捷的检查方法？

【目的】

1. 能使用听筒或多普勒超声正确监测胎心音。
2. 学会判断胎心音与胎动、胎心音与宫缩之间的关系，评估胎儿宫内安危情况。

【评估】

1. 评估孕妇的孕周大小、胎方位、胎动情况。
2. 评估孕妇自理情况、合作情况。
3. 评估孕妇皮肤的情况。

【计划】

1. 护士准备　着装整洁，洗手，戴口罩。
2. 用物准备　①治疗盘：多普勒胎心仪，听筒或听诊器，耦合剂或湿棉棒、弯盘。②带秒针的钟(表)，清洁纸巾、护理记录单。③治疗车、免洗洗手液、医疗垃圾桶、生活垃圾桶。④检查床。⑤屏风。
3. 环境准备　病室清洁、有屏风遮挡。

【实施】

操作步骤	技术要求
核对解释	• 核对孕妇信息，向孕妇解释并取得合作 • 告知孕妇及家属多普勒胎心仪所发出胎心音的特征，正常胎心音的频率范围
评估	• 评估孕妇孕周是否达到16周以上、胎方位、胎动、自理能力、合作程度、耐受力，腹部皮肤是否完整，耦合剂避开破损处 • 确定听胎心音的时机：新入院时、交班前和接班时、潜伏期每隔1～2 h听一次，进入活跃期后每隔15～30 min听一次，第二产程每5～10 min听一次，在宫缩间歇期听胎心音 • 嘱孕妇排空膀胱 • 六步洗手，戴口罩
核对解释	• 备齐用物携至孕妇床旁，核对孕妇信息(床号、姓名、住院号)

续表

操作步骤	技术要求
胎心音听诊	• 展开屏风，抬高床头 15°～30°，协助孕妇摆体位，取仰卧位，两腿屈曲略分开、协助孕妇解松裤带，将上衣拉至剑突处，裤子下拉至耻骨联合上方，充分暴露腹部 • 利用四步触诊法判断胎儿胎背、胎头位置 ①听筒听胎心音 • 将木质听筒或听诊器放置于孕妇腹部上(胎儿胎背位置) • 使听筒与腹壁垂直且密切接触不留空隙，漏斗端靠近腹壁，圆筒端靠近操作者耳朵，手离开听筒 • 测量 1 min，计算胎心音次数 ②多普勒超声听诊胎心音 • 听诊位置与听筒听胎心音相同 • 在多普勒探头涂少许耦合剂，置于胎心音最清楚部位，调整音量。妊娠 24 周前，胎心音多在脐下正中或稍偏左或右听到；妊娠 24 周后胎心音多在胎儿背侧听得最清楚 • 胎背位置：①枕先露，位于孕妇脐部下方(左或右)；②臀先露，位于脐部上方(左或右)；③横位，位于肚脐周围 • 听诊时间达到 1 min，观察胎心率和心律的变化 • 帮助孕妇用卫生纸擦去耦合剂
整理记录	• 安置孕妇于舒适体位，放呼叫器于易取处 • 擦净多普勒探头上的耦合剂，把机器放在固定位置(多普勒超声听诊胎心音) • 整理床单位及用物 • 六步洗手，取口罩 • 记录胎心率，告知孕妇检查结果 • 清理治疗用物，分类放置

【注意事项】

1. 室内环境要安静，孕妇积极配合，不宜过度暴露孕妇的身体，注意保暖。

2. 触诊的力量要适度，手法要正确，切忌使用暴力。临产产妇在宫缩间歇听胎心音。

3. 听胎心音时，要注意与腹主动脉音、子宫杂音、脐带杂音相鉴别。

(1) 胎心音：胎心音呈双音，似钟表的滴答声，速度稍快。

(2) 子宫杂音：为血流流过扩大的子宫血管时出现的柔和的吹风样的低音响。

(3) 腹主动脉音：为单调的“咚咚”样强音，与孕妇脉搏一致。

(4) 脐带杂音：为脐带血流受阻出现的、被胎心音抑制的吹风样低音响，改变体位可消失。

4. 若胎心音小于 120 次/分或大于 160 次/分，需立即触诊孕妇脉搏进行对比鉴别，必要时吸氧，左侧卧位，进行胎心音监护，通知医生。

5. 教会孕妇自我监测胎动方法，告知孕妇自我监测胎动的重要性。嘱孕妇每日早、中、晚各数一次胎动，3 次相加乘以 4 得 12 h 胎动次数，若胎动每小时少于 3 次，12 h 胎动少于 10 次，或较前下降超过 50%且不能恢复者，提示胎儿缺氧。

【评价】

项目名称	操作流程	技术要求	分值	扣分及说明	备注
操作过程(60 分)	核对解释(8 分)	• 核对孕妇信息，向孕妇解释并取得合作	3		
		• 告知孕妇及家属多普勒胎心仪所发出胎心音的特征；正常胎心音的频率范围	5		

续表

项目名称	操作流程	技术要求	分值	扣分及说明	备注
操作过程（60分）	评估（19分）	• 评估孕妇孕周大小、胎方位、胎动、自理能力、合作程度、耐受力，腹部皮肤情况，膀胱情况	8		
		• 确定听胎心音的时机	4		
		• 嘱孕妇排空膀胱	4		
		• 六步洗手，戴口罩	3		
	核对解释（3分）	• 备齐用物携至孕妇床旁，核对孕妇信息（床号、姓名、住院号）	3		
	胎心音听诊（30分）	• 展开屏风，抬高床头15°～30°，协助孕妇摆体位，取仰卧位，两腿屈曲略分开、协助孕妇解松裤带，将上衣拉至剑突处，裤子下拉至耻骨联合上方，充分暴露腹部	5		
		• 利用四步触诊法判断胎心音位置	8		
		• 在腹壁正确听诊部位涂上适量耦合剂	6		
		• 用多普勒胎心仪听诊胎心音，数1 min以上	8		
		• 用卫生纸擦净耦合剂	3		
操作后（20分）	整理记录（20分）	• 安置孕妇于舒适体位，放呼叫器于易取处	3		
		• 擦净多普勒探头上的耦合剂，把机器放在固定位置	3		
		• 整理床单位及用物	3		
		• 六步洗手，取口罩	3		
		• 记录胎心率，告知孕妇检查结果	5		
		• 清理治疗用物，分类放置，报告操作完毕（计时结束）	3		
综合评价（20分）	关键环节（12分）	• 评估全面	3		
		• 四部触诊方法正确	3		
		• 正确辨别胎心音	3		
		• 注意保护孕妇安全和隐私	3		
	护患沟通（8分）	• 沟通有效、充分体现人文关怀	8		
操作时间		________ min			
总分			100		
得分					

（王秀琴）

任务二　会阴湿热敷

【任务情景】

产妇，42岁。产后出现会阴部左侧切口红肿，为了减轻产妇的疼痛，遵医嘱进行会阴部湿热敷。

【目的】

1. 理解会阴湿热敷的作用原理。

2. 能对会阴水肿、血肿、切口硬结及早期感染的产妇进行会阴湿热敷。

【评估】

1. 评估产妇的病情、意识、心理状态及配合情况。

2. 评估产妇皮肤感觉有无异常、创面的位置、性质等。

【计划】

1. 护士准备　着装整洁，洗手，戴口罩。

2. 用物准备　①治疗盘：手套、医用凡士林、棉签、治疗碗（内置碘伏棉球若干）、治疗碗（内盛 50% 硫酸镁，温度 41～48 ℃）、镊子 4 个、棉垫 1 块、无菌干棉球 1 包、无菌干纱布数块、弯盘 2 个。②消毒会阴垫、热水袋、护理记录单。③治疗车、免洗洗手液、医疗垃圾桶、生活垃圾桶。④屏风、浴巾等。

3. 环境准备　病室清洁、有屏风遮挡。

【实施】

操作步骤	技术要求
评估准备	• 核对产妇信息，向产妇解释并取得合作 • 告知产妇操作的目的、可能出现的不适、并发症及注意事项、产妇配合的方法 • 了解产妇疾病诊断、病情会阴湿热敷的目的、产妇对会阴湿热敷的认知程度及心理反应、外阴部伤口情况及阴道出血量，有无水肿、血肿、伤口硬结或感染 • 嘱产妇排空膀胱 • 六步洗手，戴口罩
核对解释	• 备齐用物携至产妇床旁，核对产妇信息（床号、姓名、住院号）
会阴擦洗	• 展开屏风，脱去对侧裤腿，盖在近侧腿部，并盖上浴巾，对侧腿用盖被遮盖 • 协助产妇取屈膝仰卧位，双膝屈曲向外分开，暴露会阴部 • 铺消毒会阴垫于臀下，将弯盘、无菌治疗碗置于产妇两腿间 • 戴手套，持镊子夹取碘伏棉球按顺序擦拭 • 擦洗三遍，顺序相同，每遍范围不超过上一遍。顺序由内向外，自上而下，先对侧后近侧：前庭正中→小阴唇→大阴唇→伤口→会阴体→两侧臀部→肛周。每擦一个部位要更换一块药液棉球，以防交叉感染
会阴湿热敷	• 无菌干纱布擦干，在湿热敷部位涂一薄层凡士林（或石蜡油），盖一层无菌干纱布 • 将敷布浸入热水或药液（如硫酸镁）中，取出拧至不滴水，抖开敷布敷在患处，外盖棉垫保暖 • 每 3～5 min 更换热敷纱布一次，治疗时间为每次 15～20 min 或在棉垫外用热水袋，可延长更换热敷时间
观察安置	• 撤下敷布，擦去凡士林或石蜡油 • 观察局部皮肤情况，询问产妇感觉 • 更换消毒会阴垫，穿好裤子 • 安置产妇于舒适体位，放呼叫器于易取处
整理记录	• 整理床单位及用物 • 六步洗手，取口罩 • 记录局部皮肤情况，记录热湿敷部位、时间、药液名称、浓度、温度、治疗效果、异常情况及处理措施和效果 • 清理治疗用物，分类放置

Note

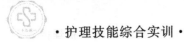

【注意事项】

1. 操作时注意保暖和遮挡，严格执行无菌操作。

2. 会阴擦洗时注意观察分泌物的性状及气味，观察会阴有无红肿，擦洗时有无疼痛等情况，有异常及时报告医生，协助处理并记录。

3. 湿热敷过程中要注意观察会阴切口及会阴肿胀情况，发现异常，应及时告知医生，遵医嘱给予相应处理。

4. 湿热敷面积应是病损范围的 2 倍，湿热敷的温度一般为 41～48 ℃或以自我感觉舒适为宜，防止烫伤。湿热敷时间为 30 min。

5. 对休克、虚脱、昏迷及术后感觉不敏感的产妇尤应警惕烫伤。

【评价】

项目名称	操作流程	技术要求	分值	扣分及说明	备注
操作过程（64 分）	核对解释（8 分）	• 核对产妇信息，向产妇解释并取得合作	3		
		• 告知产妇操作的目的、可能出现的不适、并发症及注意事项、产妇配合的方法	5		
	评估（12 分）	• 了解产妇病情及诊断、会阴湿热敷的目的、产妇对会阴湿热敷的认知程度及心理反应、外阴部伤口情况及阴道出血量，有无水肿、血肿、伤口硬结或感染	5		
		• 嘱产妇排空膀胱	4		
		• 六步洗手，戴口罩	3		
	核对解释（3 分）	• 备齐用物携至产妇床旁，核对产妇信息（床号、姓名、住院号）	3		
	会阴擦洗（29 分）	• 展开屏风，脱去对侧裤腿，盖在近侧腿部，并盖上浴巾，对侧腿用盖被遮盖	4		
		• 协助产妇取屈膝仰卧位，双膝屈曲向外分开，暴露会阴部	5		
		• 铺消毒会阴垫于臀下，将弯盘、无菌治疗碗置于产妇两腿间	5		
		• 戴手套，持镊子夹取碘伏棉球按顺序擦拭	5		
		• 擦洗三遍，顺序相同，每次范围不超过上一遍。顺序由内向外，自上而下，先对侧后近侧：前庭正中→小阴唇→大阴唇→伤口→会阴体两侧臀部→肛周。每擦一个部位要更换一块药液棉球，以防交叉感染	10		
	会阴湿热敷（22 分）	• 干纱布擦干，在湿热敷部位涂一薄层凡士林（或石蜡油），盖一层无菌干纱布	6		
		• 将敷布浸入热水或药液（如硫酸镁）中，取出拧至不滴水，抖开敷布敷在患处，外盖棉垫保暖	6		
		• 每 3～5 min 更换热敷纱布一次，治疗时间为每次 15～20 min 或在棉垫外用热水袋，可延长更换热敷时间	10		
操作后（21 分）	观察安置（11 分）	• 撤下敷布，擦去凡士林或石蜡油	3		
		• 观察局部皮肤情况，询问产妇感觉	3		
		• 更换消毒会阴垫，穿好裤子	3		
		• 安置产妇于舒适体位，放呼叫器于易取处	2		

Note

续表

项目名称	操作流程	技术要求	分值	扣分及说明	备注
操作后（21分）	整理记录（10分）	• 整理床单位及用物	2		
		• 六步洗手，取口罩	2		
		• 记录局部皮肤情况，记录热湿敷部位、时间、药液名称、浓度、温度、治疗效果、异常情况及处理措施和效果	2		
		• 清理治疗用物，分类放置	2		
		• 报告操作完毕（计时结束）	2		
综合评价（15分）	关键环节（12分）	• 严格执行无菌操作	3		
		• 注意观察伤口情况，了解产妇感受	3		
		• 正确指导产妇保持会阴清洁，预防感染	3		
		• 注意保暖和保护产妇隐私	3		
	护患沟通（3分）	• 沟通有效、充分体现人文关怀	3		
操作时间		________ min			
总分			100		
得分					

（姚月荣）

任务三　宫高、腹围测量及四步触诊法

【任务情景】

孕妇，45岁。足月临产入院，护士为了解胎先露、胎方位等基本情况，采取四步触诊法。

【目的】

1. 能准确测量出宫高、腹围。
2. 判断胎产式、胎先露、胎方位，评估子宫大小与妊娠周数是否相符。

【评估】

评估孕妇的孕周大小、心理状态及配合情况。

【计划】

1. 护士准备　着装整洁，洗手，戴口罩。

2. 用物准备　①治疗车、免洗洗手液、医疗垃圾桶、生活垃圾桶；②一次性垫单、卷尺、护理记录单；③检查床；④屏风等。

3. 环境准备　病室清洁、有屏风遮挡。

【实施】

操作步骤	技术要求
核对解释	• 核对孕妇信息，向孕妇解释并取得合作 • 告知孕妇及家属四步触诊法的目的和配合检查的方法

续表

操作步骤	技术要求
评估	• 评估孕妇妊娠周数 • 评估孕妇心理状态及合作程度 • 评估孕妇腹部皮肤情况及膀胱情况 • 协助孕妇排空膀胱 • 六步洗手,戴口罩
核对解释	• 备齐用物携至孕妇床旁,核对孕妇信息(床号、姓名、住院号)
腹部触诊	• 展开屏风,抬高床头15°~30°,协助孕妇摆体位,取仰卧位,两腿屈曲略分开、协助孕妇解松裤带、将上衣拉至剑突处,裤子下拉至耻骨联合上方,充分暴露腹部 • 操作者位于孕妇右侧,面向孕妇,观察腹部形状及大小,腹壁紧张度,有无水肿、妊娠纹、手术瘢痕以及有无悬垂腹等 1. 测量宫高 • 手测法(妊娠16周前) 操作者左手五指并拢,用指腹及手掌尺侧面置于子宫底部并轻轻下压,了解子宫外形及子宫底高度 • 尺测法(妊娠20周以后) 用卷尺一端固定在耻骨联合上缘,沿腹部的弧度经肚脐量至子宫底的部位测量宫高 2. 测量腹围 • 协助孕妇抬高腹部,快速将软尺从孕妇背部穿过,调整软尺松紧度,将软尺经肚脐绕腹部一周,测量腹围 3. 四步触诊法 • 第一步,确定宫底胎儿部分。①操作者面向孕妇头端,四指并拢,拇指自然分开,两手略成杯状,双手置于子宫底部。了解子宫外形并摸清子宫底高度,估计胎儿大小与妊娠周数是否相符。②用指腹及手掌贴紧腹壁,以两手指腹相对交替轻推,判断宫底部的胎儿部分,若为胎头则硬而圆且有浮球感;若为胎臀则软而宽且形状略不规则 • 第二步,确定子宫两侧的胎背及胎儿肢体。①操作者两手分别置于腹部左右侧,一手固定一侧腹部,另一手轻轻向对侧按压。②触到平坦饱满部分为胎背,并确定胎背向前、向侧方或向后。③触到可变形的高低不分部分为胎儿肢体,有时感到胎儿肢体在活动 • 第三步,确定胎儿先露部及衔接情况。①操作者左手扶住子宫底部,右手置于耻骨联合上方,拇指与其余四指分开握住胎先露,进一步查清是胎头还是胎臀,再轻轻深按并左右移动以确定是否衔接。②若胎先露部仍高浮,表示尚未入盆。若已衔接,则先露部不能被推动 • 第四步,确定胎先露衔接程度。操作者面向孕妇足端,两手分别置于耻骨联合上方胎先露部的两侧,指腹贴紧先露部以手指向骨盆入口方向深按,再次判断胎先露为何部,并确定胎先露衔接程度。如果无法触摸到完整先露部位,表示胎儿已下降至骨盆
整理记录	• 安置孕妇于舒适体位,放呼叫器于易取处 • 整理床单位及用物 • 六步洗手,取口罩 • 记录检查结果,告知孕妇检查情况 • 清理治疗用物,分类放置

【注意事项】

1. 检查前温暖双手,动作轻柔,用指腹检查,禁忌抓、捏。
2. 孕妇体位选择合适。
3. 检查中注意与孕妇沟通,询问孕妇的感受。

Note

4. 注意保护孕妇的隐私，交代注意事项。

【评价】

项目名称	操作流程	技术要求	分值	扣分及说明	备注
操作过程（71分）	核对解释（6分）	• 核对孕妇信息，向孕妇解释并取得合作	2		
		• 告知孕妇及家属四部触诊法的目的和配合检查的方法	4		
	评估（13分）	• 评估孕妇妊娠周数	2		
		• 评估孕妇心理状态及合作程度	2		
		• 评估孕妇腹部皮肤情况及膀胱情况	4		
		• 协助孕妇排空膀胱	3		
		• 六步洗手，戴口罩	2		
	核对解释（2分）	• 备齐用物携至孕妇床旁，核对孕妇信息（床号、姓名、住院号）	2		
	视检（8分）	• 展开屏风，抬高床头15°～30°，协助孕妇摆体位，取仰卧位，两腿屈曲略分开、协助孕妇解松裤带、暴露腹部	4		
		• 操作者位于孕妇右侧，面向孕妇，观察腹部形状及大小，有无妊娠纹及手术瘢痕	4		
	测量宫高、腹围（16分）	• 找到耻骨联合上缘中点位置	4		
		• 用软皮尺测量耻骨联合上缘中点至宫底的距离（宫高__________ cm）	6		
		• 测量平脐部环腹部一周的周长（腹围__________ cm）	6		
	腹部触诊（26分）	• 第一步，操作者面向孕妇头面部，双手置于子宫底部，指腹紧贴腹壁，交替轻推，判断子宫底胎儿的部位	6		
		• 第二步，双手分别置于孕妇腹部左右两侧，一手固定，另一手轻推按压，双手交替，辨别胎背与四肢	8		
		• 第三步，右手置于耻骨联合上方，拇指与其余四指分开，握住胎先露，左右轻推，判断胎先露有无衔接	6		
		• 第四步，操作者面向产妇足端，双手分别置于耻骨联合上方胎先露两侧，以手指向骨盆入口方向深按，再次判断并明确先露部及入盆程度	6		
操作后（14分）	整理记录（14分）	• 安置孕妇于舒适体位，放呼叫器于易取处	2		
		• 整理床单位及用物	2		
		• 六步洗手，取口罩	2		
		• 记录检查结果，告知孕妇检查情况，孕期宣教	6		
		• 清理治疗用物，分类放置，报告操作完毕（计时结束）	2		
综合评价（15分）	关键环节（12分）	• 操作者评估准确全面，操作步骤正确，动作规范、熟练	3		
		• 各测量数值准确，胎产式、胎先露、胎方位及胎先露衔接判断正确	3		
		• 操作过程中注意与孕妇交流，及时告之检查结果，并适时开展健康宣教	3		
		• 爱护孕妇，注意保护隐私和保暖	3		
	护患沟通（3分）	• 沟通有效、充分体现人文关怀	3		

Note

续表

项目名称	操作流程	技术要求	分值	扣分及说明	备注
操作时间		________ min			
总分			100		
得分					

（肖靖琼）

任务四　会阴擦洗

【任务情景】

李某，49岁。由于阴道炎症分泌物增多，遵医嘱进行会阴擦洗。

【目的】

1. 协助患者保持会阴局部清洁，预防感染。
2. 促进患者伤口愈合，增加患者舒适度。

【评估】

1. 评估患者的病情、心理状态及配合情况。
2. 评估患者会阴的情况。

【计划】

1. 护士准备　着装整洁，洗手，戴口罩。
2. 用物准备　清洁盘、治疗车、治疗盘、一次性治疗巾、一次性换药碗、一次性镊子、0.5%聚维酮碘、无菌棉球等。
3. 环境准备　整洁、安全，有屏风遮挡，保护患者的隐私。

【实施】

操作步骤	技术要求
评估准备	• 评估患者病情、意识状况、心理状态、认知合作程度 • 评估患者会阴的情况 • 向患者及家属简要讲解操作的目的、注意事项，取得合作 • 评估环境是否适宜操作 • 评估用物是否齐全、是否在有效期内、是否可以正常使用 • 六步洗手，戴口罩
核对解释	• 两人核对医嘱、执行单及患者信息，再次解释目的、配合要点及操作中可能出现的不适
摆体位	• 协助患者脱下右侧裤腿，取仰卧屈膝位，两腿外展，臀下垫一次性治疗巾
会阴消毒	• 护士站于患者的右侧，换药碗置于患者两腿之间 • 右手持一次性镊子，左手持一次性换药碗消毒棉球，擦洗顺序：伤口切缘、上缘、下缘（如果会阴有伤口），双侧小阴唇，双侧大阴唇，阴阜，从阴蒂至肛门口，最后在肛门口旋转擦拭
安置患者	• 撤走臀下一次性治疗巾，协助患者穿好衣裤，帮助患者更换卫生巾
用物处理	• 按医院感染分类处理
洗手记录	• 洗手，脱口罩，核对医嘱、签名、记录

【注意事项】

1. 保护患者隐私　关爱患者，动作轻柔，避免牵扯伤口引起疼痛，同时注意保护患者隐私及保暖，避免受凉。

2. 预防医源性感染　注意一人一巾一镊，每次擦洗前后，护理人员都要洗净双手，再护理下一名患者。注意无菌操作，最后擦洗有感染可能的患者，以免交叉感染。

3. 注意观察　操作过程中注意观察侧切伤口的愈合情况，有无硬结，有无红肿、化脓。观察会阴分泌物的色、量，有无异味，发现情况及时汇报医生。

4. 准确记录会阴擦洗时间、皮肤情况、阴道有无流血等内容。

5. 健康宣教要点

(1) 解释目的及注意事项：向患者及家属解释会阴擦洗的目的及注意事项，如果在会阴擦洗中若有任何不适及时告知护士。

(2) 会阴擦洗指导：向患者及家属讲解会阴擦洗的意义。嘱患者保持会阴清洁干燥，经常更换卫生巾。卫生纸擦拭会阴时应从前往后，尽量取右侧卧位。

【评价】

项目名称	操作流程	技术要求	分值	扣分及说明	备注
操作过程（65分）	评估准备（22分）	• 评估患者病情、意识状况、心理状态、认知合作程度	4		
		• 评估患者会阴的情况	4		
		• 向患者及家属简要讲解操作的目的、注意事项，取得合作	4		
		• 评估环境是否适宜操作	4		
		• 评估用物是否齐全、是否在有效期内、是否可以正常使用	4		
		• 六步洗手，戴口罩	2		
	核对解释（8分）	• 两人核对医嘱、执行单及患者信息	4		
		• 再次解释目的、配合要点及操作中可能出现的不适	4		
	摆体位（6分）	• 协助患者脱下右侧裤腿，取仰卧屈膝位，两腿外展，臀下垫一次性治疗巾	6		
	会阴消毒（21分）	• 护士站于患者的右侧	3		
		• 换药碗置于患者两腿之间	4		
		• 右手持一次性镊子，左手持一次性换药碗中的消毒棉球	4		
		• 擦洗顺序：伤口切缘、上缘、下缘（如果会阴有伤口），双侧小阴唇，双侧大阴唇，阴阜，从阴蒂至肛门口，最后在肛门口旋转擦拭	10		
	安置患者（8分）	• 撤走臀下一次性治疗巾	4		
		• 协助患者穿好衣裤	4		
操作后（15分）	整理用物（15分）	• 整理用物	4		
		• 按医院感染分类处理	4		
		• 洗手，取口罩	4		
		• 核对医嘱、签名、记录	3		
综合评价（20分）	关键环节（16分）	• 用物一次备齐，放置顺序正确	4		
		• 擦洗手法正确，操作熟练，无多余动作	8		
		• 动作轻稳、语言轻柔，注意保护患者隐私	4		
	护患沟通（4分）	• 有效沟通，充分体现人文关怀	4		

Note

续表

项目名称	操作流程	技术要求	分值	扣分及说明	备注
操作时间		________ min			
总分			100		
得分					

（肖靖琼）

任务五 阴道擦洗

【任务情景】

李奶奶，65岁。由于阴道炎入院治疗，遵医嘱进行阴道擦洗，每日2次。

【目的】

1. 完成妇科手术前常规阴道准备。保持阴道清洁，子宫切除过程中，阴道盆腔相通，阴道擦洗可防止可能出现的感染。

2. 控制和治疗阴道炎症。

【评估】

1. 评估患者的病情、心理状态及配合情况。

2. 评估患者会阴部及阴道的情况。

【计划】

1. 护士准备　着装整洁，洗手，戴口罩。

2. 用物准备　一次性窥阴器1个（润滑窥阴器）、无菌长镊1把、一次性治疗巾1块、无菌纱布1包、0.05%氯己定溶液、毛毯、一次性换药碗2个（将2块无菌纱布放在氯己定溶液里；浸湿的纱布和干纱布分别放置在一次性换药碗内）。

3. 环境准备　整洁、安全，有屏风遮挡，保护患者的隐私。

【实施】

操作步骤	技术要求
评估准备	• 病情：意识状况、心理状态、是否月经期、对操作的认知合作程度 • 身体：阴道情况及膀胱充盈情况 • 局部：会阴皮肤情况（感染、硬结、瘢痕、出血点） • 向患者及家属简要讲解操作的目的、注意事项，取得合作 • 评估环境是否适宜操作 • 评估用物是否齐全，是否在有效期内，是否可以正常使用 • 六步洗手，戴口罩
核对解释	• 说明操作的目的、作用、操作过程中可能出现的不适
阴道擦洗	• 润滑、暴露：用一手分开小阴唇，另一只手拿润滑好的窥阴器纵向放入并嘱患者放松，纵向放入2/3后横向放入，撑开窥阴器暴露宫颈 • 擦洗：用长镊子夹氯己定纱布，伸入阴道穹隆部，擦洗阴道周壁，由里到外擦洗，然后夹干纱布用同样的方法擦净

Note

续表

操作步骤	技术要求
安置患者	• 协助患者离开妇科检查床 • 协助患者整理衣物
用物处理	• 按医院感染分类处理 • 洗手记录：洗手，脱口罩，核对医嘱、签名、记录

【注意事项】

1. 关爱患者　动作轻柔，避免损伤阴道壁及宫颈组织，同时注意保护患者隐私。

2. 掌握禁忌证　无性生活患者、月经期及阴道出血多者不能宫颈上药。

3. 充分准确记录　准确记录患者阴道分泌物性状、颜色、气味等，如有异常及时报告医生。

4. 健康宣教要点

(1) 解释目的及注意事项：向患者及家属解释阴道擦洗的目的、注意事项及操作中可能的感受，如果在操作过程中若有任何不适及时告知护士。

(2) 鼓励参与决策过程：向患者提供疾病相关信息，帮助患者了解和认知目前的治疗护理方案。

【评价】

项目名称	操作流程	技术要求	分值	扣分及说明	备注
操作过程（65分）	评估准备（26分）	• 病情：意识状况、心理状态、是否月经期、对操作的认知合作程度	4		
		• 身体：阴道情况及膀胱充盈情况	4		
		• 局部：会阴皮肤情况（感染、硬结、瘢痕、出血点）	4		
		• 向患者及家属简要讲解操作的目的、注意事项，取得合作	4		
		• 评估环境是否适宜操作	4		
		• 评估用物是否齐全，是否在有效期内，是否可以正常使用	4		
		• 六步洗手，戴口罩	2		
	核对解释（4分）	• 说明操作的目的、作用、操作过程中可能出现的不适	4		
	阴道擦洗（29分）	• 润滑、暴露：用一手分开小阴唇，另一只手拿润滑好的窥阴器纵向放入并嘱患者放松，纵向放入2/3后横向放入，撑开窥阴器暴露宫颈	14		
		• 擦洗：用长镊子夹氯己定纱布，伸入阴道穹隆部，擦洗阴道周壁，由里到外擦洗，然后夹干纱布用同样的方法擦净	15		
	安置患者（6分）	• 协助患者离开妇科检查床	4		
		• 协助患者整理衣物	2		
操作后（15分）	整理用物（15分）	• 按医院感染分类处理	5		
		• 洗手，脱口罩	4		
		• 核对医嘱、签名、记录	6		
综合评价（20分）	关键环节（16分）	• 用物一次备齐，放置顺序正确	4		
		• 手法正确，操作熟练，无多余动作	8		
		• 动作轻稳、语言轻柔，注意保护患者隐私	4		
	护患沟通（4分）	• 有效沟通，充分体现人文关怀	4		

续表

项目名称	操作流程	技术要求	分值	扣分及说明	备注
操作时间		______ min			
总分			100		
得分					

（肖靖琼）

任务六　阴道/宫颈上药

【任务情景】

王某，55岁。宫颈糜烂，护理人员遵医嘱进行阴道/宫颈上药。

【目的】

1. 完成妇科手术前常规准备。
2. 配合阴道炎、宫颈炎及手术阴道残端炎症的治疗。

【评估】

评估患者的病情、心理状态及配合情况。

【计划】

1. 护士准备　着装整洁，洗手，戴口罩。
2. 用物准备　一次性窥阴器1个（润滑窥阴器）、无菌长镊1把、一次性治疗巾1块、无菌纱布1包、0.05%氯己定溶液、毛毯、一次性换药碗2个、亚甲蓝溶液及无菌长棉签同阴道擦洗用物，另备亚甲蓝溶液及无菌长棉签。
3. 环境准备　整洁、安全，有屏风遮挡，保护患者的隐私。

【实施】

操作步骤	技术要求
评估准备	• 评估患者的病情、意识状况、心理状态、认知、合作程度 • 阴道情况：根据患者的阴道情况选择窥阴器 • 向患者及家属简要讲解操作的目的、注意事项，取得合作 • 协助患者暴露会阴部，取仰卧屈膝位，两腿分开，注意保暖 • 评估环境是否适宜操作 • 六步洗手，戴口罩
备物检查	• 评估用物是否齐全，是否在有效期内，是否可以正常使用
核对解释	• 说明操作的目的、作用、操作过程中可能出现的不适
暴露宫颈	• 一手分开小阴唇，另一只手拿已润滑窥阴器纵向放入，嘱患者放松，纵向放入2/3后横向放入，撑开窥阴器完全暴露宫颈
擦洗阴道壁	• 用长镊子夹氯己定纱布，伸入阴道穹隆部，擦洗阴道周壁，由里到外擦洗，然后夹干纱布用同样的方法擦净
上药	• 用蘸有亚甲蓝溶液的无菌长棉签涂在宫颈上后，纵向取出窥阴器及无菌长棉签

Note

续表

操作步骤	技术要求
核对、观察	• 再次核对床号、姓名，协助患者离开检查床
整理用物	• 整理床单位 • 用物处理：按医院感染规定处理
洗手记录	• 洗手脱口罩，临时医嘱需在医嘱单上签名及写上时间

【注意事项】

1. 关爱患者　动作轻柔，避免损伤阴道壁及宫颈组织，同时注意保护患者隐私。

2. 掌握禁忌证　无性生活患者、月经期及阴道出血者不能宫颈上药。

3. 充分暴露宫颈　应用窥阴器充分、全部暴露宫颈，宫颈分泌物多需拭擦宫颈。如阴道分泌物多，应使用棉签把阴道擦拭干净，以防影响药效。老年患者选择适合的窥阴器。

4. 正确上药　长棉签上棉花捻紧，避免棉花落入阴道。上药时按同一方向转动。如为粉剂则均匀涂于宫颈，如为栓剂，应放置在宫颈下阴道后穹隆处。

5. 健康宣教要点

(1) 解释目的及注意事项：向患者及家属解释阴道/宫颈上药的目的、注意事项、配合方法及操作中可能的感受，告知患者上药后避免阴道冲洗和性生活。栓剂最好晚上上药，上药后平卧休息。

(2) 心理支持及健康指导：向患者提供疾病相关信息，给予患者心理支持，增强患者信心。帮助患者了解和认知目前的治疗护理方案。

【评价】

项目名称	操作流程	技术要求	分值	扣分及说明	备注
操作过程（66分）	评估准备（20分）	• 评估患者的病情、意识状况、心理状态、认知、合作程度	4		
		• 阴道情况：根据患者的阴道情况选择窥阴器	4		
		• 向患者及家属简要讲解操作的目的、注意事项，取得合作	4		
		• 协助患者暴露会阴部，取仰卧屈膝位，两腿分开，注意保暖	4		
		• 评估环境是否适宜操作	2		
		• 六步洗手，戴口罩	2		
	备物检查（6分）	• 评估用物是否齐全，是否在有效期内，是否可以正常使用	6		
	核对解释（4分）	• 说明操作的目的、作用、操作过程中可能出现的不适	4		
	暴露宫颈（12分）	• 一手分开小阴唇，另一只手拿已润滑窥阴器纵向放入	4		
		• 嘱患者放松，纵向放入2/3后横向放入	4		
		• 撑开窥阴器完全暴露宫颈	4		
	擦洗阴道壁（12分）	• 用长镊子夹氯已定纱布，伸入阴道穹隆部	4		
		• 擦洗阴道周壁，由里到外擦洗	4		
		• 夹干纱布用同样的方法擦净	4		
	上药（8分）	• 用蘸有亚甲蓝溶液的无菌长棉签涂在宫颈上	4		
		• 纵向取出窥阴器及无菌长棉签	4		
	核对、观察（4分）	• 再次核对床号、姓名	2		
		• 协助患者离开检查床	2		

续表

项目名称	操作流程	技术要求	分值	扣分及说明	备注
操作后（14分）	整理用物（8分）	• 整理床单位	4		
		• 用物处理：按医院感染规定处理	4		
	洗手记录（6分）	• 洗手脱口罩	2		
		• 临时医嘱需在医嘱单上签名及写上时间	4		
综合评价（20分）	关键环节（16分）	• 用物一次备齐，放置顺序正确	4		
		• 手法正确，操作熟练，无多余动作	4		
		• 操作中，动作轻柔，同时注意保护患者隐私	4		
		• 擦药方法正确，患者无不良反应	4		
	护患沟通（4分）	• 有效沟通，充分体现人文关怀	2		
		• 患者了解阴道/宫颈上药的目的及用药后注意事项	2		
操作时间		________ min			
总分			100		
得分					

（肖靖琼）

任务七 母乳喂养

【任务情景】

李某，46岁。二胎，剖宫产术后，遵医嘱进行母乳喂养。

【目的】

1. 协助产妇正确给予新生儿母乳喂养。
2. 预防因哺乳不当引起的乳头皲裂、新生儿窒息等情况。

【评估】

1. 评估产妇意识状况、心理状态、躯体活动能力、认知、合作程度。
2. 评估产妇的分娩方式及伤口情况。

【计划】

1. 护士准备 着装整洁，洗手，戴口罩。
2. 用物准备 软枕2个。
3. 环境准备 整洁、安全、温湿度适宜、保护患者的隐私。

【实施】

操作步骤	技术要求
评估准备	• 评估产妇意识状况、心理状态、躯体活动能力、认知、合作程度 • 注意产妇分娩方式及伤口部位 • 评估产妇的乳房情况 • 评估病室环境，整洁、宽敞，光线适宜，温湿度适宜 • 六步洗手，戴口罩

续表

操作步骤	技术要求
备物检查	• 评估用物是否齐全
核对解释	• 核对产妇姓名、床号,向产妇介绍母乳喂养方法及配合事项
知识讲解	• 向产妇讲解母乳喂养意义
摆体位	①摇篮式:用一只手的手臂内侧支撑新生儿的头部,另一只手放在乳房、乳晕上。在新生儿身下垫一个垫子,哺乳起来会更轻松 ②交叉式:相比于摇篮式的姿势,把新生儿的身体稍微倾斜一点,这样新生儿吃奶时,嘴的角度会有所变化,更容易吸奶 ③环抱式:这种哺乳姿势特别适合行剖宫产的产妇,可以避免新生儿压迫产妇腹部手术切口,乳房很大、新生儿太小或喂双胞胎的产妇也很适合。就像在腋下夹一个橄榄球那样,产妇用手臂夹着新生儿的双腿并放在身体一侧腋下,新生儿上身呈半坐卧位姿势正对产妇胸前,用枕头适当垫高新生儿,一只手托住新生儿的头,另一只手呈"八"字形贴在乳头、乳晕上 ④侧躺式:这种姿势适合夜间哺乳,产妇身体侧卧,用枕头垫在头下。新生儿侧身和产妇正面相对,腹部贴在一起。为了保证新生儿和产妇紧密相贴,最好用一个小枕头垫在新生儿的背后
观察	• 观察新生儿含接姿势是否正确、产妇乳房是否出现皲裂
洗手记录	• 记录母乳喂养的时间、乳房皮肤情况

【注意事项】

1. 保证哺乳姿势正确

(1) 产妇姿势正确:避免产妇哺乳姿势不正确造成疲劳。

(2) 新生儿含接姿势正确:避免新生儿窒息或含接不当,引起产妇乳房皲裂。

(3) 更换乳房:争取一侧乳房吸空,再吸对侧乳房。

2. 观察　在喂养的过程中,新生儿的吸吮力及进乳量。如吸吮时出现呛咳,轻拍后背,休息后再哺乳。

3. 准确记录哺乳次数及新生儿反应等内容。

4. 健康宣教要点

(1) 解释母乳喂养目的:向产妇及家属解释母乳喂养的优点、目的。

(2) 解释母乳喂养的注意事项:哺乳后的注意事项,如右侧卧位,防止溢乳,告知产妇乳房皲裂的处理方法。

【评价】

项目名称	操作流程	技术要求	分值	扣分及说明	备注
操作过程（76分）	评估准备（18分）	• 评估产妇意识状况、心理状态、躯体活动能力、认知、合作程度	4		
		• 注意产妇分娩方式及伤口部位	4		
		• 评估产妇的乳房情况	4		
		• 评估病室环境,整洁、宽敞,光线适宜,温湿度适宜	4		
		• 六步洗手,戴口罩	2		

Note

续表

项目名称	操作流程	技术要求	分值	扣分及说明	备注
操作过程（76分）	备物检查（4分）	• 评估用物是否齐全	4		
	核对解释（8分）	• 核对产妇姓名、床号	4		
		• 向产妇介绍母乳喂养方法及配合事项	4		
	知识讲解（4分）	• 向产妇讲解母乳喂养意义	4		
	摆体位（36分）	①摇篮式：用一只手的手臂内侧支撑新生儿的头部，另一只手放在乳房、乳晕上。在新生儿身下垫一个垫子，哺乳起来会更轻松	9		
		②交叉式：相比于摇篮式的姿势，把新生儿的身体稍微倾斜一点，这样新生儿吃奶时，嘴的角度会有所变化，更容易吸奶	9		
		③环抱式：这种哺乳姿势特别适合行剖宫产的产妇，可以避免新生儿压迫产妇腹部手术切口，乳房很大、新生儿太小或喂双胞胎的产妇也很适合。就像在腋下夹一个橄榄球那样，产妇用手臂夹着新生儿的双腿并放在身体一侧腋下，新生儿上身呈半坐卧位姿势正对产妇胸前，用枕头适当垫高新生儿，一只手托住新生儿的头，另一只手呈“八”字形贴在乳头、乳晕上	9		
		④侧躺式：这种姿势适合夜间哺乳，产妇身体侧卧，用枕头垫在头下。新生儿侧身和产妇正面相对，腹部贴在一起。为了保证新生儿和产妇紧密相贴，最好用一个小枕头垫在新生儿的背后	9		
	观察（6分）	• 观察新生儿含接姿势是否正确、产妇乳房是否出现皲裂	6		
操作后（6分）	洗手记录（6分）	• 记录母乳喂养的时间、乳房皮肤情况	4		
		• 洗手，取口罩	2		
综合评价（18分）	关键环节（14分）	• 正确协助产妇进行哺乳	6		
		• 能够预防在哺乳中新生儿窒息	4		
		• 预防产妇乳房皲裂，增进其哺乳的舒适感	4		
	护患沟通（4分）	• 有效沟通，充分体现人文关怀	4		
操作时间		________ min			
总分			100		
得分					

（肖靖琼）

Note

模块三　儿科护理技能

任务一　新生儿抚触

【任务情景】

新生儿，女，剖宫产出，4 kg，生后1天，纯母乳喂养，面色红润，肌肉张力良好，为沐浴后新生儿进行抚触。

【目的】

1. 刺激淋巴系统，增强免疫力。
2. 改善消化系统，增进食物的消化和吸收，促进新生儿的生长发育。
3. 减少新生儿哭闹，平复新生儿情绪，促进规律睡眠的形成。
4. 使新生儿紧缩的肌肉得到舒展，促使屈肌和伸肌得到平衡。
5. 增强新生儿与父母的交流，帮助新生儿获得安全感，发展对父母的信任感。

【评估】

1. 评估新生儿的孕周、出生时间、出生体重、日龄、生命体征、有无并发症。
2. 评估新生儿的进食时间、睡眠情况。

【计划】

1. 护士准备　着装整洁，洗手。
2. 用物准备　①大毛巾；②尿布，润肤霜(油)；③干净衣服。
3. 环境准备　温湿度适宜，播放柔和背景音乐。

【实施】

操作步骤	技术要求
评估	• 评估新生儿的孕周、出生时间、出生体重、日龄、生命体征、有无并发症 • 评估新生儿的进食时间、睡眠情况
计划	• 环境：室温26 ℃、操作台温度36～37 ℃、柔和背景音乐和灯光 • 操作者：仪表符合要求、脱下戒指和手表、修剪指甲、六步洗手，温暖双手，在掌心倒一些润肤霜(油) • 用物：大毛巾、尿片，润肤霜(油)、干净衣服 • 新生儿：换尿布、取舒适体位、选择抚触时间(沐浴前后、午睡及晚上睡觉前；两次进食中间；新生儿不疲倦、不饥饿、不烦躁时；新生儿清醒时)

Note

续表

操作步骤	技术要求
准备操作	• 核对新生儿信息(床号、姓名、住院号),抱新生儿至抚触室 • 操作区域铺柔软大毛巾,裸露新生儿置操作台上用大毛巾包裹,操作者双手涂润肤霜(油),搓热双手,开始抚触。抚触开始时要轻,逐渐增加力度。在抚触的过程中,应与新生儿不间断地交流
抚触顺序	• 头面部:①前额,双手拇指放在新生儿眉心,其余四指放在新生儿头两侧,拇指由眉心至太阳穴;②下颌,两拇指放在新生儿下颌中央,其余四指放在新生儿脸颊两侧,双手拇指向外上方按摩至耳后下方,画出微笑状,6 次;③头部,两手指尖相对,手心向下放在新生儿前额上,示指与发际相平,双手同时抚过新生儿头顶至脑后,6 次 • 胸部:(顺畅呼吸循环)双手放在新生儿胸前两侧肋缘,右手向上滑向新生儿的右肩,避开乳腺结节,复原,左手以同样的方法进行,在新生儿胸部一个大交叉为 1 次,共 6 次 • 腹部:(有助于肠胃活动)双手交替横放在新生儿右下腹,按升结肠—横结肠—降结肠方向,顺时针从新生儿右下腹—右上腹—左上腹—左下腹轻轻施压按摩,反复按摩多次,每次保持一只手接触新生儿的腹部。重复 6 次(或画出“I”—“L”—“U”,右手指腹从新生儿右下腹滑向右上腹画一个英文字母“I”;右手指腹从新生儿右上腹经左上腹滑向左下腹画一个倒“L”;右手指腹从新生儿右下腹经右上腹、左上腹滑向左下腹画一个倒“U”)。新生儿脐带未脱落前,腹部不可进行按摩 • 四肢抚触: ①捏挤扭转、搓滚四肢 ②双手呈“C”字形交替握住新生儿上肢近端,自近端至远端,轻轻挤捏肌肉和关节;双手夹住新生儿小手臂,上下搓滚。用同样的方法按摩下肢 • 手足抚触:操作者双手拇指指腹依次从掌面根部滑向指(趾)尖,伸展新生儿的手掌(足底)。轻抚新生儿手(足)背,然后依次从拇指、示指、中指、无名指、小指指根到指尖揉捏每一个手指(脚趾),并提捏各手指(脚趾)关节 • 背部:舒缓背部肌肉,置新生儿于俯卧位,涂上润肤霜(油)后,双手掌分别从脊柱向两侧滑动按摩。双手横放在新生儿背的上方靠近肩部,从上往下交叉滑动到臀部。将一手掌放于新生儿的臀部正上方的骶尾凹陷处,顺时针方向按摩数次。可将手放在新生儿足底部,做辅助爬行动作 • 活动四肢:在做完全身抚触、新生儿肌肉已完全放松时,可帮助新生儿活动各关节。伸展新生儿的四肢。主要动作为上肢的伸展和交叉,下肢的伸展和交叉
整理	• 新生儿:穿衣,置于舒适体位 • 用物:还原 • 操作台整齐清洁 • 六步洗手 • 记录
评价	• 新生儿:无哭闹,舒适 • 操作效果:亲情体验、与新生儿用心交流、传递爱与关怀

【注意事项】

1. 注意保暖,以防着凉。

2. 抚触后抱新生儿时,防止手上的润滑油打滑而使新生儿滑脱。

3. 不宜在刚喂乳后或新生儿饥饿的情况下抚触。每次抚触不一定要做整套动作,根据新生儿情况选择进行抚触的部位。

4. 抚触时间一般为每次 5～15 min。

5. 进行抚触时不断与新生儿交流。

6. 在发热或疾病发展期,未明确原因之前暂不进行抚触。

7. 背部抚触取俯卧位时，注意保持呼吸道通畅，可将新生儿头偏向一侧，注意观察，避免窒息。

【评价】

项目名称	操作流程	技术要求	分值	扣分及说明	备注
操作前（10分）	评估（4分）	• 新生儿的基本情况	2		
		• 告知相关事项	2		
	计划（6分）	• 操作者着装规范	1		
		• 洗手，脱戒指、手表	1		
		• 用物准备齐全，放置有条理	2		
		• 环境适宜，灯光柔和，播放柔和音乐	2		
操作中（70分）	准备（8分）	• 操作区域铺大毛巾	2		
		• 裸露新生儿置于操作床上	2		
		• 新生儿卧位合适	2		
		• 操作者双手涂适量润肤霜（油）搓热	2		
	头面部（9分）	• 前额（部位、方向、手法准确）	3		
		• 下颌（部位、方向、手法准确）	3		
		• 头部（部位、方向、手法准确）	3		
	胸部（11分）	• 胸部（部位、方向、手法准确）	9		
		• 避开乳头	2		
	腹部（11分）	• 腹部（部位、方向、手法准确）	9		
		• 避开肚脐	2		
	四肢（12分）	• 上肢（部位、方向、手法准确）	6		
		• 下肢（部位、方向、手法准确）	6		
	背部（12分）	• 背部（部位、方向、手法准确）	6		
		• 骶尾凹陷处，顺时针方向按摩	3		
		• 爬行动作	3		
	整理（7分）	• 新生儿体位舒适	3		
		• 整理床单位，用物还原	4		
操作后（8分）	记录（8分）	• 抱新生儿回产妇身边	2		
		• 整理用物、床单位整齐	2		
		• 六步洗手	2		
		• 记录	1		
		• 报告操作完毕（计时结束）	1		
综合评价（12分）	操作质量（10分）	• 关心新生儿，沟通技巧良好	4		
		• 新生儿舒适	3		
		• 操作熟练	2		
		• 时间 5～15 min	1		
	相关知识（2分）	• 沟通有效、充分体现人文关怀	2		
操作时间		________ min			

Note

续表

项目名称	操作流程	技术要求	分值	扣分及说明	备注
总分			100		
得分					

（王秀琴）

任务二　新生儿沐浴

【任务情景】

产妇，李某，昨日顺产一女婴，出生时体重 3.8 kg，身长 50 cm，一般情况良好，现需要为新生儿进行沐浴。

【目的】

1. 保持新生儿皮肤清洁，舒适。
2. 协助新生儿皮肤排泄和散热，促进血液循环。
3. 便于观察新生儿全身情况，特别是皮肤情况有无异常等，预防尿布疹和脐部感染。
4. 改善新生儿睡眠、调节睡眠节律。
5. 促进新生儿神经系统发育。

【评估】

1. 评估新生儿全身、四肢活动、皮肤情况、生命体征、有无并发症。
2. 评估新生儿进食时间、睡眠情况。

【计划】

1. 护士准备　着装整洁，洗手。
2. 用物准备　大毛巾、小毛巾、新生儿衣服、尿布、沐浴露、洗发露、包被、护臀霜、润肤油、梳子、指甲剪、抗生素眼液（酌情准备）、75%酒精、棉签、水温计；水温 37～40 ℃，必要时备床单、磅秤、沐浴玩具等物。
3. 环境准备　室温 26～28 ℃、湿度 55%～65%。

【实施】

操作步骤	技术要求
评估	• 一般情况：观察新生儿全身、四肢活动、皮肤情况、生命体征、有无并发症 • 评估新生儿进食时间、睡眠情况
计划	• 环境：关门窗，温度适宜（26～28 ℃） • 操作者：仪表符合要求，剪短指甲，脱下戒指和手表、六步洗手，温暖双手 • 用物：备齐用物，合理放置 • 新生儿：了解身体情况，选择沐浴时间（午睡及晚上睡觉前；两次进食中间；新生儿不疲倦、不饥饿、不烦躁、清醒时）
准备操作	• 核对新生儿信息（床号、姓名、住院号），抱新生儿至沐浴室 • 操作区域铺大毛巾，脱衣，保留尿布，用大毛巾包裹全身，必要时测体重

Note

续表

操作步骤	技术要求
操作顺序	• 洗脸:抱起新生儿,放护士大腿上,或者直接放在操作台上,用小毛巾(对折再对折,每擦一个部位换一个干净的角),先洗眼(不要反复擦,由内眦至外眦),然后依次擦拭鼻唇、面部、下颌、耳、鼻,然后洗面部 • 洗头:左手托住新生儿枕部,将其躯干挟于护士腋下。左手拇指和中指分别将新生儿耳廓折向前方,压住双侧外耳道口,右手取适量洗发露在手心打出均匀的泡沫,涂抹在新生儿头、颈、耳后,然后用清水冲洗擦干 • 盆底铺垫一块毛巾,以免新生儿滑入盆内 • 解开大毛巾,去掉尿布,左手握住新生儿左臂靠近肩处,使其颈部枕入护理者手腕处,再用右手握住新生儿左腿靠近腹股沟处,使其臀部位于操作者手掌上,轻轻放入水中 • 右手抹沐浴露依次洗新生儿颈下、前胸、上肢、腹部、生殖器、背、臀部、下肢。边洗边冲净。在清洗过程中,护士左手始终握牢新生儿左肩处,以免新生儿滑入水中(洗背部时,可左、右手交接新生儿,使新生儿头靠在护士的右手臂上) • 洗毕,将新生儿抱起,用大毛巾包裹全身并吸干水分,检查全身各部位,尤其注意皮肤褶皱处擦干及脐部护理 • 酌情使用护臀霜,垫尿布,穿好衣服,酌情在新生儿脸上涂少量滋润油,必要时剪指甲,更换床单、枕套、被套等。可进行新生儿抚触
整理	• 新生儿:穿衣,舒适体位 • 用物:还原 • 操作台:整齐清洁 • 六步洗手 • 记录
评价	• 新生儿:无哭闹,舒适 • 操作效果:亲情体验、与新生儿用心交流、传递爱与关怀

【注意事项】

1. 沐浴前先调节好室温(26～28 ℃)及水温(38～42 ℃),保持室温恒定,动作轻快,减少暴露,避免着凉。全程 5～10 min 完成。新生儿沐浴时要避免阵风的正面吹袭,以防着凉生病。

2. 操作时注意安全,防止跌伤和烫伤。操作途中不可离开新生儿,动作要轻柔,避免损伤。

3. 新生儿颈部、腋下、外生殖器等部位要注意清洗,头顶部有皮脂痂时,可涂石蜡油浸润,次日轻轻梳去结痂,再清洗。

4. 防止水或沐浴露泡沫流入新生儿口腔、耳、鼻、眼内;严防浴水污染脐部。

5. 勿在喂奶后立即沐浴,容易引起吐奶。

6. 沐浴时注意观察新生儿五官、皮肤、脐部等,有异常报告医生。

7. 做好核对,并记录好新生儿的体重、大小便等情况。

8. 新生儿脐部有渗出物可涂碘伏,尿布皮炎使用护臀霜或鞣酸软膏。

【评价】

项目名称	操作流程	技术要求	分值	扣分及说明	备注
操作前(10 分)	评估(4 分)	• 核对新生儿信息,评估基本情况	3		
		• 告知家属相关事项	1		

Note

续表

项目名称	操作流程	技术要求	分值	扣分及说明	备注
操作前（10分）	计划（6分）	• 操作者着装规范	1		
		• 取下手表戒指、修剪指甲、洗手	1		
		• 用物准备齐全，放置有条理	2		
		• 水温、室温适宜，灯光柔和，播放柔和音乐	2		
操作中（70分）	准备（8分）	• 操作区域铺大毛巾	2		
		• 松解新生儿衣服	4		
		• 用大毛巾包裹	2		
	洗脸（8分）	• 眼睛（部位、方向、手法准确）	4		
		• 鼻唇（部位、手法准确）	2		
		• 面颊、耳朵（部位、手法准确）	2		
	抱新生儿（6分）	• 手法正确、安全	6		
	洗头（10分）	• 洗头手法准确	6		
		• 双耳、眼睛未进水	4		
	躯干、双上肢（8分）	• 洗干净躯干处，顺序准确	4		
		• 洗干净上肢及褶皱处，顺序准确	4		
	下肢、臀部（10分）	• 洗干净下肢及褶皱处，顺序准确	4		
		• 洗干净臀部及褶皱处，顺序准确	6		
	沐浴后整理（20分）	• 擦干全身	4		
		• 眼部护理	2		
		• 臀部护理	8		
		• 穿尿布，整理衣服	6		
操作后（8分）	整理记录（8分）	• 抱新生儿回婴儿车上，送至产妇身边	2		
		• 整理用物，床单位整洁	2		
		• 八步洗手	2		
		• 记录	1		
		• 报告操作完毕（计时结束）	1		
综合评价（12分）	操作质量（10分）	• 关心新生儿，沟通技巧良好	4		
		• 擦洗干净，新生儿舒适	3		
		• 操作熟练	2		
		• 时间 15 min	1		
	相关知识（2分）	• 沟通有效、充分体现人文关怀	2		
操作时间		________ min			
总分			100		
得分					

（王秀琴）

Note

任务三　新生儿脐部护理

【任务情景】

新生儿，女，孕 39 周，顺产，3.3 kg，生后 2 天，脐带残端尚未脱落，请为新生儿进行脐部护理。

【目的】

1. 保持新生儿脐部清洁、干燥，预防感染。
2. 了解新生儿脐部愈合情况，观察脐部有无红肿、渗出物及异味等情况。

【评估】

1. 评估新生儿的孕周、出生时间、出生体重、日龄、生命体征、有无并发症。
2. 评估新生儿的脐部愈合情况及用药情况。

【计划】

1. 护士准备　着装整洁，洗手，戴口罩。
2. 用物准备　75%酒精、棉签、无菌纱布、护脐带、治疗巾、弯盘，需要时备 3%过氧化氢、2%碘酊、5%～10%硝酸银、生理盐水、清洁衣物、尿布。
3. 环境准备　室温 26 ℃，操作台温度 36～37 ℃。

【实施】

操作步骤	技术要求
评估	• 评估新生儿孕周、出生时间、出生体重、日龄、生命体征、有无并发症 • 评估新生儿脐部愈合情况及用药情况
核对、解释	• 核对新生儿床头卡、胸牌、腕带信息 • 解释操作目的、方法和注意事项，取得新生儿家属的配合
操作	• 脐部护理一般在沐浴后进行 • 穿衣，暴露脐部 • 观察新生儿脐部情况，根据脐部情况选择合适的消毒方法。顺时针方向，从脐带断端—脐根—脐窝—脐周围皮肤
整理、记录	• 待自然干燥后覆盖护脐带 • 包好尿布 • 给新生儿穿衣，安置舒适体位 • 用物还原 • 操作台整齐清洁 • 六步洗手 • 记录
评价	• 新生儿：无哭闹，舒适 • 操作效果：亲情体验、与新生儿用心交流、传递爱与关怀

【注意事项】

1. 操作过程中注意保暖，不要过多暴露以防着凉。
2. 严格执行无菌操作，一根棉签只能使用一次。

Note

3. 保持脐部干燥，勿使衣服或尿布(尿不湿)摩擦脐带残端。

4. 断脐时要严格执行无菌操作。生后注意保持脐部清洁、干燥，新生儿脐残端脱落后，沐浴时间不要过长，每次沐浴后用0.5%碘伏消毒。

5. 预防感染，勤换尿布，避免尿液污染脐部。

6. 不可用不洁物品覆盖新生儿脐部，并要保持脐部干燥。如脐部潮湿、渗液或脐带脱落后伤口延迟不愈，则应做脐局部抗炎处理，必要时静脉使用抗生素，以防败血症的发生。

7. 感染后处理：

(1) 新生儿局部有脓性分泌物时，可用3%过氧化氢局部清洗2～3次后用0.5%碘伏消毒，或用龙胆紫每日涂2～3次。

(2) 遵医嘱应用抗生素。如有脓肿形成，需切开引流。

【评价】

项目名称	操作流程	技术要求	分值	扣分及说明	备注
操作前(20分)	评估(10分)	• 新生儿的日龄、脐部情况	4		
		• 向新生儿家属解释，告知相关事项	6		
	计划(10分)	• 操作者着装规范	3		
		• 洗手，脱戒指、手表	2		
		• 用物准备齐全，放置有条理	3		
		• 环境整洁、安静、温湿度适宜	2		
操作中(60分)	暴露脐部(10分)	• 沐浴后，暴露脐部方法正确	10		
	消毒(40分)	• 干棉签擦干脐部方法正确	10		
		• 消毒脐部顺序正确	20		
		• 自然干燥后穿尿布(尿不湿)	10		
	整理(10分)	• 整理衣服	8		
		• 新生儿体位舒适	2		
操作后(8分)	整理记录(8分)	• 抱新生儿回产妇身边	2		
		• 整理用物、床单位整齐	2		
		• 六步洗手	2		
		• 记录、报告操作完毕(计时结束)	2		
综合评价(12分)	操作质量(10分)	• 关心新生儿，沟通技巧良好	4		
		• 新生儿舒适	3		
		• 操作熟练	2		
		• 时间5～15 min	1		
	相关知识(2分)	• 沟通有效、充分体现人文关怀	2		
操作时间		________ min			
总分			100		
得分					

(肖靖琼)

任务四　更换尿布

【任务情景】

新生儿，日龄6天，人工喂养。请指导产妇及家属为新生儿更换尿布。

【目的】

1. 保持新生儿臀部皮肤清洁、干燥，促使新生儿感觉舒适。
2. 预防新生儿臀红(尿布性皮炎)的发生或使原有的尿布炎逐步痊愈。
3. 观察新生儿尿液、大便性状及臀部皮肤情况，协助诊断和治疗。

【评估】

1. 核对新生儿信息，向新生儿家属解释并取得合作。
2. 评估新生儿臀部皮肤情况。

【计划】

1. 护士准备　着装整洁，洗手，戴口罩。

2. 用物准备　清洁尿布或尿不湿、毛巾、湿纸巾、盆、温水(有尿布皮炎时备1∶5000高锰酸钾溶液)，污物桶、棉签、鞣酸软膏或护臀霜、烤灯、清洁衣服。

3. 环境准备　病室安静、温湿度适宜、有屏风遮挡。

【实施】

操作步骤	技术要求
评估	• 核对新生儿信息，向新生儿家属解释并取得合作 • 评估新生儿距上一次哺乳的间隔时间，一般不在哺乳后立即更换尿布，以免翻动新生儿引起吐奶。同时评估新生儿臀部皮肤情况 • 六步洗手，戴口罩
暴露臀部	• 打开包被或衣裤，暴露臀部，解开污染的尿布
提臀	• 一手握住新生儿的双脚轻轻提起，使臀部稍抬高，若有大便，另一手用尿布洁净的上端擦会阴部及臀部(女婴由前向后擦)
清洗、擦干	• 对折盖上污湿部分垫入新生儿臀下，再用小毛巾沾温水洗净臀部后轻轻用软毛巾吸干 • 取出污湿尿布卷折污湿部分于内面，放入尿布桶内
更换尿布、涂抹药物	• 将清洁尿布的一端垫于新生儿腰骶部，视臀部皮肤情况酌情使用鞣酸软膏或护臀霜 • 放下双脚，由两腿间拉出尿布另一端并覆盖于下腹部，系上尿布带
整理观察	• 整理衣服，盖好被子，拉好床栏 • 取走污湿的尿布
洗手、记录	• 洗手、记录更换尿布时间，大便颜色、量、气味等

【注意事项】

1. 选择质地柔软、透气性好、吸水性强的棉质尿布或一次性尿布，以减少对新生儿臀部皮肤的刺激。

2. 动作应轻、快，避免过度暴露，以免新生儿受凉。

3. 尿布包扎应松紧适宜，防止过紧而影响新生儿活动或擦伤皮肤，过松而造成大便外溢。

4. 若新生儿较胖或尿量较多，可在尿布上再垫一长方形尿布增加厚度，女婴将加厚层垫于臀下，男婴则将加厚层放于会阴部。

5. 不在哺乳后立即更换尿布，以免新生儿呕吐和溢奶。

【评价】

项目名称	操作流程	技术要求	分值	扣分及说明	备注
操作前（22 分）	评估（6 分）	• 核对新生儿信息	1		
		• 向新生儿家属解释并取得合作	1		
		• 评估新生儿上一次哺乳时间、臀部皮肤情况	4		
	计划（16 分）	• 操作者着装规范，洗手，脱戒指、手表	8		
		• 用物准备齐全，放置有条理	4		
		• 环境适宜，灯光柔和，播放柔和音乐	4		
操作中（55 分）	暴露臀部（10 分）	• 将用物携至床旁	4		
		• 拉下一侧床栏，解开污湿尿布	6		
	清洗（19 分）	• 一手轻轻提起新生儿双足，使臀部略抬高	6		
		• 另一手先用尿布上端清洁新生儿会阴部及臀部，再用湿纸巾清洁后，放下双足	5		
		• 注意观察新生儿臀部皮肤情况，如有尿布炎，根据情况处理	8		
	更换清洁尿布（15 分）	• 打开清洁尿布，一手轻轻提起新生儿双足，使臀部略抬高，另一手取出污湿尿布	9		
		• 再将清洁尿布垫于新生儿腰下，放下双足，尿布的底边两角贴到腹部，松紧适宜	6		
	整理（6 分）	• 拉平衣服，整理床单位	6		
	观察（5 分）	• 打开污湿尿布，观察大便性质（必要时留取标本送检）后放入尿布桶内	5		
操作后（5 分）	整理记录（5 分）	• 整理用物、床单位整齐	1		
		• 六步洗手	2		
		• 记录、报告操作完毕（计时结束）	2		
综合评价（18 分）	操作质量（16 分）	• 物品准备齐全、环境准备符合要求	4		
		• 关心新生儿，沟通技巧良好	4		
		• 新生儿臀部皮肤清洁、舒适，床单位整洁	4		
		• 操作熟练、敏捷，防止过多暴露新生儿	2		
		• 时间 5～15 min	2		
	相关知识（2 分）	• 沟通有效、充分体现人文关怀	2		
操作时间		________ min			
总分			100		
得分					

（肖靖琼）

任务五 新生儿光照疗法

【任务情景】

女婴，日龄2天，皮肤、巩膜出现黄染，精神、食欲尚好。诊断为新生儿黄疸，遵医嘱为新生儿进行光照疗法。

【目的】

通过荧光照射治疗新生儿高胆红素血症，辅助治疗新生儿高胆红素血症。

【评估】

1. 评估患儿信息，向患儿家属解释并取得合作。
2. 评估患儿孕周、出生体重、日龄、生命体征、有无并发症、黄疸的范围和程度、检查结果。

【计划】

1. 护士准备 着装整洁，洗手，戴口罩。
2. 用物准备 光疗箱、遮光眼罩、尿布、胶布、温湿度计、纱块、消毒用物等。
3. 环境准备 病室清洁、温湿度适宜。

【实施】

操作步骤	技术要求
评估	• 核对患儿信息，向患儿家属解释并取得合作 • 评估患儿孕周、出生体重、日龄、生命体征、有无并发症、黄疸的范围和程度、胆红素检查结果 • 六步洗手，戴口罩、防护眼罩
计划	• 环境：室温24～26 ℃，箱温30～32 ℃，湿度55%～65% • 操作者：仪表符合要求，洗手，戴口罩及防护眼罩 • 用物：按需备齐用物，开启光疗箱进行预热 • 新生儿：核对信息，做好准备进行光疗
准备操作	• 核对患儿信息（床号、姓名、住院号） • 光疗前准备： ①开启光疗箱：检查电插头有无漏电、打开开关检查灯管的亮度 ②预热光疗箱：设置光疗箱温度30～32 ℃，相对湿度55%～65% ③患儿全身裸露，更换尿布，佩戴遮光眼罩（光疗时患儿皮肤不宜扑爽身粉）
操作过程	• 入箱：将患儿裸体置于预热好的光疗箱中，头偏向一侧，进行光疗。记录入箱时间 • 光疗：使患儿皮肤均匀受光，单面光照射每2 h更换体位1次；可仰卧、侧卧、俯卧交替 • 照射：俯卧时要专人巡视，防止口鼻受压影响呼吸；光疗中注意观察黄疸进展情况；是否出现光疗副作用；记录脱水情况；每4 h测体温一次，并记录箱温 • 出箱：出箱前先将衣物预热，再给患儿穿好，切断电源，除去护眼罩，抱回病床
整理	• 患儿：穿衣，舒适体位，取下眼罩，擦净痕迹 • 用物：患儿用物妥善整理 • 光疗箱：光疗箱常规消毒 • 六步洗手 • 记录

Note

续表

操作步骤	技术要求
评价	• 患儿:无哭闹,舒适 • 操作效果:患儿良好,无出现护理不当所致并发症,达到蓝光照射目的

【注意事项】

1. 严格交接班。
2. 患儿入箱前身上不宜擦润肤油及爽身粉。患儿洗浴后也不要擦扑爽身粉,以免降低光疗效果。

【评价】

项目名称	操作流程	技术要求	分值	扣分及说明	备注
操作过程（78分）	评估（8分）	• 核对患儿信息,向患儿家属解释并取得合作	2		
		• 评估患儿孕周、出生体重、日龄、生命体征、有无并发症、黄疸的范围和程度、胆红素检查结果	4		
		• 六步洗手,戴口罩、防护眼罩	2		
	计划（12分）	• 环境:室温 24～26 ℃,箱温 30～32 ℃,湿度 55%～65%	4		
		• 操作者:仪表符合要求,洗手,戴口罩及防护眼罩	4		
		• 用物:按需备齐用物	2		
		• 新生儿:核对信息,做好准备进行光疗	2		
	准备（22分）	• 核对患儿信息(床号、姓名、住院号)	4		
		• 开启光疗箱:检查电插头有无漏电、打开开关检查灯管的亮度	6		
		• 预热光疗箱:设置光疗箱温度 30～32 ℃,相对湿度 55%～65%	6		
		• 患儿全身裸露,更换尿布,佩戴遮光眼罩(光疗时患儿皮肤不宜扑粉)	6		
	操作（36分）	• 入箱:将患儿裸体置于预热好的光疗箱中,头偏向一侧,进行光疗。记录入箱时间	8		
		• 光疗:使患儿皮肤均匀受光,单面光照射每 2 h 更换体位 1 次;可仰卧、侧卧、俯卧交替	10		
		• 照射:俯卧时要专人巡视,防止口鼻受压影响呼吸;光疗中注意观察黄疸进展情况;是否出现光疗副作用;记录脱水情况;每 4 h 测体温一次,并记录箱温	8		
		• 出箱:出箱前先将衣物预热,再给患儿穿好,切断电源,除去护眼罩,抱回病床	10		
操作后（10分）	整理记录（10分）	• 患儿:穿衣,舒适体位,取下眼罩,擦净痕迹	2		
		• 用物:患儿用物妥善整理	2		
		• 光疗箱:常规消毒	2		
		• 六步洗手	2		
		• 记录	2		
综合评价（12分）	操作质量（8分）	• 患儿:无哭闹,舒适	4		
		• 操作效果:患儿良好,无出现护理不当所致并发症,达到蓝光照射目的	4		
	沟通效果（4分）	• 沟通有效、充分体现人文关怀	4		

Note

续表

项目名称	操作流程	技术要求	分值	扣分及说明	备注
操作时间		________ min			
总分			100		
得分					

（李思思）

任务六　新生儿暖箱的使用

【任务情景】

新生儿，女，35 周，早产。出生体重 1.9 kg，出生时体温偏低，吸吮无力。为新生儿进行暖箱护理。

【目的】

1. 以科学的方法，创造一个温度和湿度适宜的环境，使新生儿体温保持稳定。
2. 用以提高未成熟儿的成活率。
3. 利于高危新生儿的成长发育。

【评估】

1. 评估新生儿的信息，向新生儿家长解释并取得合作。
2. 评估新生儿病情，了解新生儿的生命体征、出生体重、胎龄、日龄等。

【计划】

1. 护士准备　着装整洁，洗手，戴口罩。
2. 用物准备　①已消毒的暖箱；②温度计；③蒸馏水；④治疗卡（姓名、日龄、病情）；⑤新生儿单衣、尿裤；⑥床褥、床单。
3. 环境准备　病室清洁，温湿度适宜。

【实施】

操作步骤	技术要求
评估	• 二人核对新生儿信息，向新生儿家属解释并取得合作 • 评估新生儿病情，了解新生儿情况（生命体征、出生体重、胎龄、日龄等）
核对检查	• 二人核对医嘱、治疗卡 • 检查暖箱是否处于备用状态
入箱前准备	• 检查电线接头有无漏电、松脱 • 将蒸馏水加入暖箱水槽中至水位指示线 • 接通电源，暖箱预热至 33～35 ℃，湿度 55%～65% • 根据新生儿孕周、日龄、体重，调节暖箱温度 • 调节室温到 24～26 ℃，湿度 55%～65% • 六步洗手，戴口罩 • 铺好包被，待暖箱温度升高至所需温度
核对解释	• 备齐用物携至新生儿床旁，二人核对新生儿信息（床号、姓名、性别、日龄、住院号）

Note

续表

操作步骤	技术要求
放入暖箱	• 将穿单衣或仅穿尿裤裸体的新生儿放置在暖箱内 • 根据病情选择合适的体位 • 将皮肤温度传感器固定在新生儿的上腹部，根据需要调节床位倾斜度
观察记录	• 安置好新生儿，注意保持新生儿体温及维持暖箱的湿度 • 密切观察新生儿面色、呼吸、心率、体温变化，新生儿体温未升前，每 1 h 巡视记录，正常后每 2～4 h 测量并记录一次，根据体温变化调节暖箱温度 • 根据病情，每日固定时间测量新生儿体重一次
整理记录	• 清理治疗用物，分类处置 • 六步洗手，取口罩 • 记录新生儿入箱时间、体温、暖箱温度、水温、湿度
暖箱保养（口述）	• 使用期间每天用消毒液擦拭箱内外，然后用清水擦拭，使用时间达到一周应更换暖箱 • 湿化器水箱的蒸馏水每天更换一次，以免细菌滋生 • 检查暖箱功能，如有异常及时保修
出暖箱	• 再次二人核对医嘱及新生儿信息（床号、姓名、性别、日龄、住院号） • 为新生儿穿好单衣，包好棉被 • 放入小床，并加被保暖
暖箱消毒	• 切断电源，排尽水槽内蒸馏水 • 进行终末消毒 • 处于备用状态
洗手记录	• 六步洗手，取口罩 • 记录新生儿出箱时间、体重、生命体征

【注意事项】

1. 严格执行操作规程，定期检查暖箱功能，保证安全使用。

2. 室温保持在 24～26 ℃，避免阳光直射或对流风，以免影响箱内温度。

3. 保持箱体的清洁卫生，每天用消毒液擦拭一遍，每周更换一次暖箱，用过的暖箱用消毒液擦洗后，再用紫外线照射 30 min，湿化器水箱的蒸馏水每天更换一次，机箱下面的空气净化垫每月清洗一次。定期进行暖箱细菌监测。

4. 治疗、护理操作应在箱内进行，避免过多开启箱门而影响箱温。

5. 医护人员入箱操作、检查、接触新生儿前，必须洗手，预防院内感染。

【评价】

项目名称	操作流程	技术要求	分值	扣分及说明	备注
操作过程（60分）	评估解释（6分）	• 二人核对新生儿信息，向新生儿家属解释并取得合作	2		
		• 评估新生儿病情，了解新生儿情况（生命体征、出生体重、胎龄、日龄等）	2		
		• 六步洗手，戴口罩	2		
	核对检查（5分）	• 二人核对医嘱、治疗卡	2		
		• 检查暖箱是否处于备用状态	3		

续表

项目名称	操作流程	技术要求	分值	扣分及说明	备注
操作过程（60分）	入箱前准备（22分）	• 检查电线接头有无漏电、松脱	2		
		• 将蒸馏水加入暖箱水槽中至水位指示线	4		
		• 接通电源，暖箱预热至 33～35 ℃，湿度 55%～65%	4		
		• 根据新生儿孕周、日龄、体重，调节暖箱温度	6		
		• 调节室温到 24～26 ℃，湿度 55%～65%	2		
		• 六步洗手，戴口罩	2		
		• 铺好包被，待暖箱温度升高至所需温度	2		
	核对解释（2分）	• 备齐用物携至新生儿床旁，二人核对新生儿信息（床号、姓名、性别、日龄、住院号）	2		
	放入暖箱（10分）	• 将穿单衣或仅穿尿裤裸体的新生儿放置在暖箱内	5		
		• 根据病情选择合适的体位	2		
		• 将皮肤温度传感器固定在新生儿的上腹部，根据需要调节床位倾斜度	3		
	观察记录（15分）	• 安置好新生儿，注意保持新生儿体温及维持暖箱的湿度	3		
		• 密切观察新生儿面色、呼吸、心率、体温变化，新生儿体温未升前，每 1 h 巡视记录，正常后每 2～4 h 测量并记录一次，根据体温变化调节暖箱温度	7		
		• 根据病情，每天固定时间测量新生儿体重一次	5		
操作后（15分）	整理记录（5分）	• 清理治疗用物，分类处置	1		
		• 六步洗手，取口罩	1		
		• 记录新生儿入箱时间、体温、暖箱温度、水温、湿度	3		
	暖箱保养（10分）（口述）	• 使用期间每天用消毒液擦拭箱内外，然后用清水擦拭，使用时间达到一周应更换暖箱	5		
		• 湿化器水箱的蒸馏水每日更换一次，以免细菌滋生	3		
		• 检查暖箱功能，如有异常及时保修	2		
出箱操作（10分）	出暖箱（6分）	• 再次二人核对医嘱及新生儿信息（床号、姓名、性别、日龄、住院号）	2		
		• 为新生儿穿好单衣，包好棉被	2		
		• 放入小床，并加被保暖	2		
	暖箱消毒（4分）	• 切断电源，排尽水槽内蒸馏水	1		
		• 进行终末消毒	2		
		• 处于备用状态	1		
综合评价（15分）	关键环节（12分）	• 根据新生儿体重及出生日龄调节适中温度	2		
		• 一切操作尽量在箱内进行，以免箱内温度波动	2		
		• 加强巡视，做好记录（新生儿体温、暖箱温度、水温、湿度）	3		
		• 做好清洁卫生，预防感染	3		
		• 确保新生儿安全	2		
	护患沟通（3分）	沟通有效、充分体现人文关怀	3		

续表

项目名称	操作流程	技术要求	分值	扣分及说明	备注
操作时间		________ min			
总分			100		
得分					

(肖靖琼)

Note

模块四　老年护理技能

任务一　关节功能锻炼(被动性 ROM 练习)

【任务情景】

患者，男，65 岁。“风湿性关节炎”收入院，遵医嘱为患者进行循序渐进的关节功能锻炼。

【目的】

1. 维持关节活动度，预防关节僵硬、粘连和挛缩。
2. 恢复关节功能，维持肌张力。
3. 促进血液循环，有利于关节营养的供给。

【评估】

1. 评估患者的病情、心理状态及配合情况。
2. 评估患者肢体活动情况。

【计划】

1. 护士准备　着装整洁，洗手，戴口罩。
2. 用物准备　①治疗盘：体温计、血压计、听诊器、秒表、弯盘、纱布。②治疗车、免洗洗手液、医疗垃圾桶、生活垃圾桶。③记录本、笔。
3. 环境准备　整洁、安全、温湿度适宜。

【实施】

操作步骤	技术要求
评估	• 评估患者年龄、病情、自理能力 • 评估患者心理反应和合作程度
核对解释	• 核对医嘱执行单、床号、姓名、腕带信息 • 解释关节功能锻炼的目的、方法和注意事项，取得患者配合
操作准备	• 协助患者穿上宽松衣服 • 调节床到合适高度，移开床旁椅，盖被折向床尾
卧位	• 协助患者取仰卧位，肢体充分放松 • 协助患者尽量靠近护士，并面向护士

续表

操作步骤	技术要求
关节活动锻炼	• 活动关节前，护士的手做环状或支架形支撑关节远端的肢体 • 依次对上肢单关节(指、腕、肘、肩关节)进行外展、内收、伸展、屈曲、内旋、外旋等关节活动练习 • 依次对下肢单关节(趾、踝、膝、髋关节)进行外展、内收、伸展、屈曲、内旋、外旋等关节活动练习 • 每组动作5～10次(2～3组/日)。患者出现疼痛、疲劳、痉挛或抵抗反应时，应停止活动
安置患者	• 活动结束后，询问患者有无不适，为患者测量生命体征 • 协助患者取舒适卧位，整理床单位
整理、记录	• 整理，洗手 • 记录活动项目、次数、时间及关节活动度的变化

【注意事项】

1. 活动前，全面评估患者疾病情况、心肺功能、活动能力及关节现存功能，根据具体情况制定康复目标和运动计划。

2. 活动前，保持病室安静整洁、温湿度适宜，协助患者更换舒适、宽松衣服，以便活动，保护患者隐私。

3. 活动中，观察患者对活动的反应及耐受性，有无关节僵硬、疼痛和肌肉痉挛等不良反应，如有异常及时报告医生给予处理。

4. 对骨折、关节脱位、肌腱断裂、急性关节炎患者进行关节功能锻炼应在临床医生和康复医生指导下完成。若为心脏病患者，注意观察有无胸痛及心率、血压变化，避免诱发心脏病。

5. 活动后，及时、准确记录运动时间、内容、次数、关节活动变化及患者反应。

6. 操作中要正确运用人体力学的原理，以减少疲劳。

【评价】

项目名称	操作流程	技术要求	分值	扣分及说明	备注
操作过程(75分)	患者准备(8分)	• 核对患者床号、姓名、腕带信息，向患者解释	2		
		• 评估患者病情、意识、心理	2		
		• 评估患者关节情况	2		
		• 评估患者知识水平、合作程度	2		
	环境准备(4分)	• 整洁、安静、安全	2		
		• 温湿度适宜	2		
	护士准备(4分)	• 着装规范	2		
		• 洗手、戴口罩	2		
	用物准备(2分)	• 准备洗手液	2		
	活动前(14分)	• 再次核对，并解释	2		
		• 协助患者穿上宽松衣服	2		
		• 调整床到适宜高度	2		
		• 移开床旁椅	2		
		• 盖被折向床尾	2		
		• 协助患者取舒适卧位	2		
		• 协助患者靠近护士	2		

续表

项目名称	操作流程	技术要求	分值	扣分及说明	备注
操作过程（75分）	关节活动（36分）	• 护士手做环状或支架形支撑关节远端	6		
		• 上肢关节活动范围适宜	6		
		• 关节活动方法正确	6		
		• 下肢关节活动范围适宜	6		
		• 关节活动方法正确	6		
		• 患者未出现疼痛、疲劳	6		
	活动后（7分）	• 询问患者有无不适	2		
		• 为患者测量生命体征	5		
操作后（10分）	整理（10分）	• 整理床单位符合要求	3		
		• 清理用物，污物处理正确（符合医疗废物处理原则）	3		
		• 洗手和记录	4		
综合评价（15分）	操作质量（15分）	• 操作熟练、正确、轻稳	5		
		• 关爱患者，患者无不舒适感	5		
		• 沟通技巧运用适当	5		
操作时间		________ min			
总分			100		
得分					

（肖靖琼）

任务二　良肢位的摆放

【任务情景】

患者，女，68岁。于家中上卫生间时突然脑出血发作，急诊入院。目前，患者右侧肢体活动障碍、言语欠流利、日常生活不能自理。请为该患者摆放良肢体位以促进健康。

【目的】

1. 使患者感觉舒适，预防压疮。
2. 预防关节挛缩、畸形。
3. 为进一步康复训练创造条件。

【评估】

1. 患者病情　意识状态、治疗情况、心理状态及认知合作程度。
2. 患者局部　肢体活动度及皮肤情况。

【计划】

1. 护士准备　着装整洁大方、洗手、戴口罩。
2. 用物准备　治疗车、枕头、免洗手消毒液、医疗垃圾桶、生活垃圾桶。
3. 环境准备　环境安静、整洁、安全，温湿度适宜，光线充足。
4. 患者准备　耐心向患者解释，说明目的，取得配合。

Note

【实施】

操作步骤	技术要求
核对检查	• 二人对医嘱 • 备齐用物携至患者床旁，核对患者信息(床号、姓名、住院号)
仰卧位良肢位	• 患者头下垫枕，不宜过高 • 肩胛骨下放一枕头，使肩上抬前挺，上臂外旋稍外展，肘、腕均伸直，掌心向上，手指伸直并分开，整个上肢放在枕头上 • 患侧下肢，在臀部和大腿外侧垫枕头，髋关节稍向内旋 • 膝关节呈轻度屈曲位 • 脚底不要接触任何东西
健侧卧位良肢位	• 健侧肢体在下方 • 患侧上肢，肩向前伸，肘和腕关节保持自然伸展，手心向下自然伸展，腋下垫个软枕，使肩和上肢保持前伸 • 患侧下肢，骨盆旋前，髋关节呈自然半屈曲位，置于枕上 • 健侧下肢可放在自觉舒适的位置，轻度伸髋，稍屈膝
患侧卧位良肢位	• 患侧肢体在下方 • 患侧上肢：肩和肩胛骨向前伸，前臂往后旋，使肘和腕伸展，手掌向上，手指伸开 • 健侧上肢可放在躯干上 • 患侧下肢：健肢在前，患肢在后，患侧膝、髋关节屈膝，稍稍被动背屈踝关节 • 健侧下肢髋、膝关节屈曲，由膝至脚部用软枕支持，避免压迫患侧下肢肢体
轮椅良肢位	上肢良肢位 • 患者上身直立 • 偏瘫侧要避免肘关节的过度屈曲 • 偏瘫侧前臂和手用软枕支撑，以免偏瘫侧肩关节受到上肢重量向下牵拉 • 手指自然伸展，避免过度屈曲 下肢良肢位 • 双腿自然下垂，在偏瘫侧下肢外侧置软垫，纠正偏瘫腿的外旋，达到两侧足尖对称，避免偏瘫足尖外旋
床上坐位良肢位	• 在患者背后使用枕头或被子支撑，使上身直立 • 偏瘫侧肘关节的角度适中，要避免肘关节的过度屈曲 • 偏瘫侧前臂和手用被子支撑，以免偏瘫侧肩关节受到上肢重量向下牵拉 • 手指自然伸展，避免过度屈曲 • 双腿自然伸直，在偏瘫侧下肢外侧置软垫，纠正偏瘫腿的外旋，达到两侧足尖对称，避免偏瘫侧足尖外旋

【注意事项】

1．仰卧位良肢位　①避免被子太重而压迫偏瘫足造成足尖的外旋，足底此时不垫物是为了协助患者活动踝关节以防止足下垂；②避免使用过高的枕头，头部不要有明显的左右偏斜(可以稍偏向患侧)；③骶尾部、足跟和外踝等处发生压疮的危险性增加。

2．健侧卧位良肢位　①手腕呈背伸位，防止手屈曲在枕头边缘；②足不能内翻悬在枕头边缘；③两

Note

腿之间用枕头隔开。

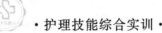

3. 患侧卧位良肢位　①此侧卧位躯干应稍稍后仰，偏瘫侧肩部略向前伸，避免偏瘫侧肩过多承受身体压力而引起疼痛；②保持偏瘫侧肩胛骨前伸位时，不能直接牵拉患侧上肢，以避免对患侧肩关节的损伤。

4. 床上坐位良肢位　①健康侧上肢可以自然放置；②避免患侧上肢长时间处于手心向下的位置，这样容易造成肌肉痉挛；③大多数时间应保持手心向上或朝向身体对侧；④如在轮椅或平时坐位时，偏瘫侧前臂和手也要给予良好的支持。

【评价】

项目名称	操作流程	技术要求	分值	扣分及说明	备注
操作过程（79分）	评估解释（4分）	• 环境安静、整洁、有安全感	2		
		• 向患者解释，说明目的，取得配合	2		
	核对检查（4分）	• 二人核对医嘱	2		
		• 备齐用物携至患者床旁，核对患者信息（床号、姓名、住院）	2		
	仰卧位良肢位（14分）	• 患者头下垫枕，不宜过高	2		
		• 肩胛骨下放一枕头，使肩上抬前挺，上臂外旋稍外展，肘、腕均伸直，掌心向上，手指伸直并分开，整个上肢放在枕头上	3		
		• 患侧下肢，在臀部和大腿外侧垫枕头，髋关节稍向内旋	3		
		• 膝关节呈轻度屈曲位	3		
		• 脚底不要接触任何东西	3		
	健侧卧位良肢位（11分）	• 健侧肢体在下方	2		
		• 患侧上肢：肩向前伸，肘和腕关节保持自然伸展，手心向下自然伸展，腋下垫个软枕，使肩和上肢保持前伸	3		
		• 患侧下肢：骨盆旋前，髋关节呈自然半屈曲位，置于枕上	3		
		• 健侧下肢可放在自觉舒适的位置，轻度伸髋，稍屈膝	3		
	患侧卧位良肢位（13分）	• 患侧肢体在下方	2		
		• 患侧上肢：肩和肩胛骨向前伸，前臂往后旋，使肘和腕伸展，手掌向上，手指伸开	3		
		• 健侧上肢可放在躯干上	2		
		• 患侧下肢：健肢在前，患肢在后，患侧膝、髋关节屈膝，稍稍被动背屈踝关节	3		
		• 健侧下肢髋、膝关节屈曲，由膝至脚部用软枕支持，避免压迫患侧下肢肢体	3		
	轮椅良肢位（16分）	上肢良肢位			
		• 患者上身直立	2		
		• 偏瘫侧要避免肘关节的过度屈曲	3		
		• 偏瘫侧前臂和手用软枕支撑，以免偏瘫侧肩关节受到上肢重量向下牵拉	3		
		• 手指自然伸展，避免过度屈曲	3		
		下肢良肢位			
		• 双腿自然下垂，在偏瘫侧下肢外侧置软垫，纠正偏瘫腿的外旋，达到两侧足尖对称，避免偏瘫足尖外旋	5		

续表

项目名称	操作流程	技术要求	分值	扣分及说明	备注
操作过程（79分）	床上坐位良肢位（17分）	• 在患者背后使用枕头或被子支撑，使上身直立	3		
		• 偏瘫侧要避免肘关节的过度屈曲，注意角度	3		
		• 偏瘫侧前臂和手用被子支撑，以免偏瘫侧肩关节受到上肢重量向下牵拉	3		
		• 手指自然伸展，避免过度屈曲	3		
		• 双腿自然伸直，在偏瘫侧下肢外侧置软垫，纠正偏瘫腿的外旋，达到两侧足尖对称，避免偏瘫侧足尖外旋	5		
操作后（6分）	整理记录（6分）	• 整理床单位	2		
		• 六步洗手，取下口罩	2		
		• 做好记录	2		
综合评价（15分）	关键环节（12分）	• 注意保持患者功能位	3		
		• 注意保护容易压疮的部位	3		
		• 查对到位	3		
		• 注意保护患者安全和职业防护	3		
	护患沟通（3分）	• 沟通有效、充分体现人文关怀	3		
操作时间		________ min			
总分			100		
得分					

（王秀琴）

任务三 胰岛素笔的使用

【任务情景】

患者，女，68岁。因糖尿病入院治疗，遵医嘱注射胰岛素。患者出院后需要自我管理血糖。

【目的】

1. 控制代谢紊乱，降低血糖。

2. 阻止、延缓糖尿病并发症的发生及发展。

【评估】

1. 评估患者病情、用药情况、血糖水平、注射部位皮肤情况。

2. 评估患者心理反应和对胰岛素笔注射的认知和合作程度。

3. 询问患者饮食准备情况。

【计划】

1. 护士准备　着装整洁，洗手，戴口罩。

2. 用物准备　①治疗盘、弯盘、75%酒精、胰岛素注射笔、注射针头、棉签、记录单、笔、表；②治疗车、免洗洗手液、锐器盒、医疗垃圾桶、生活垃圾桶。

3. 环境准备　整洁、安全、温湿度适宜。

【实施】

操作步骤	技术要求
核对、解释	• 备齐用药，携至患者床边 • 核对医嘱执行单、腕带信息、床头(尾)卡上的床号、姓名、胰岛素剂型、剂量 • 解释胰岛素注射笔注射的目的、方法和注意事项，取得患者配合
安置卧位	• 协助患者采取平卧位或半坐卧位 • 选择合适注射部位，暴露注射部位，注意保暖
检查胰岛素注射笔及药物	• 检查胰岛素注射笔的性能是否完好 • 检查胰岛素剂量、种类、有效期及是否变质 • 摇匀胰岛素，安装注射针头，排气，按医嘱调整剂量
消毒	• 根据患者的皮肤情况、胰岛素的种类选择合适的注射部位 • 用75%酒精消毒皮肤，待干 • 左手捏紧皮肤，右手握笔快速进针，避免误入肌层，拇指按压注射键缓慢均匀地推注药液，注射完毕后针头在皮下停留10 s以上后快速拔针，用干棉签按压针眼30 s以上。注射结束后，盖上针头外套帽，卸下胰岛素针头，放入利器盒。再次核对
安置患者	• 协助患者取舒适卧位，询问患者感受，给予健康指导 • 整理床单位
整理记录	• 分类处理用物 • 洗手，取口罩，记录

【注意事项】

1. 选择注射部位时应当避开炎症、破溃或者有脂肪增生、硬结的部位。

2. 注射时，要注意有计划地进行注射部位的轮换。

3. 从冰箱内取出的胰岛素注射笔每次注射前都要在室温下放置60 min复温后再注射。

4. 注射前要检查胰岛素注射笔内是否有足够的胰岛素，使用中效胰岛素、预混胰岛素时，对于正在使用中的胰岛素注射笔，要将胰岛素注射笔握在手中轻轻地上下颠倒至少10次，直至将胰岛素摇匀。新开胰岛素先水平滚动10次，然后上下颠倒10次，直至将胰岛素摇匀。

5. 胰岛素注射时，只能用75%酒精消毒。

6. 胰岛素注射针头一用一换。

【评价】

项目名称	操作流程	技术要求	分值	扣分及说明	备注
操作过程(75分)	患者准备(10分)	• 核对患者信息，向患者解释操作目的、方法和注意事项	4		
		• 评估患者病情、用药情况、血糖水平、注射部位皮肤情况	4		
		• 评估患者心理、知识水平、合作程度	2		
	环境准备(4分)	• 整洁、安静、安全	2		
		• 温湿度适宜，光线适中	2		
	护士准备(4分)	• 着装规范	2		
		• 洗手、戴口罩	2		
	用物准备(7分)	• 备物齐全、准确	5		
		• 放置合理	2		

Note

续表

项目名称	操作流程	技术要求	分值	扣分及说明	备注
操作过程（75 分）	注射前（5 分）	• 检查胰岛素注射笔的性能	2		
		• 准备笔芯	3		
	注射中（30 分）	• 查对内容和方法正确	3		
		• 患者体位舒适，注射部位选择正确	3		
		• 安装胰岛素注射笔、混匀胰岛素方法正确	3		
		• 安装胰岛素注射笔针头方法	3		
		• 正确排气方法正确，达到标准	3		
		• 调取剂量准确	2		
		• 消毒规范	3		
		• 注射方法正确、深度适宜、剂量准确	6		
		• 拔针方法正确	2		
		• 按压手法准确	2		
	注射后（15 分）	• 观察患者反应方法正确	5		
		• 协助患者取舒适卧位	5		
		• 告知患者注意事项	5		
操作后（10 分）	整理记录（10 分）	• 整理床单位符合要求	3		
		• 整理用物，污物处理正确（符合医疗废物处理原则）	3		
		• 洗手、记录方法正确	4		
综合评价（15 分）	关键环节（15 分）	• 操作熟练、正确，指导耐心	5		
		• 关爱患者，患者无不舒适感	5		
		• 沟通技巧运用适当	5		
操作时间					
总分			100		
得分					

（肖靖琼）

任务四　助听器的使用

【任务情景】

李某，男，76 岁。因听觉功能受损，听力逐渐下降，并且患有耳鸣、重震，严重影响日常生活交流，医生建议佩戴助听器。如何指导患者正确佩戴助听器？

【目的】

1. 掌握助听器佩戴与卸下的方法，学会调节音量。
2. 掌握助听器日常护理和保养、保存要点。

【评估】

1. 评估患者的病情、心理状态及配合情况。

2. 评估患者的耳廓外形、外耳道清洁情况等。

【计划】

1. 护士准备　衣帽整洁，洗手，戴口罩。
2. 用物准备　助听器1副，检查助听器外观及性能、电池电量。
3. 环境准备　关闭门窗，保持房间安静、光线适宜。

【实施】

操作步骤	技术要求
评估准备	• 评估患者的全身情况，听力下降情况 • 治疗情况：患者曾用药及处置情况、效果 • 评估患者耳廓外形、外耳道清洁情况等
操作过程	• 核对解释：核对患者姓名，介绍助听器佩戴的过程、方法及配合事项 • 佩戴助听器：取端坐位，取出一只助听器，按照助听器的类型进行佩戴 • 耳背式助听器应挂于耳廓上缘跟部，并把耳膜耳塞置入耳道口处；定制式助听器则把耳塞置放于外耳道内即可，按相同方法佩戴另一只助听器 • 调节音量：开启助听器开关，调节音量开关，选择适宜音量
操作后	• 用物处理：整理床单位，洗手并记录助听器佩戴的开始时间、患者的反应

【注意事项】

1. 根据所选助听器的类型正确佩戴。
2. 助听器应每日坚持使用，佩戴时间逐渐加长，音量从低到高再逐渐增加。
3. 日常洗漱、洗澡、面部护理、穿戴衣物、游泳时取下。
4. 定期请专业听觉检验师检验助听器的性能是否出现异常以及是否有分泌物。

【评价】

项目名称	操作流程	技术要求	分值	扣分及说明	备注
操作过程（64分）	评估准备（16分）	• 评估患者的全身情况，听力下降情况	4		
		• 治疗情况：患者曾用药及处置情况、效果	4		
		• 评估患者耳廓外形、外耳道清洁情况等	8		
	佩戴过程（48分）	• 核对患者姓名，介绍助听器佩戴的过程、方法及配合事项	8		
		• 取端坐位，取出一只助听器，按照助听器的类型进行佩戴	8		
		• 耳背式助听器应挂于耳廓上缘跟部，并把耳膜耳塞置入耳道口处	8		
		• 定制式助听器则把耳塞置放于外耳道内即可	8		
		• 按相同方法佩戴另一只助听器	8		
		• 开启助听器开关，调节音量开关，选择适宜音量	8		
操作后（16分）	整理用物（16分）	• 整理用物	4		
		• 按医院感染分类处理	4		
		• 洗手，取口罩	4		
		• 录助听器佩戴的开始时间、患者的反应	4		
综合评价（20分）	关键环节（16分）	• 用物一次备齐，放置顺序正确	4		
		• 手法正确，操作熟练，无多余动作	8		
		• 动作轻稳、语言轻	4		
	护患沟通（4分）	• 有效沟通，充分体现人文关怀	4		

续表

项目名称	操 作 流 程	技 术 要 求	分值	扣分及说明	备注
操作时间		________ min			
总分			100		
得分					

（肖靖琼）

任务五　拐杖、助行器的使用

【任务情景】

孙大爷，67 岁。突发脑卒中后摔伤，致下肢骨折，入院手术治疗后进入恢复过程，请协助其使用辅助器帮助恢复肢体功能。

【目的】

1. 协助患者保持身体平衡。
2. 帮助患者支持体重。
3. 通过锻炼增加肌力，帮助患者行走，改善生活质量。

【评估】

1. 评估患者的病情、心理状况、合作程度。
2. 评估患者的治疗情况、手术部位、平衡能力等。

【计划】

1. 护士准备　着装整洁，洗手，戴口罩。
2. 用物准备　拐杖 1 副、助行器 1 个。
3. 环境准备　整洁、宽敞、光线适宜、安全。

【实施】

操 作 步 骤	技 术 要 求
评估准备	• 评估患者的意识、肌张力、心理状况、合作程度 • 评估患者的手术部位、平衡能力等 • 评估患者的生活方式及个人爱好 • 核对患者姓名、床号，介绍助行器使用过程、方法及配合事项
手杖的使用	• 搀扶患者手扶手杖站起，检查手杖高度是否合适。手杖放在脚的前外侧，目视前方 • 拄杖行走，护士站在患侧，拉住患者的腰带或用特制的腰带进行保护 • 三点步行：先伸出手杖，再迈出患足，最后迈出健足或伸出手杖，再迈出健足，最后迈出健足。要求患足努力做到抬腿迈步，避免拖拉 • 二点步行：伸出手杖同时抬腿迈出患足，再迈出健足 • 上下台阶的训练：正确上下台阶的方法是，上台阶时先上健腿，后上患腿，下台阶时先下患腿，再下健腿。可以将手杖放在扶手上，一同向上挪动

续表

操作步骤	技术要求
拐杖的使用	• 起身站立:将健侧腿脚支撑在地面上,使身体移动到椅子或床的边缘,双拐并拢,用患侧手握住拐杖手柄,健侧手扶住扶手或床沿,双手同时用力配合健侧腿脚发力,支撑身体站起 • 调整拐杖:双手持拐杖站直身体,使拐杖离脚边 12～20 cm,拐杖顶部距离腋下 2～3 cm,手柄位于双臂自然下垂时手腕的高度 • 拄拐行走:双拐支撑在双脚两侧,拐杖顶部抵住双侧肋骨,伸直肘部,用双手支撑身体的重量,先同时向前移动双拐,再向前移动患侧肢体到双拐同一平面处,最后向前移动健侧肢体,重复此顺序 • 四点法行走:先向前移动患侧拐杖,再迈出健侧下肢,再移动健侧拐杖,最后迈出患侧下肢,相同的方法,先向前移动患侧拐杖,再迈出健侧下肢,再移动健侧拐杖,最后迈出患侧下肢,反复进行 • 三点法:一般见于患侧下肢不能负重的情况,两侧拐杖一同向前,然后患侧向前迈出,最后健侧向前跟上患侧,如此反复进行 • 两点法:向前移动患侧拐杖的同时迈出健侧下肢,向前移动健侧拐杖的同时迈出患侧下肢,移动患侧拐杖时迈出健侧下肢,移动健侧拐杖时迈出患侧下肢,如此反复进行 • 拄拐坐下:移至椅子或床边,用健侧腿部轻轻触碰椅子或床边以确定方位;将体重支撑在健侧肢体上,合拢双拐交予患侧手;用健侧手扶住椅子的扶手或床沿,弯曲健侧膝关节缓慢坐下 • 上台阶或楼梯:移至台阶或楼梯边,双手用力支撑,同时健侧腿部向上迈一梯步;将身体重心保持在健侧肢体上,再移动双拐和患侧肢体到同一梯步上,重复以上步骤即可慢慢上台阶或楼梯 • 下台阶或楼梯:移至台阶或楼梯边缘,双拐先移至下一梯步上,然后移动患侧肢体,双手撑稳后,将重心下移,再移动健侧肢体至同一梯步上
步行器	• 坐下或站立:坐下时,先用患侧手部握住椅子扶手或床边,再把健侧手部移至扶手或床边,双手撑住身体,慢慢坐下。站立时,先用双手握住扶手或床边支撑身体,同时健侧腿部发力站稳 • 行走:双手握住助行器扶手,先向前移动助行器,再迈健侧肢体,最后移动患侧肢体。上、下台阶或楼梯:同拐杖的使用方法 • 四步法:步行器一侧向前移动一步(25～30 cm),对侧下肢抬高后迈出,约落在步行器横向的中线偏后方。然后,步行器另一侧向前移动一步,迈出另一下肢。重复上述步骤前进 • 三步法:抬头挺胸,双手同时将步行器举起向前移动一步(25～30 cm),患肢抬高后迈出半步,约在步行器横向的中线偏后方。双手臂伸直支撑身体(患肢遵医嘱决定承重力量),迈出健肢与患肢平行。重复上述步骤前进
操作后	• 用物处理:将拐杖、助行器原位放置妥当,记录患者拐杖和助行器的使用情况

【注意事项】

1. 选择助行器的尺寸调节符合要求。
2. 拐杖有橡皮脚垫、厚垫肩托以及手柄,各部件牢固,无松动。
3. 湿滑地面上行走,避开地垫、地毯地面。
4. 要注意保护好患侧肢体,根据医生医嘱确定是否能负重。

【评价】

项目名称	操作流程	技术要求	分值	扣分及说明	备注
操作前（8分）	评估准备（8分）	• 评估患者的意识、肌张力、心理状况、合作程度	2		
		• 评估患者的手术部位、平衡能力等	2		
		• 评估患者的生活方式及个人爱好	2		
		• 核对患者姓名、床号,介绍助行器使用过程、方法及配合事项	2		

续表

项目名称	操作流程	技术要求	分值	扣分及说明	备注
操作过程（80分）	手杖的使用（20分）	• 搀扶患者手扶手杖站起，检查手杖高度是否合适。手杖放在脚的前外侧，目视前方	4		
		• 拄杖行走，护士站在患侧，拉住患者的腰带或用特制的腰带保护	4		
		• 三点步行：先伸出手杖，再迈出患足，最后迈出健足或伸出手杖，再迈出健足，最后迈出健足。要求患足努力做到抬腿迈步，避免拖拉	4		
		• 二点步行：伸出手杖同时抬腿迈出患足，再迈出健足	4		
		• 上下台阶的训练：正确上下台阶的方法是，上台阶时先上健腿，后上患腿，下台阶时先下患腿，再下健腿。可以将手杖放在扶手上，一同向上挪动	4		
	拐杖的使用（36分）	• 起身站立：将健侧腿脚支撑在地面上，使身体移动到椅子或床的边缘，双拐并拢，用患侧手握住拐杖手柄，健侧手扶住扶手或床沿，双手同时用力配合健侧腿脚发力，支撑身体站起	4		
		• 调整拐杖：双手持拐杖站直身体，使拐杖离脚边 12～20 cm，拐杖顶部距离腋下 2～3 cm，手柄位于双臂自然下垂时手腕的高度	4		
		• 拄拐行走：双拐支撑在双脚两侧，拐杖顶部抵住双侧肋骨，伸直肘部，用双手支撑身体的重量，先同时向前移动双拐，再向前移动患侧肢体到双拐同一平面处，最后向前移动健侧肢体，重复此顺序	4		
		• 四点法行走：先向前移动患侧拐杖，再迈出健侧下肢，再移动健侧拐杖，最后迈出患侧下肢，相同的方法，先向前移动患侧拐杖，再迈出健侧下肢，再移动健侧拐杖，最后迈出患侧下肢，反复进行	4		
		• 三点法：一般见于患侧下肢不能负重的情况，两侧拐杖一同向前，然后患侧向前迈出，最后健侧向前跟上患侧，如此反复进行	4		
		• 两点法：向前移动患侧拐杖的同时迈出健侧下肢，向前移动健侧拐杖的同时迈出患侧下肢，移动患侧拐杖时迈出健侧下肢，移动健侧拐杖时迈出患侧下肢，如此反复进行	4		
		• 拄拐坐下：移至椅子或床边，用健侧腿部轻轻触碰椅子或床边以确定方位；将体重支撑在健侧肢体上，合拢双拐交予患侧手；用健侧手扶住椅子的扶手或床沿，弯曲健侧膝关节缓慢坐下	4		
		• 上台阶或楼梯：移至台阶或楼梯边，双手用力支撑，同时健侧腿部向上迈一梯步；将身体重心保持在健侧肢体上，再移动双拐和患侧肢体到同一梯步上，重复以上步骤即可慢慢上台阶或楼梯	4		
		• 下台阶或楼梯：移至台阶或楼梯边缘，双拐先移至下一梯步上，然后移动患侧肢体，双手撑稳后，将重心下移，再移动健侧肢体至同一梯步上	4		
	步行器（24分）	• 坐下或站立：坐下时，先用患侧手部握住椅子扶手或床边，再把健侧手部移至扶手或床边，双手撑住身体，慢慢坐下。站立时，先用双手握住扶手或床边支撑身体，同时健侧腿部发力站稳	6		
		• 行走：双手握住助行器扶手，先向前移动助行器，再迈健侧肢体，最后移动患侧肢体。上、下台阶或楼梯：同拐杖的使用方法	6		
		• 四步法：步行器一侧向前移动一步（25～30 cm），对侧下肢抬高后迈出，约落在步行器横向的中线偏后方。然后，步行器另一侧向前移动一步，迈出另一下肢。重复上述步骤前进	6		

续表

项目名称	操作流程	技术要求	分值	扣分及说明	备注
操作过程（80分）	步行器（24分）	• 三步法：抬头挺胸，双手同时将步行器举起向前移动一步（25～30 cm），患肢抬高后迈出半步，约在步行器横向的中线偏后方。双手臂伸直支撑身体（患肢遵医嘱决定承重力量），迈出健肢与患肢平行。重复上述步骤前进	6		
操作后（10分）	整理用物（10分）	• 将拐杖、助行器原位放置妥当	3		
		• 记录患者拐杖和助行器的使用情况	4		
		• 核对医嘱、签名、记录	3		
综合评价（10分）	关键环节（6分）	• 用物一次备齐	3		
		• 动作轻稳、语言轻柔	3		
	护患沟通（4分）	• 有效沟通，充分体现人文关怀	4		
操作时间		________ min			
总分			100		
得分					

（肖靖琼）

模块五　中医护理技能

任务一　艾　灸　法

【任务情景】

患者，男，69岁。自述腰痛，怕冷，整天乏力犯困，尿频尿急，前列腺增生，中医属肾阳不足，现遵医嘱为患者艾灸肾俞、太溪、中极、三阴交、气海、足三里。请问该怎样为患者进行艾灸？

【目的】

1. 解除或缓解各种虚寒性病症的临床症状。

2. 通过运用温通经络、调和气、消肿散结、去湿散寒、回阳救逆等功效，以达到防病保健、治病强身的目的。

【评估】

1. 评估环境光线充足，温湿度适宜。

2. 核对患者信息，向患者解释并取得合作。

3. 评估患者皮肤情况。

【计划】

1. 护士准备　着装整洁，洗手，戴口罩。

2. 用物准备　治疗盘、艾条、火柴（打火机）、酒精灯、弯盘、棉签、洗手液、医用凡士林、镊子、间接灸时加姜片、蒜片、食盐、附子饼等，必要时备浴巾、屏风等。

3. 环境准备　病室清洁、安全，温湿度适宜。

【实施】

操作步骤	技术要求
评估准备	• 评估环境：光线是否充足，温湿度是否适宜 • 评估患者的病情，取得配合 • 评估患者皮肤的情况 • 评估用物是否齐全 • 洗手，戴口罩
核对解释	• 携用物至患者床旁，核对患者信息（床号、姓名、住院号）
安置体位	• 协助患者取舒服体位，暴露施灸部位，注意保暖
取穴	• 根据医嘱选取相应腧穴及施灸方法（直接灸、间接灸）

Note

续表

操作步骤	技术要求
施灸	• 在腧穴上涂凡士林，点燃艾条，必要时隔姜、附子饼等 • 手持艾条将点燃的一端对准施灸腧穴，距皮肤 2～5 cm 外熏艾灸，以患者感温热但无灼痛为度。随时去艾灰，灸至局部皮肤发红为度，每处 5～15 min • 观察局部皮肤及病情变化，询问患者有无不适，防止艾灰脱落，造成烧伤或毁坏衣物 • 灸毕，使艾条彻底熄灭，清理局部皮肤
处理用物	• 安置舒适卧位，整理床单位 • 分类处理用物，洗手
记录	• 记录患者艾灸情况，并签名

【注意事项】

1. 施灸前要与患者解释清楚灸治的方法及疗程，尤其是瘢痕灸，一定要取得患者的同意与合作。

2. 除瘢痕灸外，在灸治过程中，要注意防止艾火灼伤皮肤，尤其是对患儿。如起疱，可用酒精消毒后，用毫针将水疱挑破，再涂上龙胆紫即可。

3. 偶有灸后身体不适者，如身热感、头昏、烦躁等，可令患者适当活动身体，饮少量温开水，或针刺合谷、后溪等穴位，可使症状迅速缓解。

4. 施灸时注意安全使用火种，防止烧坏衣服、被褥等物。

5. 施灸的顺序一般是先上部、后下部，先腰背部、后胸腹部，先头身、后四肢。

6. 根据患者的病情、体质、年龄及施灸部位决定艾柱的大小、壮数及熏灸时间。

【评价】

项目名称	操作流程	技术要求	分值	扣分及说明	备注
操作过程（60分）	评估解释（10分）	• 评估环境：光线充足，温湿度适宜	3		
		• 核对患者信息，向患者解释并取得合作	5		
		• 评估患者皮肤情况	2		
	准备用品（6分）	• 备齐用物	3		
		• 洗手，戴口罩	3		
	核对解释（5分）	• 携用物至患者床旁，核对患者信息（床号、姓名、住院号）	5		
	安置体位（5分）	• 协助患者取舒服体位，暴露施灸部位，注意保暖	5		
	取穴（6分）	• 根据医嘱选取相应腧穴	6		
	施灸（28分）	• 在腧穴上涂凡士林，点燃艾条，必要时隔姜、附子饼等	5		
		• 施灸方法正确	10		
		• 观察局部皮肤及病情变化	8		
		• 灸毕，使艾条彻底熄灭，清理局部皮肤	5		
操作后（15分）	整理记录（15分）	• 安置舒适卧位，整理床单位	4		
		• 分类处理用物	4		
		• 六步洗手	3		
		• 记录患者艾灸情况，并签名	4		

Note

续表

项目名称	操作流程	技术要求	分值	扣分及说明	备注
综合评价（25分）	关键环节（12分）	• 体位安排合理	3		
		• 动作熟练	3		
		• 查对到位	3		
		• 注意保护患者安全和职业防护	3		
	护患沟通（3分）	• 沟通有效、充分体现人文关怀	3		
	素质要求（10分）	• 仪表大方，举止端庄，态度和蔼	5		
		• 服装、鞋帽整齐	5		
操作时间		________ min			
总分			100		
得分					

（王 丹）

任务二 拔 罐 法

【任务情景】

患者，女，68岁。因提重物出现腰背部疼痛，遵医嘱给予拔罐治疗。请问该如何为患者进行拔罐？

【目的】

1. 缓解风寒湿痹而致的腰背酸疼、虚寒性咳喘等症状。
2. 通过运用温通经络、祛风散寒、消肿止痛、吸毒排脓等功效，以达到防病保健、治病强身的目的。

【评估】

1. 评估环境光线充足，温湿度适宜。
2. 核对患者信息，向患者解释并取得合作。
3. 评估患者皮肤情况。

【计划】

1. 护士准备　着装整洁，洗手，戴口罩。
2. 用物准备　治疗盘、火罐（玻璃罐、竹罐或负压吸引罐）、止血钳、95%酒精棉球、火柴（打火机）、弯盘、医用凡士林或按摩乳、纱布、洗手液，必要时备浴巾、屏风等。
3. 环境准备　病室清洁、光线充足，温湿度适宜。

【实施】

操作步骤	技术要求
评估解释	• 评估光线是否充足、温湿度是否适宜
	• 评估患者的信息，向患者解释取得配合
	• 评估患者的皮肤情况
	• 评估用物是否齐全
	• 洗手，戴口罩

续表

操作步骤	技术要求
核对解释	• 携用物至患者床旁，核对患者信息（床号、姓名、住院号）
安置体位	• 协助患者取舒服体位，暴露拔罐部位，注意保暖
选取部位	• 根据医嘱选取相应拔罐、穴位及方法
实施拔罐	• 清洁局部皮肤，选用合适火罐，并再次检查罐口边缘是否光滑 • 留罐：一手持火罐，另一手持止血钳夹95%酒精棉球点燃，深入罐内中下端，绕1～2周后迅速抽出，使罐内形成负压后并迅速扣至选定的部位（穴位）上，待火罐稳定后方可离开，防止火罐脱落，留置10～15 min • 闪罐：将罐拔住后立即起下，反复多次地拔住、起下，直至皮肤潮红、充血或瘀血即可 • 走罐：在施术部位和罐口涂上一层凡士林或按摩乳，将罐拔好后，用手握住，向上下或左右往返推移，直至皮肤充血为止 • 针罐：将针刺和拔罐相结合的一种方法。在针刺留针时，将罐拔在以针为中心的部位上，留罐与针5～10 min • 时间到起罐：一手夹持罐体，另一手拇指按压罐口皮肤，使空气进入罐内，即可顺利起过
处理用品	• 协助患者取舒适卧位，整理床单位 • 分类处理用物，洗手
记录	• 记录患者拔罐的情况，并签名

【注意事项】

1. 注意保暖，必要时用屏风遮挡患者。
2. 拔罐时应采取合适体位，选择肌肉较厚的部位；骨骼凹凸不平和毛发较多处不宜拔罐。
3. 操作前一定要检查灌口是否光滑，有无裂痕；根据部位选择大小合适罐体。
4. 防止烫伤。拔罐时动作要稳、准、快，起罐时切勿强拉。
5. 使用过的火罐，均应清洁消毒处理，擦干后备用。
6. 起罐后，如局部出现小水疱，不必处理，可自行吸收；如水疱较大，消毒局部皮肤后，再用注射器吸出液体，保持干燥，必要时覆盖消毒敷料。

【评价】

项目名称	操作流程	技术要求	分值	扣分及说明	备注
操作过程（60分）	评估解释（10分）	• 评估环境光线充足，温湿度适宜	3		
		• 核对患者信息，向患者解释并取得合作	5		
		• 评估皮肤情况	2		
	准备用品（6分）	• 备齐用物	3		
		• 洗手，戴口罩	3		
	核对解释（5分）	• 携用物至患者床旁，核对患者信息（床号、姓名、住院号）	5		
	安置体位（5分）	• 协助患者取舒服体位，暴露拔罐部位，注意保暖	5		
	选取部位（6分）	• 根据医嘱选取相应拔罐、穴位及方法	6		

续表

项目名称	操作流程	技术要求	分值	扣分及说明	备注
操作过程（60分）	拔罐（28分）	• 清洁皮肤，火罐合适，罐口边缘光滑	5		
		• 根据患者病情拔罐方法正确	10		
		• 随时询问患者情况	8		
		• 起罐	5		
操作后（15分）	整理记录（15分）	• 安置舒适卧位，整理床单位	4		
		• 分类处理用物	4		
		• 六步洗手	3		
		• 记录患者拔罐情况，并签名	4		
综合评价（25分）	关键环节（12分）	• 体位安排合理	3		
		• 动作熟练	3		
		• 查对到位	3		
		• 注意保护患者安全和职业防护	3		
	护患沟通（3分）	• 沟通有效、充分体现人文关怀	3		
	素质要求（10分）	• 仪表大方，举止端庄，态度和蔼	5		
		• 服装、鞋帽整齐	5		
操作时间		________ min			
总分			100		
得分					

（王　丹）

任务三　刮　痧　法

【任务情景】

患者，女，54岁。外感暑湿身热、恶寒，头疼如裹。舌苔薄黄而腻，脉濡数。遵医嘱给予刮痧，选背部两侧膀胱经俞穴。请问该怎样为患者刮痧？

【目的】

1. 缓解或解除外感时邪所致的高热头疼、恶心呕吐、腹痛腹泻等症状。
2. 使脏腑秽浊之气通达于外，促使周身气血流畅，达到治疗疾病的目的。

【评估】

1. 评估环境光线是否充足、温湿是否度适宜。
2. 核对患者信息，向患者解释并取得合作。
3. 评估皮肤情况、对疼痛耐受情况、心理状况等。

【计划】

1. 护士准备　着装整洁，洗手，戴口罩。
2. 用物准备　治疗盘、刮具、治疗碗、刮痧油或温开水、纱布、弯盘、洗手液。必要时备浴巾、屏风

Note

等物。

3. 环境准备　病室清洁、光线充足，温湿度适宜。

【实施】

操作步骤	技术要求
评估解释	• 评估光线是否充足、温湿度是否适宜 • 核对患者信息，向其解释并取得合作 • 评估患者皮肤情况、对疼痛的耐受程度 • 评估用物是否齐全 • 洗手，戴口罩
核对解释	• 携用物至患者床旁，核对患者信息（床号、姓名、住院号）
安置体位	• 协助患者取舒服体位，暴露刮痧部位，注意保暖
选取经络穴位	• 根据医嘱选取相应经络穴位及刮痧方法
实施拔罐	• 清洁皮肤，选取边缘光滑而无缺损的刮具，以免划破皮肤 • 右手持刮具蘸植物油（或水），在需刮痧部位以45°斜面角从上至下、从内向外，朝单一方向抓刮拭（不能来回地刮），一般刮10～20次，以皮肤呈现出红、紫色瘀点为宜。如果皮肤干涩，随时蘸湿再刮，直至皮肤红紫 • 刮毕，清洁局部皮肤，协助患者穿衣
处理用品	• 协助患者取舒适卧位，整理床单位 • 分类处理用物，洗手
记录	• 记录患者刮痧的反应和时间，并签名

【注意事项】

1. 体形过于消瘦、有皮肤病变、有出血倾向的患者均不宜用刮痧疗法。

2. 治疗刮痧时应避免直接吹风和注意保暖，不宜立即洗澡以免风邪侵袭，致病情加重。

3. 刮痧时用力均匀，力度适中，对不出痧或出痧少的部位不可强求出痧，禁用暴力。

4. 刮痧工具必须边缘光滑，没有破损。不能干刮，不宜来回刮动，以免损伤皮肤。

5. 刮痧后嘱患者可适当喝些热饮，保持情绪安定，饮食宜清淡，忌食生冷油腻之品。

6. 使用过的刮具，应清洁消毒后备用。

7. 刮痧过程中要随时观病情变化，如患者出现面色苍白、出冷汗等，应立即停刮，并报告医生，配合处理。

【评价】

项目名称	操作流程	技术要求	分值	扣分及说明	备注
操作过程（60分）	评估解释（10分）	• 评估环境光线充足，温湿度适宜	3		
		• 核对患者信息，向患者解释并取得合作	5		
		• 评估患者皮肤情况、对疼痛耐受情况、心理状况等	2		
	准备用品（6分）	• 备齐用物	3		
		• 洗手，戴口罩	3		
	核对解释（5分）	• 携用物至患者床旁，核对患者信息（床号、姓名、住院号）	5		

续表

项目名称	操作流程	技术要求	分值	扣分及说明	备注
操作过程（60分）	安置体位（5分）	• 协助患者取舒服体位，暴露刮痧部位，注意保暖	5		
	选取经络（6分）	• 根据医嘱选取相应经络穴位及刮痧方法	6		
	实施刮痧（28分）	• 清洁皮肤，刮具边缘光滑而无缺损	5		
		• 在所需部位刮痧	10		
		• 观察局部皮肤及病情变化	8		
		• 刮毕，清洁局部皮肤，协助患者穿衣	5		
操作后（15分）	整理记录（15分）	• 协助患者取舒适卧位，整理床单位	4		
		• 分类处理用物	4		
		• 六步洗手	3		
		• 记录刮痧的客观情况，并签名	4		
综合评价（25分）	关键环节（12分）	• 体位安排合理	3		
		• 动作熟练	3		
		• 查对到位	3		
		• 注意保护患者安全和职业防护	3		
	护患沟通（3分）	• 沟通有效、充分体现人文关怀	3		
	素质要求（10分）	• 仪表大方，举止端庄，态度和蔼	5		
		• 服装、鞋帽整齐	5		
操作时间		________ min			
总分			100		
得分					

（王　丹）

参考文献

CANKAOWENXIAN

[1] 李小寒，尚少梅．基础护理学[M]．6 版．北京：人民卫生出版社，2017.

[2] 鞠梅，何平．护理综合技能实训[M]．北京：人民卫生出版社，2017.

[3] 祝睿，李嘉．护理技能综合实训[M]．上海：同济大学出版社，2019.

[4] 尤黎明，吴瑛．内科护理学[M]．6 版．北京：人民卫生出版社，2017.

[5] 姜安丽．新编护理学基础[M]．2 版．北京：人民卫生出版社，2013.

[6] 姜小鹰．护理学综合实验[M]．北京：人民卫生出版社，2012.

[7] 熊云新，叶国英．外科护理学实训与学习指导[M]．北京：人民卫生出版社，2019.

[8] 崔焱．儿科护理学[M]．北京：人民卫生出版社，2012.

[9] 全国护士执业资格考试用书编写专家委员会．2018 全国护士执业资格考试指导（学生版）[M]．北京：人民卫生出版社，2018.

[10] 谢幸，苟文丽．妇产科学[M]．北京：人民卫生出版社，2013.

[11] 张玉侠．儿科护理规范与实践指南[M]．上海：复旦大学出版社，2011.

[12] 章晓幸，张美琴．基本护理技术[M]．北京：高等教育出版社，2013.

[13] 温贤秀，肖静蓉．实用临床护理操作规范[M]．成都：西南交通大学出版社，2012.

[14] 傅莹，闵丽华．妇产科护理学[M]．成都：西南交通大学出版社，2014.

[15] 王芳，马锦萍，王秀琴．基础护理技术[M]．2 版．武汉：华中科技大学出版社，2016.

[16] 欧阳希波，谭冬梅，张应琼，等．护理技术操作评分标准[M]．武汉：湖北人民出版社，2014.

[17] 王瑞敏，陈历健．基础护理技术实训[M]．北京：人民卫生出版社，2015.

[18] 叶文琴．急救护理[M]．北京：人民卫生出版社，2012.

[19] 钱晓璐，桑未心．临床护理技术操作规程[M]．北京：人民卫生出版社，2011.

[20] 尚少梅，狄树亭，马金秀，等．危急重症护理技术[M]．北京：中国协和医科大学出版社，2011.

[21] 孙红，侯惠如，杨莘．老年护理技能实训[M]．北京：科学出版社，2014.

[22] 谷俊霞，刘月梅，刘建霞．常见护理技术操作流程与评分标准[M]．北京：军事医学科学出版社，2014.

[23] 杜春萍，梁红锁．康复护理技术[M]．北京：人民卫生出版社，2014.

[24] 姚文山，周剑忠，张智慧．外科护理技术[M]．2 版．武汉：华中科技大学出版社，2016.

[25] 谭文绮，于蕾，姚月荣．妇产科护理技术[M]．2 版．武汉：华中科技大学出版社，2015.